NUTRIÇÃO E METABOLISMO
Aplicados à Atividade Motora

NUTRIÇÃO — Outros Livros de Interesse

A Ciência e a Arte de Ler Artigos Científicos – **Braulio Luna Filho**
A Saúde Brasileira Pode Dar Certo – **Lottenberg**
Administração Aplicada às Unidades de Alimentação e Nutrição – **Teixeira**
Adolescência... Quantas Dúvidas! – **Fisberg e Medeiros**
Aleitamento Materno 2ª ed. – **Dias Rego**
Alergias Alimentares – **De Angelis**
Alimentos - Um Estudo Abrangente – **Evangelista**
Alimentos com Alegação Diet ou Light – **Freitas**
Alimentos e Sua Ação Terapêutica – **Andréia Ramalho**
Aspectos Nutricionais no Processo do Envelhecimento – **Busnello**
Avaliação Nutricional: Aspectos Clínicos e Laboratoriais – **Goulart Duarte**
Bioquímica da Nutrição – **Palermo**
Biossegurança em Unidade de Alimentação e Nutrição – **Valle e Marques**
Chefs do Coração – **Ramires**
Coluna: Ponto e Vírgula 7ª ed. – **Goldenberg**
Como Cuidar do Seu Coração – Mitsue **Isosaki** e Adriana Lúcia Van-Erven **Ávila**
Controle Sanitário dos Alimentos 3ª ed. – **Riedel**
Cuidados Paliativos – Diretrizes, Humanização e Alívio de Sintomas – **Franklin Santana**
Dicionário Brasileiro de Nutrição – **Asbran**
Dicionário Técnico de Nutrição – **Evangelista**
Dieta, Nutrição e Câncer – **Dan**
Epidemiologia 2ª ed. – **Medronho**
Fisiologia da Nutrição Humana Aplicada – **De Angelis**
Fome Oculta – **Andréia Ramalho**
Fome Oculta - Bases Fisiológicas para Reduzir Seu Risco através da Alimentação Saudável – **De Angelis**
Fundamentos de Engenharia de Alimentos - Série Ciência, Tecnologia, Engenharia de Alimentos e Nutrição - Vol. 5 – Maria Angela de Almeida **Meireles** e Camila Gambini **Pereira**
Fundamentos de Nutrição para Engenharia e Tecnologia em Alimentos – Ana Flávia **Oliveira** e Janesca Alban **Roman**
Guia Básico de Terapia Nutricional – **Dan**
Guia de Aleitamento Materno 2ª ed. – **Dias Rego**
Guia de Consultório - Atendimento e Administração – **Carvalho Argolo**
Importância de Alimentos Vegetais na Proteção da Saúde 2ª ed. – **De Angelis**
Integração Hormonal do Metabolismo Energético – **Poian e Alves**
Interpretação de Exames Bioquímicos – **Carvalho Costa**
Leite Materno - Como Mantê-lo Sempre Abundante 2ª ed. – **Bicalho Lana**
Liga de Controle do Diabettes – **Lottenberg**
Manual de Dietoterapia e Avaliação Nutricional do Serviço de Nutrição e Dietética do Instituto do Coração (HC-FMUSP) - 2ª ed. – Mitsue **Isosaki**
Manual de Estrutura e Organização do Restaurante Comercial – **Lobo**
Manual de Terapia Nutricional em Oncologia do ICESP
Microbiologia dos Alimentos – **Gombossy e Landgraf**
Nutrição do Recém-nascido – **Feferbaum**
Nutrição e Síndrome Metabólica – Fernanda Michielin **Busnello** e Catarina Bertaso Andreatta **Gottschall**
Nutrição Estética – Aline Petter **Schneider**
Nutrição Humana - Autoavaliação e Revisão – **Olganê**
Nutrição Oral, Enteral e Parenteral na Prática Clínica 4ª ed. (2 vols.) – **Dan** Linetzky Waitzberg
Nutrição, Fundamentos e Aspectos Atuais 2ª ed. – **Tirapegui**
Nutrição e Metabolismo Aplicados à Atividade Motora – **Lancha Jr.**
Nutrição, Metabolismo e Suplementação na Atividade Física – **Tirapegui**
Nutrição, Metabolismo e Suplementação na Atividade Física – segunda edição – **Tirapegui**
O Livro de Estímulo à Amamentação - Uma Visão Biológica, Fisiológica e Psicológico-Comportamental da Amamentação – **Bicalho Lana**
O que Você Precisa Saber sobre o Sistema Único de Saúde – **APM-SUS**
Os Chefs do Coração – **InCor**
Planejamento Estratégico de Cardápios para a Gestão de Negócios em Alimentação 2ª ed. – Márcia Regina **Reggiolli**
Politica Públicas de Saúde Interação dos Atores Sociais – **Lopes**
Protocolos Clinicos para Assistência Nutricional em Cardiologia e Pneumologia – HCFMUSP – **Isosaki, Vieira e Oliveira**
Puericultura - Princípios e Prática: Atenção Integral à Saúde da Criança 2ª ed. – **Del Ciampo**
Receitas para Todos - Economia Doméstica em Tempo de Crise - Bagaços, Cascas, Folhas, Sementes, Sobras e Talos – Sara Bella **Fuks** e Maria Auxiliadora Santa Cruz **Coelho**
Riscos e Prevenção da Obesidade – **De Angelis**
Série Atualizações Pediátricas – **SPSP (Soc. Ped. SP)**
    Vol. 2 - Gastroenterologia e Nutrição – **Palma**
    Vol. 4 - O Recém-nascido de Muito Baixo Peso 2ª ed. – Helenilce P.F. **Costa** e Sergio T. **Marba**
    Vol. 6 - Endocrinologia Pediátrica – **Calliari**
    Vol. 8 - Tópicos Atuais de Nutrição Pediátrica – **Cardoso**
Série Ciência, Tecnologia, Engenharia de Alimentos e Nutrição
    Vol. 3 - Fundamentos de Tecnologia de Alimentos – **Baruffaldi e Oliveira**
Série Manuais Técnicos para o Restaurante Comercial
    Vol. 1 - Estrutura e Organização do Restaurante Comercial – **Lôbo**
Série Terapia Intensiva – **Knobel**
    Vol. 6 - Nutrição
Sociedade Brasileira de Cirurgia Bariátrica – Cirurgia da Obesidade – **Garrido**
Tabela Centesimal de Alimentos Diet e Light – **Ribeiro Benevides**
Tabela de Bolso de Calorias para Dietas – **Braga**
Tabela de Composição Química dos Alimentos 9ª ed. – **Franco**
Tabela para Avaliação de Consumo Alimentar em Medidas Caseiras 5ª ed. – **Benzecry**
Técnica Dietética - Pré-preparo e Preparo de Alimentos - Manual de Laboratório - segunda edição – **Camargo**
Tecnologia de Alimentos 2ª ed. – **Evangelista**
Tecnologia de Produtos Lácteos Funcionais – Maricé **Nogueira de Oliveira**
Temas em Nutrição - **SPSP – Cardoso**
Terapia Nutricional do Paciente Crítico - Uma Visão Pediátrica **Pons Telles**
Terapia Nutricional Pediátrica – Simone Morelo **Dal Bosco**
Transtornos Alimentares – **Natacci Cunha**
Um Guia para o Leitor de Artigos Científicos na Área da Saúde – **Marcopito Santos**

NUTRIÇÃO E METABOLISMO
Aplicados à Atividade Motora

2ª edição

Antonio Herbet Lancha Junior

Luciana Oquendo Pereira-Lancha

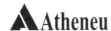

EDITORA ATHENEU

São Paulo — Rua Jesuíno Pascoal, 30
Tel.: (11) 2858-8750
Fax: (11) 2858-8766
E-mail: atheneu@atheneu.com.br

Rio de Janeiro — Rua Bambina, 74
Tel.: (21)3094-1295
Fax: (21)3094-1284
E-mail: atheneu@atheneu.com.br

Belo Horizonte — Rua Domingos Vieira, 319 — conj. 1.104

CAPA: produzida pela Equipe Atheneu
PRODUÇÃO EDITORIAL: Equipe Atheneu
PROJETO GRÁFICO/DIAGRAMAÇÃO: Triall Composição Editorial Ltda.

Dados Internacionais de Catalogação na Publicação (CIP)
(Câmara Brasileira do Livro, SP, Brasil)

Lancha Junior, Antonio Herbert
  Nutrição e metabolismo : aplicado à atividade motora / Antonio Herbert Lancha Junior, Luciana Oquendo Pereira Lancha. -- 2. ed. -- São Paulo : Editora Atheneu, 2012.

Vários colaboradores.
Bibliografia.
ISBN 978-85-388-0216-7

1. Capacidade motora 2. Metabolismo 3. Nutrição I. Lancha, Luciana Oquendo Pereira . II. Título.

11-08442   CDD-613.2

Índices para catálogo sistemático:
1. Nutrição aplicada à atividade motora : Ciências médicas   613.2

LANCHA JUNIOR, Antonio Herbet, PEREIRA-LANCHA, Luciana Oquendo
Nutrição e Metabolismo Aplicados à Atividade Motora

© EDITORA ATHENEU
São Paulo, Rio de Janeiro, Belo Horizonte, 2012

Dedico este livro a meu pai – Antonio Herbert Lancha com muito amor e saudade...

ANTONIO HEBERT LANCHA JUNIOR

Dedico este livro aos meus pais, Leda Oquendo Pereira e Antonio Carlos Pereira – com o tempo descobrimos que há muito mais de nossos pais em nós mesmos do que podíamos imaginar. E eu me orgulho muito disto.

LUCIANA OQUENDO PEREIRA-LANCHA

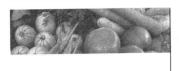

Sobre os Autores

Antonio Herbert Lancha Junior

- Graduação em Educação Física pela Universidade de São Paulo (USP)
- Mestrado em Nutrição Experimental pela Faculdade de Ciências Farmacêuticas da Universidade de São Paulo (USP)
- Especialização em Biologia da Performance Humana pela UNESP
- Doutorado em Nutrição Experimental pela Faculdade de Ciências Farmacêuticas da Universidade de São Paulo (USP)
- Pós-doutorado em Internal Medicine, Washington University, School of Medicine, EUA.
- Professor Titular da Escola de Educação Física e Esporte da Universidade de São Paulo (USP)

Luciana Oquendo Pereira-Lancha

- Graduação em Bacharelado em Esporte pela Universidade de São Paulo (USP)
- Mestrado em Biologia Funcional e Molecular pelo Instituto de Biologia da UNICAMP
- Graduação em Nutrição pela Universidade de São Paulo (USP)
- Doutorado em Ciências pelo Instituto de Ciências Biomédicas da Universidade de São Paulo (USP)

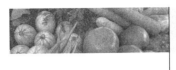

Sobre os Colaboradores

André dos Santos Costa
Graduação em Educação Física pela Universidade de São Paulo (USP); Mestrado e Doutorado em Educação Física pela Escola de Educação Física e Esporte da Universidade de São Paulo (USP).

Daniela Fojo Seixas Chaves
Graduação em Nutrição pela Universidade Federal do Paraná (UFPR); Mestrado e doutorado em Bioquímica pelo departamento de Bioquímica e Biologia Molecular da UFPR; Pós-doutoranda pelo Laboratório de Nutrição e Metabolismo da Atividade Motora, EEFE, Universidade de São Paulo (USP)

Desire Ferreira Coelho
Graduação em Esporte pela USP; Graduação em Nutrição pelo Centro Universitário São Camilo
Especialista em Transtornos Alimentares pelo AMBULIM- HC FMUSP; Mestrado em Educação Física pela Universidade de São Paulo (USP) Doutoranda em Ciências pelo Instituto de Ciências Biomédicas da Universidade de São Paulo (USP)

Fábio Santos Lira
Graduação em Educação Física pela Universidade Presbiteriana Mackenzie; Mestrado em Ciências pelo Instituto de Ciências Biomédicas da Universidade de São Paulo (ICB-USP); Doutorando pela Disciplina de Fisiologia da Nutrição no Departamento de Fisiologia da Universidade Federal de São Paulo

José Cesar Rosa Neto
Graduação em Bacharelado em Esporte pela Universidade de São Paulo (USP); Doutorado pela Universidade Federal de São Paulo (USP); Pós-doutorando do laboratório de Fisiologia Endócrina do Instituto de Ciências Biomédicas da Universidade de São Paulo (USP)

Luiz Augusto Riani Costa
Graduação em medicina pela Faculdade de Ciências Médicas da Universidade Estadual de Campinas (FCM/UNICAMP); residência médica em Medicina Interna e Clinica Médica pela FCM/UNICAMP; Pós graduação em Medicina Esportiva e Fisiologia do Exercício pela Faculdade de Medicina da Universidade de São Paulo (FMUSP)

Marcelo Marquezi
Graduação em Educação Física pela Universidade Estadual Paulista (UNESP); Mestrado em Biodinâmica do Movimento Humano pela Escola de Educação Física e Esporte da Universidade de São Paulo (USP); Doutorado em Biologia Funcional e Molecular pelo Instituto de Biologia da UNICAMP

Marília Cerqueira Leite Seelaender

Graduação em Biologia pela Universidade de São Paulo (USP); Mestrado em Fisiologia Geral pelo Instituto de Ciências Biomédicas da Universidade de São Paulo (USP); Doutorado em Fisiologia pelo Instituto de Ciências Biomédicas da Universidade de São Paulo (USP); Pós-doutorado em Bioquímica pela Universidade de Oxford, Inglaterra; Pós-doutorado em Bioquímica da Nutrição pela Universidade de Potsdam, Alemanhã

Patrícia Lopes de Campos-Ferraz

Graduação em Nutrição pela Universidade de São Paulo (USP); Mestrado em Ciência dos Alimentos pela Faculdade de Ciência dos Alimentos da Universidade de São Paulo (USP); Doutorado em Biologia Funcional e Molecular pelo Instituto de Biologia da UNICAMP, Pós-doutoranda em Educação Física pela Universidade de São Paulo (USP)

Patricia Soares Rogeri

Graduação em Biomedicina pela Universidade de Santo Amaro (UNISA); Doutorado em Ciências pelo Instituto de Ciências Biomédicas da Universidade de São Paulo (USP); Graduanda em Enfermagem pela Faculdade de Enfermagem do Hospital Israelita Albert Einstein (FEHIAE)

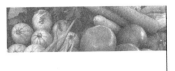

Sumário

CAPÍTULO 1

Conceitos 1
- Antonio Herbert Lancha Junior
- Luiz Augusto Riani Costa

CAPÍTULO 2

Fome e saciedade 17
- Desire Ferreira Coelho
- Antonio Herbert Lancha Junior

CAPÍTULO 3

Proteínas e aminoácidos 31
- Antonio Herbert Lancha Junior
- André dos Santos Costa

CAPÍTULO 4

Carboidratos 47
- Luís Fernando Bicudo Pereira Costa Rosa (*in memoriam*)
- José Cesar Rosa Neto

CAPÍTULO 5

Lipídios 69
- Fábio Santos Lira
- Mônica Aparecida Belmonte
- Marília Cerqueira Leite Seelaender

CAPÍTULO 6

Integração Metabólica 95
- Marcelo Luis Marquezi
- Antonio Herbert Lancha Junior

CAPÍTULO 7

Suplementos nutricionais..109
- Patrícia S. Rogeri
- Patrícia L. Campos-Ferraz
- Antonio Herbert Lancha Junior

CAPÍTULO 8

Reposição Hídrica 131
- Luciana Oquendo Pereira-Lancha
- Marcelo Luis Marquezi
- Antonio Herbert Lancha Junior

CAPÍTULO 9

Vitaminas..155
- Daniela Seixas Chaves
- Antonio Herbet Lancha Junior
- Luciana Oquendo Pereira-Lancha

CAPÍTULO 10

Minerais..195
- Daniela Seixas Chaves
- Antonio Herbert Lancha junior
- Luciana Oquendo Pereira-Lancha

Índice Remissivo..229

CAPÍTULO 1

Conceitos

autores

ANTONIO HERBERT LANCHA JUNIOR
LUIZ AUGUSTO RIANI COSTA

Neste primeiro capítulo trataremos dos principais conceitos necessários à compreensão da nutrição esportiva. Abordaremos diferentes temas de maneira global com o objetivo de traçar uma visão integradora, porém sem detalhar as particularidades de cada assunto, deixando esta tarefa para os capítulos subsequentes.

Alimentos e nutrientes

Ao se abordar um tema como nutrição, devemos definir claramente o que é alimento e nutriente. Assim, temos:

a) **alimento:** tudo aquilo que é ingerido com o intuito de saciar a fome;
b) **nutriente:** substâncias contidas nos alimentos e que desempenham funções específicas no organismo (ex.: carboidratos, lipídios, proteínas, vitaminas e minerais).

Os alimentos muitas vezes são classificados de acordo com os nutrientes que os compõem, ou então com base no principal nutriente. Desse modo, é bastante comum observarmos comentários do tipo "Pão é carboidrato!". Sem dúvida, ao analisarmos o pão, comprova-se que grande parte de sua composição é determinada pelos carboidratos, porém outros nutrientes estão também presentes nesse alimento.

Os nutrientes são classificados em dois grandes grupos básicos:

a) macronutrientes (carboidratos, lipídios e proteínas);
b) micronutrientes (vitaminas e minerais).

O primeiro grupo é formado pelos nutrientes fornecedores de energia ao organismo e sua recomendação é feita em gramas de nutrientes. Eles são consumidos por meio dos alimentos que os fornecem em maiores porções na dieta, por isso o termo macronutriente. Os micronutrientes são também conhecidos como *biorreguladores*, pois atuam modulando processos metabólicos, como partes de enzimas e outras estruturas, porém são incapazes de fornecer energia, sendo sua recomendação feita em miligramas ou microgramas, por isso a denominação micronutriente. Assim, outra afirmação popular bastante equivocada é: "Vitamina engorda!" Trata-se de um erro, pois a vitamina não fornece energia ao organismo, não tendo, portanto, a capacidade de fazer engordar.

Ao pensarmos em dieta balanceada, de imediato nos vêm à mente quais são os alimentos que devemos ingerir para atingi-la. Pesquisadores já conseguiram definir a composição ideal de nutrientes para cada indivíduo, mas a decodificação desta informação em alimentos ideais é tarefa bem mais complicada. Tentando encontrar a melhor maneira de traduzir essa mensagem nutricional, o Departamento de Agricultura do Governo Norte-Americano (USDA) contratou, em 1988, uma empresa de comunicação visual com este objetivo. Dentre as diversas figuras apresentadas, a Pirâmide de Alimentos foi a escolhida para este fim. Na Figura 1.1 temos a Pirâmide Alimentar Brasileira.

Podemos, então, visualizar na base da pirâmide alimentos como pães, cereais, arroz e massas (seis porções) e, imediatamente, surge a pergunta: por que esses alimentos são tão importantes? Porque fornecem os carboidratos na forma de polissacarídeos (cuja classificação iremos discutir adiante), que constituem importante fonte de energia para o organismo, especialmente em dietas de baixo consumo de lipídios. Esses alimentos fornecem ainda vitaminas, minerais e fibras. Logo acima do grupo das massas, cereais e pães, aparece o grupo das frutas (três porções) e o das verduras e legumes (três porções), responsáveis principalmente pelo aporte de vitaminas, como as vitaminas A e C, os folatos, além de minerais como potássio e magnésio. São alimentos naturalmente pobres em gordura e ricos em fibras.

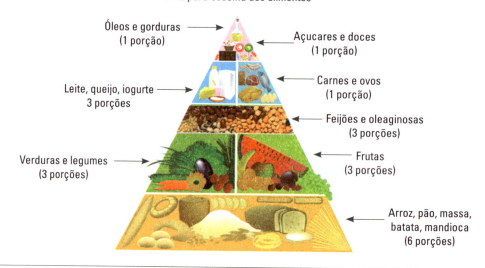

FIGURA 1.1 Pirâmide alimentar: um guia para a escolha de alimentos.
Autora: Profª Drª Sonia Tucunduva Philippi. Livro: Pirâmide dos alimentos Fundamentos Básicos de Nutrição. Ed. Manole, 2008.

Feijões e oleaginosas (uma porção) são também importante fonte de vitaminas, minerais e ácidos graxos essenciais, aqueles que o organismo não produz e que precisam ser ingeridos em uma dieta saudável. O grupo do leite e derivados (três porções) fornece proteínas, vitaminas e minerais. Além disso, representa a melhor fonte de cálcio para o organismo. No grupo das carnes e ovos (uma porção) estão importantes alimentos que fornecem proteínas, vitaminas do complexo B, ferro e zinco. Finalmente, no topo da pirâmide, encontramos as gorduras e óleos (no máximo uma porção) e os doces e açucares (no máximo uma porção).

É preciso destacar que a quantidade total de ingestão alimentar deve ser ajustada às necessidades calóricas de cada indivíduo, levando-se em conta a prática de atividade física; mas é muito importante manter as porções dos grupos.

Atividade física

Conceitualmente a prática de atividade física pode ser dividida em quatro formas de expressão do movimento humano:

1. **Esporte:** prática definida pelas características competitivas com regras específicas, em que seus praticantes são classificados como atletas. O profissional que atua nesta área apresenta Bacharelado em Esporte e tem sua formação destacada para o desempenho do praticante em suas diversas áreas do conhecimento (biodinâmico, psicodinâmico e sociodinâmico). O atleta tem como diferencial do indivíduo comum a prática esportiva realizada no seu limite de competência fisiológica e biomecânica. O atleta faz do seu desempenho esportivo sua forma de atuação profissional, ou seja, sua profissão, e desempenha aquela modalidade no seu limite pessoal. Então, ele se destaca dos demais indivíduos por apresentar resultados no limite superior do padrão de normalidade. Com isso temos os atletas respondendo pelas performances extremas dos humanos, as quais são avaliadas periodicamente em competições. As competições, em que os critérios de julgamento da modalidade são padronizados e as condições ambientais e de equipamentos devem ser reprodutivas, servem para avaliar, na linha do tempo, se outro atleta desempenhou, na mesma modalidade, melhor resultado. Este melhor resultado é registrado como *record*. Assim, a definição de atleta tem fim em si próprio.

2. **Dança:** prática classificada pela expressão corporal na qual seus praticantes desempenham, dentro do seu limite de competência, a melhor expressão do tema proposto. Seus praticantes são os dançarinos ou ainda, como herança do balé, bailarinos, o que consideramos como termo genérico, equivocado. A dança é por vezes competitiva, trazendo as características do esporte para si. Desse modo, as regras devem ser definidas e sua avaliação deve seguir, dentro do possível, padrões específicos para garantir sua reprodutibilidade. Como no esporte, seus praticantes desempenham a dança dentro do seu limite de competência fisiológica e biomecânica e são destacados os que apresentam melhores capacidades físicas, como flexibilidade e força, além de habilidades como saltar, girar e aterrissar, equilibrar etc. aliadas às expressões artísticas. Podemos distinguir o dançarino do atleta, pois este agrega, ao desempenho, a conotação artística.

3. **Recreação e lazer:** prática definida como lúdica, com o objetivo de ocupação do tempo livre com atividades corporais. Pode se valer de modalidades esportivas, porém o praticante apresenta seu desempenho dentro da normalidade humana. Em alguns países essa prática é utilizada para avaliar desempenho destacado em crianças e adolescentes, com o objetivo de selecionar talentos nas habilidades esportivas e/ou artísticas. Nesse caso os profissionais que aplicam as tarefas possuem formação capaz de preparar o ambiente e observar o praticante diferenciando-o dos demais. O praticante de atividades de recreação e lazer é caracterizado pela grande maioria da população. Assim, pode haver uma modalidade esportiva com

praticantes classificados como atletas e indivíduos se recreando. Um exemplo cada vez mais popular são as corridas de rua, em que o vencedor de uma Maratona, por exemplo, percorre os 42.195 metros em pouco mais de duas horas e o indivíduo comum necessita de duas ou três vezes esse tempo. Este dado enfatiza a atenção a ser dada a este praticante recreativo, pois sua exposição a fatores ambientais como vento, temperatura e umidade relativa do ar o tornará mais vulnerável que o atleta a desidratação, hipertermia e demais ocorrências dessa natureza.

4. **Educação física:** prática sistemática que se utiliza de testes fisiológicos e metabólicos, além de avaliações de composição corporal, capacidades e habilidades motoras para aferir o estado de saúde do seu praticante ao longo do tempo. O profissional que atua nesta área é o Bacharel em Educação Física e/ou aquele que faz a licenciatura nesta área, chamado de professor de educação física, o qual apresenta competências de um educador e domina as diversas áreas do conhecimento (biodinâmico, psicodinâmico e sociodinâmico). Em nossa cultura, o profissional de educação física tem por objetivo o desenvolvimento de habilidades, como equilíbrio, coordenação e agilidade, além de capacidades, conhecidas como elementos definidores da aptidão física, que são a força, a resistência aeróbia, a flexibilidade e a composição corporal.

Integração metabólica durante o exercício físico

A célula muscular

A célula muscular tem como função principal promover movimento corporal através da interação de fibrilas contráteis (actina e miosina), ação esta que envolve gasto de energia armazenada sob a forma de ATP (adenosina trifosfato), sendo de extrema importância a manutenção de concentrações adequadas de ATP na célula muscular. Logo, toda e qualquer situação que promova abalo neste equilíbrio terá como consequência a ativação de vias metabólicas destinadas a manter a concentração de ATP estável (Figura 1.2).

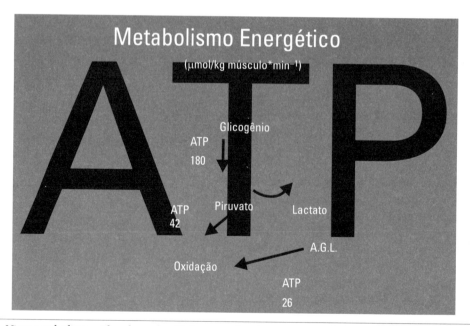

FIGURA 1.2 Vias metabólicas utilizadas pela célula muscular durante a atividade motora e respectiva capacidade geradora de ATP expresso em μmol de ATP por kg de músculo úmido por minuto.

Dessa forma podemos compreender que ao desenvolvermos uma atividade motora com qualquer objetivo, nossas vias metabólicas se utilizarão de diferentes mecanismos para manter a concentração estável de ATP, possibilitando a manutenção do movimento. Para exemplificar, quando iniciamos uma tarefa motora qualquer, ocorrerá redução das concentrações de ATP e elevação das concentrações de ADP (Adenosina disfosfato) no conjunto de células pertencentes aos músculos acionados no movimento específico. Por mecanismos de ativação de enzimas reguladoras, as vias metabólicas, como a glicólise e os sistemas oxidativos (ciclo de Krebs e cadeia respiratória), serão acionadas e as capacidades geradoras de energia atenderão à demanda. Assim, o fator determinante da fonte energética utilizada durante a atividade motora será definido pela quantidade de energia por tempo. À vista disso, um indivíduo que possua elevada capacidade aeróbia poderá executar uma atividade prolongada, como, por exemplo, correr uma maratona, utilizando predominantemente ácido graxo livre como fonte de energia, já que a intensidade de esforço necessária para executar a prova encontra-se em níveis relativos considerados submáximos, enquanto que outro indivíduo com menor capacidade aeróbia, para acompanhar o primeiro, precisará utilizar a glicólise e a oxidação da glicose, já que esta intensidade representará um esforço relativo muito intenso para seu nível de aptidão. Ou seja, uma mesma intensidade de esforço pode trazer repercussões completamente diferentes para indivíduos diferentes em determinadas situações, dependendo de uma série de fatores específicos, sendo o nível de aptidão aeróbia o principal deles.

Este fato acima descrito pode ser avaliado em condições reais, com a utilização de informações metabólicas extraídas de testes ergoespirométricos.

Avaliação metabólica do exercício

A avaliação metabólica da atividade motora pode ser feita por meio de um teste chamado de ergoespirometria. O termo ergo significa trabalho, espiro, o componente respiratório, e metria, a mensuração. Assim, podemos definir a ergoespirometria como a forma de avaliar a capacidade de trabalho por meio da mensuração da capacidade respiratória. Esta avaliação também é conhecida como teste cardiopulmonar, visto que utiliza dados cardiovasculares e pulmonares para analisar os diversos sistemas envolvidos com o exercício, incluindo as modificações metabólicas ocorridas durante a atividade física.

Na Figura 1.3 podemos identificar um indivíduo realizando seu esforço sobre uma esteira rolante. Conectado a ele temos um aparelho de eletrocardiograma que é acompanhando por um médico durante todo o teste para avaliar a regularidade da função cardíaca. Não é nosso objetivo neste ponto discutir as respostas eletrocardiográficas do teste, mas cabe ressaltar que esse exame identifica anormalidades que poderiam colocar o indivíduo em risco durante a realização de esforço, o que permite a definição de parâmetros de segurança para prescrição de exercícios, tanto para indivíduos portadores de doenças quanto para atletas. Na foto temos uma máscara que apresenta dois aspectos importantes: uma turbina, em sua saída, que é capaz de medir o fluxo de ar respirado pelo indivíduo (análise do volume de ar respirado e da frequência respiratória) e um fino tubo que coleta uma amostra de ar a cada movimento respiratório, durante todo o teste. Essa maneira de coletar amostras de ar respirado recebe o nome de *breath-by-breath*, ou respiração a respiração, pois analisa cada ciclo respiratório. Este ar captado pelo tubo é enviado a um analisador de gases (CO_2 e O_2), como apresentamos na figura. Assim, cada vez que o indivíduo avaliado respirar, poderemos analisar a quantidade de O_2 consumido e a quantidade de CO_2 produzido.

A relação entre produção de dióxido de carbono e consumo de oxigênio nos fornece uma importante variável ventilatória, conhecida como razão de troca respiratória ou simplesmente RER (do inglês *Respiratory Exchange Ratio*). Equacionalmente, podemos ilustrar esta relação através de RER = VCO_2/VO_2.

Ao utilizarmos carboidratos como fonte predominante de energia durante a atividade física,

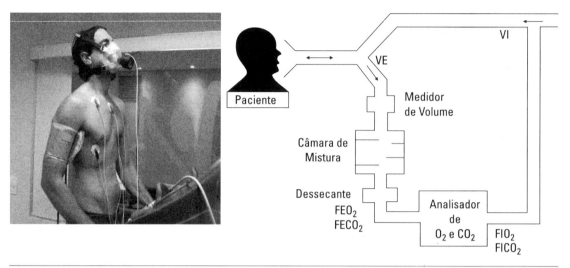

FIGURA 1.3 Ergoespirometria.

teremos o estado de equilíbrio entre a produção de CO_2 e o consumo de O_2, como podemos verificar na equação a seguir, na qual partimos da oxidação da glicose:

$$C_6H_{12}O_6 + 6O_2 \Rightarrow 6CO_2 + 6H_2O$$
$$RER = CO_2/O_2 = 6/6 = 1,00$$

Fazendo essa mesma relação, porém utilizando lipídios como fonte preferencial de energia (no caso a seguir partimos da estrutura do palmitato), teremos uma situação diferente:

$$C_{16}H_{32}O_2 + 23O_2 \Rightarrow 16CO_2 + 16H_2O$$
$$RER = CO_2/O_2 = 16/23 = 0,70$$

Obs.: o valor exato desta equação é **0,69565**, mas, para fins didáticos, foi corrigido para **0,70**.

Com base nessas duas equações podemos avançar para outro aspecto importante. As atividades motoras que realizamos por meio da contração muscular produzem RER entre 0,70 e 1,00. Isso representa uma combinação entre essas duas fontes energéticas. Essa equação é denominada de RER não proteico. Alguns autores referendam o RER 0,83 como o ponto de utilização de proteína como fonte energética. Entretanto este conceito perde sustentação, pois a utilização de aminoácidos derivados da degradação proteica tem sua oxidação incompleta pela incapacidade humana de utilização de nitrogênio como fonte energética. A equação utilizada para definir a proteína como fonte energética é a da síntese de amônia partindo da alanina:

$$C_3H_7O_2 + 3O_2 \Rightarrow 2,5CO_2 + 1,5H_2O + 0,5\ CO(NH_2)_2$$
$$RER = CO_2/O_2 = 2,5/3 = 0,83$$

Outro ponto que podemos extrair de todas essas equações é o valor calórico por litro de oxigênio. Assim teremos as seguintes equações:

Carboidrato (Glicose)

$$C_6H_{12}O_6 + 6O_2 \Rightarrow 6CO_2 + 6H_2O$$

Desta forma temos 1 molécula de glicose para 6 de O_2

$$180g \times 4\ kcal/g\ para\ 6\ (22,4l)O_2$$
$$720\ kcal\ para\ 134,4\ lO_2$$

Então: $1\ lO_2 = 5,35\ kcal$

Lipídio (Palmitato)

$$C_{16}H_{32}O_2 + 23O_2 \Rightarrow 16CO_2 + 16H_2O$$

Desta forma temos 1 molécula de palmitato para 23 de O_2

$$256\ g \times 9\ kcal/g\ para\ 23\ (22,4l)O_2$$
$$2304\ kcal\ para\ 515,2\ lO_2$$

Então: $1\ lO_2 = 4,47\ kcal$

Nessas equações utilizamos os seguintes conceitos: 1 grama de carboidrato fornecendo 4 kcal e 1 grama de lipídio fornecendo 9 kcal. Além disso, adotamos que um mol de um gás ocupa 22,4 litros. O peso molecular do carboidrato (glicose) adotado foi de 180 e do lipídio (palmitato) de 256, ambos convertidos a molécula/grama para a conversão em quilocalorias (kcal).

Podemos estabelecer, portanto, vários pontos importantes e aplicáveis na prática, os quais apresentamos na tabela a seguir.

Na Tabela 1.1 podemos observar como exemplo o valor de RER = 0,78. Nele notamos que o valor calórico por litro de O_2 é igual 4,70 kcal. Nesse mesmo ponto temos a participação de carboidratos em 26,67% e de lipídeo de 73,33%.

Um ponto importante deve ser considerado em relação à utilização da ergoespirometria para efeitos de cálculo do gasto calórico. Durante o esforço teremos sempre a combinação de todas as fontes energéticas atendendo à demanda do exercício com predomínio variando de acordo com a intensidade do esforço. Embora na tabela apresentada vejamos RER = 1 – 100% de carboidrato e RER = 0,70 – 100% de lipídios, esta situação é apenas teórica, em situações metabólicas práticas essa exclusividade de uma única fonte energética nunca ocorrerá.

Teste ergoespirométrico

Um teste ergoespirométrico apresenta diversas funções, como avaliação dos riscos envolvidos com a prática de atividade física, quando consideramos parâmetros cardiovasculares como pressão arterial e traçado eletrocardiográfico (análise de arritmia e isquemia) e parâmetros respiratórios como volume ventilatório, eficiência ventilatória, reserva respiratória e saturação arterial de oxigênio (medida através de oxímetro digital durante o esforço), dados estes que nos permitem definir limites seguros para a realização de exercícios. Por outro lado, podemos interpretar os seus resultados dentro de uma visão mais focada no papel metabólico do exercício e no desempenho físico, sendo então consideradas as variáveis que definem três importantes pontos de interesse na área da fisiologia do exercício: o primeiro limiar (L_1,

TABELA 1.1 RER não proteico varia de 0,70 até 1,00 com os respectivos valores calóricos por litro de O_2 e percentuais de lipídios e carboidratos como fonte de energia.

RER	kcal/LO_2	%CH2O	%Lípideo
0,70	4,47	0,00	100,00
0,71	4,50	3,33	96,67
0,72	4,53	6,67	93,33
0,73	4,56	10,00	90,00
0,74	4,59	13,33	86,67
0,75	4,62	16,67	83,33
0,76	4,65	20,00	80,00
0,77	4,67	23,33	76,67
0,78	4,70	26,67	73,33
0,79	4,73	30,00	70,00
0,80	4,76	33,33	66,67
0,81	4,79	36,67	63,33
0,82	4,82	40,00	60,00
0,83	4,85	43,33	56,67
0,84	4,88	46,67	53,33
0,85	4,91	50,00	50,00
0,86	4,94	53,33	46,67
0,87	4,97	56,67	43,33
0,88	5,00	60,00	40,00
0,89	5,02	63,33	36,67
0,90	5,05	66,67	33,33
0,91	5,08	70,00	30,00
0,92	5,11	73,33	26,67
0,93	5,14	76,67	23,33
0,94	5,17	80,00	20,00
0,95	5,20	83,33	16,67
0,96	5,23	86,67	13,33
0,97	5,26	90,00	10,00
0,98	5,29	93,33	6,67
0,99	5,32	96,67	3,33
1,00	5,35	100,00	0,00

ou limiar anaeróbio – LA), o segundo limiar (L₂, ou ponto de compensação respiratória – PCR) e o consumo máximo de oxigênio (VO₂máx).

Os limiares ventilatórios (LA e PCR) são pontos específicos de esforço submáximo em que ocorrem mudanças nos processos de fornecimento de energia e consumo de substratos, caracterizando aquilo que chamamos de pontos de conversão metabólica. Estes dois pontos definem o padrão de comportamento metabólico das diversas intensidades de esforço que um indivíduo pode desempenhar, variando desde a mínima intensidade, que é o repouso, até a máxima intensidade, que é o pico de esforço ou VO₂máx. Através do esquema demonstrado no Figura 1.4 podemos analisar os principais parâmetros considerados para caracterização de cada limiar.

O primeiro limiar ventilatório é caracterizado pelo início do metabolismo anaeróbio glicolítico, onde ocorre acúmulo de ácidos que são então tamponados pelo bicarbonato (HCO3⁻) com formação de CO_2 excedente ($H^+ + HCO_3^- \Rightarrow H_2O + CO_2$), provocando estímulo ventilatório adicional com aumento da respiração, maior no volume respiratório e menor na frequência respiratória. Daí a recomendação de algumas entidades, como o próprio American College of Sports Medicine, de se exercitar com leve desconforto respiratório, mas que ainda permita falar sem precisar interromper as frases. A partir deste ponto é que se iniciam os processos adaptativos promovidos pelo treinamento, sendo, portanto, o LA a intensidade mínima de esforço recomendada para treinamento, já que esforços abaixo desta intensidade apresentam metabolismo quase que exclusivamente aeróbio, sem estímulo para evolução dos sistemas fisiológicos envolvidos com o exercício. Neste ponto temos o RER próximo de 0,70, o que significa um gasto preferencial de gordura, mas uma quantidade de gasto energé-

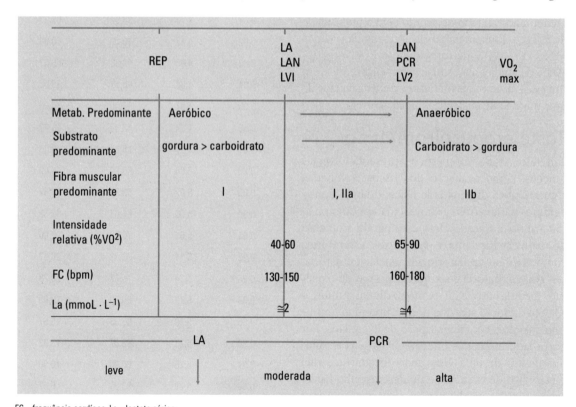

FC = frequência cardíaca, La = lactato sérico

FIGURA 1.4 Esquema dos limiares ventilatórios e pico de esforço.

tico bastante limitada e pouco eficiente. Geralmente temos uma intensidade relativa de 40% a 60% do VO₂máx, caracterizando a passagem de uma situação em que existe predomínio de ativação de fibras musculares do tipo I (metabolismo oxidativo – aeróbio) para uma situação em que passam a ser recrutadas associadamente fibras do tipo IIa (metabolismo misto: oxidativo – aeróbio e glicolítico – anaeróbio).

O segundo limiar caracteriza o ponto de máxima intensidade em que se podem realizar exercícios mantendo o tamponamento ácido através do bicarbonato, ou seja, manter o exercício em equilíbrio estável, pois acima desta intensidade o ácido produzido por uma quantidade de esforço cada vez mais intensa não poderá mais ser convertido a CO_2 e H_2O, desencadeando uma série de alterações celulares e orgânicas como cãibras, tontura, fadiga e intensa falta de ar secundária ao aumento pronunciado da frequência respiratória, fenômenos que determinarão a interrupção do exercício em curto espaço de tempo. Pessoas que se exercitam acima deste limiar provocam fenômenos adaptativos importantes, principalmente na resistência anaeróbia e na capacidade máxima de esforço, além de promoverem liberação de catecolaminas capazes de mobilizar estoques de gordura abdominal. Essa intensidade de esforço, porém, somente poderá ser sustentada por um prazo limitado de tempo, pois a manutenção de esforços tão intensos por tempo prolongado possui benefício limitado à saúde, com riscos cardiovasculares e biomecânicos excessivos, além da possibilidade de evolução para o quadro de sobrecarga de treinamento (*overtraining*), o que promove impacto negativo no desempenho e na evolução física. Neste ponto temos RER acima de 1,0, pois o VCO_2 apresenta-se aqui extremamente elevado em função da produção de CO_2 adicional pelo sistema tampão bicarbonato, com metabolismo anaeróbio muito ativo e utilização preferencial de carboidratos para obtenção de energia para o esforço. Geralmente temos uma intensidade relativa de 65% a 90% do VO₂máx, caracterizando a passagem de uma situação em que existe predomínio de ativação de fibras musculares do tipo IIa (metabolismo misto: oxidativo – aeróbio e glicolítico – anaeróbio) para uma situação em que existe predomínio de recrutamento de fibras do tipo IIb (metabolismo glicolítico – anaeróbio).

Por fim, cabe ressaltar que muitas vezes prescrevemos a intensidade de esforço através da frequência cardíaca relativa àquele determinado ponto de exercício, identificado durante o teste ergoespirométrico. A FC apresenta grande correlação com as demais variáveis e pode ser fácil e rapidamente medida através de sensores conhecidos como frequencímetros, que fornecem o valor da FC batimento a batimento no mostrador de um relógio de pulso por meio de uma cinta colocada no tórax. Dessa forma, podemos estabelecer um rígido controle da intensidade de esforço durante toda a sessão de treinamento.

Podemos perceber que a identificação dos limiares ventilatórios é de máxima importância para que possamos definir os pontos ideais de treinamento para determinado indivíduo, selecionando o tipo de estímulo a ser recomendado e o tempo de duração, bem como o tipo de substrato a ser utilizado preferencialmente através das intensidades relativas de esforço. Nos capítulos subsequentes falaremos bastante sobre os tipos de exercícios recomendados para cada situação clínica e cada objetivo específico, referindo-nos aos percentuais de esforço em relação ao máximo e aos limiares ventilatórios.

Classificação das fibras musculares esqueléticas

Como citado por Keul et al., em 1678 Lorenzini diferenciou pela primeira vez as fibras musculares de coelhos em brancas e vermelhas. Cerca de dois séculos após, Ranvier, em 1873, e Grutzner, em 1884, demonstraram que os vertebrados possuem dois tipos extremos de fibras musculares, às quais denominaram de fibras musculares escuras (tônicas) e pálidas (fásicas), que responderiam com adaptações metabólicas de acordo com a solicitação a que fossem expostas. Mais tarde, Saltin et al. (1977) demonstraram existir três tipos distintos de fibras musculares. Estas fibras foram então classificadas como:

1. fibras do tipo I (contração lenta);
2. fibra do tipo IIA (contração rápida-oxidativa);
3. fibra do tipo IIB (contração rápida-glicolítica).

Atualmente outros tipos de fibras foram descritos, mas os três tipos mencionados são os que apresentam características metabólicas mais marcantes, além se serem encontrados em maior quantidade nos seres humanos. Saltin et al. (1977) descreveram ainda as características metabólicas específicas de cada uma, como demonstrado na Tabela 1.2.

Como se pode verificar na Tabela 1.2, as fibras musculares do tipo I possuem características fundamentais para a manutenção de esforços de longa duração e baixa intensidade. Devido à sua alta capacidade oxidativa e baixa velocidade de contração, as principais vias de geração de ATP são decorrentes dos processos oxidativos mitocondriais. Estas fibras possuem grande capacidade de utilizar os ácidos graxos livres em razão da elevada capilaridade do tecido e altos estoques de triglicerídeos. De modo oposto, as fibras do tipo IIB, que possuem uma alta capacidade glicolítica e também elevada velocidade de contração, estão envolvidas com atividades de alta intensidade e curta duração. Nessas fibras, o conteúdo elevado de glicogênio favorece a glicólise. Já as fibras do tipo IIA apresentam eficiente resposta adaptativa ao esforço, ou seja, podem responder, quando solicitadas, de forma similar às fibras do tipo I ou do tipo IIB, dependendo do estímulo recebido.

Estrutura das fibras musculares

Os músculos esqueléticos são constituídos por um conjunto de diferentes tipos de fibras, sendo que o padrão de distribuição delas reflete o tipo de contração que o músculo está apto a realizar.

As fibras diferem, por exemplo, quanto ao número de mitocôndrias, o qual tende a ser inversamente proporcional ao diâmetro da fibra. Fibras pequenas, ricas em mitocôndrias, predominam nos músculos vermelhos (ex.: sóleo, Figura 1.5) e são denominadas fibras vermelhas (tipo I).

As fibras de maior diâmetro apresentam número reduzido de mitocôndrias e pouca

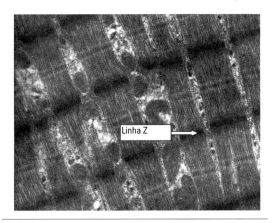

FIGURA 1.5 Microscopia eletrônica do músculo sóleo. A seta indica a linha Z. Ampliação 14.000x[4].

TABELA 1.2 Características das fibras musculares.

Propriedades	Tipo I	Tipo IIA	Tipo IIB
Velocidade de contração	Lenta	Rápida	Rápida
Capacidade glicolítica	Baixa	Moderada	Alta
Capacidade oxidativa	Alta	Moderada	Baixa
Estoque de glicogênio	Moderado	Moderado	Alto
Estoque de triglicerídeos	Alto	Moderado	Baixo
Capilaridade do tecido	Elevada	Moderada	Reduzida

Adaptado de: Saltin et al., 1977.

mioglobina (pigmento muscular avermelhado) e são abundantes nos músculos brancos (ex.: gastrocnêmio, Figura 1.6) (tipo IIB). Outro tipo de fibra é a denominada mista (tipo IIA), que apresenta características intermediárias entre as fibras musculares vermelhas e as brancas. Porém, a presença de mioglobina em sua estrutura lhe confere características superficiais semelhantes às fibras vermelhas (Greep e Weiss, 1990).

Quando as fibras são avaliadas em termos de ultraestrutura, verifica-se a grande distinção entre os tipos. As vermelhas possuem número elevado de mitocôndrias, de tamanho maior, agregadas logo abaixo do sarcolema e em forma de colunas longitudinais entre as miofibrilas. As fibras brancas apresentam mitocôndrias escassas, de forma elíptica, que se acumulam ao redor da banda I. A linha Z nessas fibras é mais estreita. Nas fibras intermediárias, o número de mitocôndrias é elevado como o das fibras vermelhas, porém a linha Z é estreita como nas fibras brancas. As características das fibras vermelhas são típicas de atividade metabólica oxidativa intensa.

Nas junções neuromusculares, as diferenças ultraestruturais são também evidentes. O número de vesículas sinápticas e a complexidade das fendas juncionais são maiores nas fibras brancas quando comparadas às vermelhas (Greep e Weiss, 1990).

Fisiologicamente, os músculos vermelhos contraem mais lentamente que os brancos; assim, as fibras vermelhas são consideradas "fibras de contração lenta". No entanto, as propriedades fisiológicas atribuídas às fibras individuais divergem muito das propriedades do músculo como um todo e só agora o significado funcional das fibras começa a ser mais bem compreendido. As unidades motoras variam dentro de um mesmo músculo, além de apresentarem certa heterogeneidade química entre as proteínas miofibrilares. Por exemplo, diferentes isoformas de miosina existem nos músculos individuais. Estas podem ser identificadas diretamente, considerando o tipo de fibra, por meio da imunocitoquímica. Desta forma, as propriedades químicas das fibras podem ser correlacionadas com suas características microscópicas.

Em grande número de músculos, fibras brancas e intermediárias reagem com anticorpos (Ac) específicos para miosina "rápida". Por outro lado, fibras vermelhas reagem com Ac contra miosina lenta e um número significante de fibras vermelhas reage com Ac para miosina rápida. Assim, existem duas características das fibras vermelhas que só podem ser diferenciadas por meio desta metodologia. Estas fibras são definidas como fibras vermelhas lentas e rápidas, respectivamente (Greep e Weiss, 1990).

Outro fato constatado recentemente é que as fibras de uma mesma unidade motora podem ser identificadas pela ausência de glicogênio após estimulação do motoneurônio que as inerva. Pode-se observar, com isso, que fibras musculares pertencentes a uma unidade motora de contração rápida e fatigável, após estímulo, apresentam pouco glicogênio, elevada atividade ATPásica e resposta positiva para miosina de contração rápida e negativa para miosina lenta.

Fontes energéticas das células musculares

Agora que alguns conceitos funcionais e estruturais foram esclarecidos, podemos discutir um pouco o processo de contração muscular que, como mencionado, ocorre às custas de

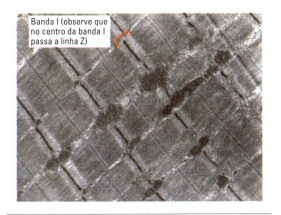

FIGURA 1.6 Microscopia eletrônica do músculo gastrocnêmio. Ampliação $14.000x^+$.

energia fornecida pela quebra de ATP, que sofre então rápida ressíntese na célula. O ATP é fracionado pela ação de enzimas (chamadas ATPases) presentes na miosina. A quebra das ligações fosfato promove a liberação de energia e a formação de dois compostos: difosfato de adenosina (ADP) e fosfato inorgânico (Pi). Esta ocorrência permite à célula liberação energética imediata, porém com pequeno rendimento; 1 mol de ATP fracionado rende 20.000 calorias. Por sua vez, o ADP pode ser utilizado para ressíntese imediata de ATP através da degradação do composto creatina-fosfato (CP), que libera a energia necessária para que um fosfato inorgânico seja incorporado ao ADP. Com o aumento nas concentrações de ADP, ocorre estímulo da enzima fosfofrutoquinase (PFK), que regula o fornecimento de energia pela quebra do glicogênio muscular (glicogenólise). Estas vias, no entanto, apresentam capacidade limitada para o fornecimento de energia, e podem manter o fornecimento de energia para contração muscular por um curto período de tempo. Assim, quando a necessidade de energia persiste, outras fontes energéticas externas à célula são mobilizadas.

Os ácidos graxos (estocados como triglicerídeos no tecido adiposo e em pequenas quantidades no tecido muscular), a glicose (mobilizada a partir do glicogênio hepático) e os aminoácidos (especialmente a partir das proteínas lábeis) podem ser utilizados para atender às necessidades energéticas do tecido muscular. Esses metabólitos representam acúmulo de energia sob forma estável, o que permite ao organismo adaptar-se a situações de jejum e esforço físico prolongado. O rendimento energético líquido da degradação de 1 mol de glicose a dois de piruvato (glicólise) fornece 40.000 calorias. Este processo ocorre no citoplasma, sendo denominado glicólise anaeróbia. O piruvato formado durante a glicólise serve de substrato para os processos mitocondriais de geração de ATP. Os dois mols de piruvato formados são então degradados completamente a CO_2 e H_2O em um processo conhecido como fosforilação oxidativa, gerando por mol de glicose totalmente oxidada aproximadamente 720.000 calorias, o que corresponde a 36 mols de ATP.

A utilização do piruvato como fonte energética ocorre somente no interior das mitocôndrias e o transporte deste elemento se dá pela membrana mitocondrial através de um processo dependente de ATP citoplasmático. Neste processo de fosforilação oxidativa participam como precursores energéticos não apenas a glicose (circulante e proveniente do glicogênio), mas também os ácidos graxos e os aminoácidos. Para que o processo de fosforilação oxidativa ocorra, três etapas são necessárias:

1. produção de acetil coenzima A (acetil CoA) através da ação do complexo enzimático piruvato desidrogenase (E.C. 1.1.1.27) ou pela β-oxidação dos ácidos graxos;
2. ciclo de Krebs;
3. cadeia transportadora de elétrons.

O ciclo de Krebs apresenta um rendimento final líquido de apenas dois mols de ATP, porém fornece bases nitrogenadas reduzidas (NADH e $FADH_2$) para a cadeia de transporte de elétrons, que, por sua vez, pode levar à produção de até 32 mols de ATP.

Regulação do metabolismo da célula muscular

Durante a atividade física, as fontes energéticas utilizadas pelo tecido muscular variam de acordo com a intensidade e a duração do esforço. Nos momentos iniciais do exercício, ocorre consumo das fontes energéticas primárias celulares, ATP e CP. Com o prosseguimento da atividade, a degradação do glicogênio (inicialmente estoques musculares) e a glicose (circulante, mobilizada a partir do glicogênio hepático) passa a responder com maior suprimento energético. Com a manutenção da atividade em intensidade elevada, ocorre grande utilização da glicose como fonte de energia gerando piruvato e NADH citoplasmático (oriundos da glicólise). Esta situação é caracterizada pela produção de ATP insuficiente à demanda, o que promove elevação nas concentrações de ADP. Assim, o transporte do piruvato através da membrana mitocondrial ficará prejudicado pela baixa concentração de ATP e sua conversão a lactato será facilitada pela elevação de NADH, caracterizando aquilo que chamamos de glicólise anaeróbia, que ocorre no citoplasma da célula sem a participação dos sistemas oxidativos mitocondriais. Como consequência, a oxidação do piruvato pela mitocôndria só será possível quando o transporte pela membrana for restabelecido, algo que ocorrerá quando houver redução da intensidade do esforço promovendo concomitante aumento na concentração de ATP citoplasmático. No interior das mitocôndrias o piruvato, pela ação da piruvato desidrogenase, é convertido a acetil CoA, que passa a ser condensado com o oxaloacetato, gerando citrato; é o Ciclo de Krebs em ação. O citrato poderá permear a membrana mitocondrial e, na presença de ATP, inibir a glicólise ao bloquear a fosfofrutoquinase.

Com o prosseguimento da atividade em intensidade moderada, ocorrerá redução das concentrações plasmáticas de glicose e insulina. Este fato atua como sinalizador entre as células musculares e o restante do organismo. A alteração glicêmica é detectada pelo sistema nervoso central, promovendo elevação na atividade simpático-adrenal. Com isto, há liberação dos hormônios adrenérgicos lipolíticos, que agem sobre o tecido adiposo, promovendo aumento dos ácidos graxos livres (AGL) plasmáticos.

Neste momento os AGL, em concentração elevada no plasma, são utilizados em maior proporção pelo músculo esquelético como fonte de energia. Assim, ocorre aumento no fornecimento de acetil CoA a partir dos AGL, elemento básico para fosforilação oxidativa mitocondrial, além de inibição da atividade da piruvato desidrogenase, responsável pela conversão de piruvato a acetil CoA. Como consequência, a concentração intramitocondrial do piruvato eleva-se e, especula-se, há a possível conversão deste a oxaloacetato, sob ação da enzima piruvato carboxilase. Esta é estimulada pelo aumento nas concentrações de piruvato, acetil CoA e CO_2. Desta forma, ter-se-ia garantida a oxidação de acetil CoA oriunda da β-oxidação pelo fornecimento adicional de oxaloacetato de origem glicolítica. Isto faria com que o ciclo de Krebs tivesse sua atividade elevada em função da maior necessidade energética provocada pela atividade física.

A β-oxidação ocorre no interior da mitocôndria e fornece acetil CoA que, através do ciclo de Krebs (Figura 1.7), libera CO_2. Entre os fatores que controlam a utilização dos ácidos graxos está o transporte destes compostos através da membrana mitocondrial, processo de extrema importância. O ácido graxo livre (acila), após atravessar a membrana celular, liga-se à coenzima A (CoA), em reação catalisada pela acil CoA sintetase. A CoA torna o ácido graxo impermeável às membranas (citoplasmática e mitocondrial). Desse modo, a carnitina atua "complexando-se" ao grupo acila, liberando a CoA no citoplasma. O complexo acil carnitina é então identificado pelo mecanismo de transporte, presente na membrana mitocondrial (carnitina palmitoil-CoA transferase), que promove a entrada dele na organela. No interior mitocondrial, a carnitina dissocia-se do grupo acila e retorna ao citoplasma, onde inicia novo processo de transporte de ácido graxo. O grupo acila, no interior mitocondrial, é novamente associado à CoA (pela ação da acil CoA sintetase mitocondrial), não podendo retornar ao citoplasma devido à impermeabilidade gerada pela CoA. Em seguida, o ácido graxo sofre fracionamento sucessivo, liberando acetil CoA.

Portanto, podemos perceber que diversos processos metabólicos atuam de forma integrada e respondem a diferentes estímulos, principalmente o tempo e intensidade relativa de esforço. Estas variáveis são de extrema importância na interpretação e prescrição de um programa de atividade física, além de sofrerem uma interferência de características do indivíduo, como composição de fibras musculares, condicionamento físico e composição física. A partir da avaliação destes fatores e do conhecimento das características específicas de um indivíduo e de suas respostas ao esforço, como, por exemplo, através do teste ergoespirométrico, poderemos prever os substratos energéticos utilizados, o que permite uma abor-

NUTRIÇÃO E METABOLISMO Aplicados à Atividade Motora

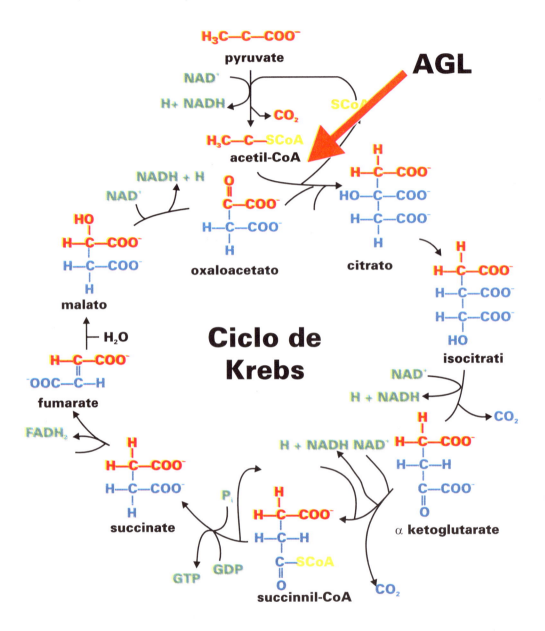

FIGURA 1.7 Ciclo de Krebs.

REFERÊNCIAS BIBLIOGRÁFICAS

dagem bastante detalhada e individualizada da sua abordagem nutricional.

- Ahlborg G, Felig P, Hagenfeldt L, Hendler R, Wahren J. Substrate turnover during prolonged exercise in man: splanchnic and leg metabolism of glucose, free fatty acids and amino acids. J Clin Invest. 1974;53:1080-90.
- Bieber LL. Carnitine. Ann Rev Biochem. 1987;57: 261-83.
- Coogan AR. Plasma glucose metabolism during exercise in humans. Sports Med. 1991;11:102-24.
- Costill DL, Hargreaves M. Carbohydrate nutrition and fatigue. Sports Med. 1992;13(2):86-92.
- Felig P, Wahren J. Fuel homeostasis in exercise. N Engl J Med. 1975;293:1078-84.
- Galbo H, Richter EA, Hilsted J, Holst JJ, Christensen NJ, Henriksson J. Hormonal regulation during prolonged exercise. Ann NY Acad Sci. 1977;301:73-80.
- Greep RO, Weiss L. Cell and tissue biology, ed. Weiss L. Urban & Schwarzenberg, New York: McGraw-Hill, 6th ed., 1990, p. 255-76.
- Hagerman FC. Energy metabolism and fuel utilization. Med Sci Sports Exerc. 1992;24(9 Suppl.): S309-14.
- Harris RC, Foster CVL. Hultman E. Acetylcarnitine formation during intense muscular contraction in humans. J Appl Physiol. 1987;63:440-2.
- Hultman E. Studies on muscle metabolism of glycogen and active phosphate in man with special reference to exercise and diet. Scand J Clin Lab Invest. 1967;19(Suppl 94):1-63.
- Keul J, DoU E, Keppler D. Energy metabolism of human muscle. In: Medicine and Sport, ed. Jokl E, Lexington K, New York: S. Karger, 1972.

- Lancha Júnior. AH. Papel da geração de oxaloacetato no exercício físico moderado em ratos: consequências da suplementação de aspartato, asparagina e carnitina [tese]. São Paulo: Universidade de São Paulo, Faculdade de Ciências Farmacêuticas; 1993, p. 76.
- Lehninger AL. Princípios de bioquímica. São Paulo: Sarvier, 1988.
- Newsholme EA, Leech AR. Biochemistry for the medical sciences. New York, John Willey, 1988.
- Pirnay F, Lacroix M, Mosora F, et al. Effect of glucose ingestion on energy substrate utilization during prolonged muscular exercise. Eur J Appl Physiol. 1977;36:247-54.
- Ravussin E, Pahud P, Dorner A, et al. Substrate utilization during prolonged exercise preceded by ingestion of 13C glucose in glycogen depleted and control subjects. Pflugers Arch. 1979;383:197-202.
- Rebauche CJ. Paulson DJ. Carnitin metabolism and function in humans. Ann Rev Nutr. 1986;6:41-66.
- Sahlin K. Muscle fatigue and lactic acid accumulation. Acta Physiol Scand. 1986;128:82-91.
- Saltin B, Henriksson J, Nygaard E. Fibre types and metabolic potentials of skeletal muscles in sedentary man and endurance runners. Ann NY Acad Sci. 1977;301:3-29.
- Stryer L. Biochemistry. New York: W. H. Freeman, 1988.
- Wasserman K, Bevear WL, Whipp BJ. Mechanisms and patterns of bload lactate increase during exercise in man. Med Sci Sports Exerc. 1986;18:344-52.

CAPÍTULO 2

Fome e saciedade

autores

DESIRE FERREIRA COELHO
ANTONIO HERBERT LANCHA JUNIOR

Afinal, porque sentimos fome? Por que ao consumirmos alguns tipos de alimento sentimos fome rapidamente e quando consumimos outros tipos demoramos mais para sentir fome? O que determina a sensação de fome e saciedade? Existe um mecanismo que inibe a fome? Como o conhecimento destas regulações podem nos ajudar?

A pandemia da obesidade vista atualmente é resultado de longos períodos de balanço energético positivo. Esse desbalanço ocorre devido a uma diminuição da atividade física (o que leva a um menor gasto energético) e/ou a um aumento do consumo energético. As diretrizes da área de saúde preconizam o aumento da atividade física, seja com exercícios regulares seja com pequenas alterações na rotina, para que as pessoas aumentem o gasto energético. No entanto, o controle do consumo alimentar parece ser mais difícil de alcançar, estando muito mais dependente de um controle emocional e fisiológico. Mas por quê?

Uma das mais prováveis respostas para essa pergunta seria a explicação de que evolutivamente o corpo humano foi se adaptando à escassez de alimentos. Se pensarmos no homem desde o surgimento de nossa espécie até o modo como somos hoje, perceberemos que o homem antigo sempre teve que caçar para conseguir alimento e, quando não o conseguia, podia passar dias sem se alimentar. Ao lado desse esporádico consumo alimentar, o homem sempre estava em constante atividade, o que ocasionava um alto gasto energético. Se pensarmos nas épocas glaciais, além de não possuir um elevado consumo alimentar e gastar muita energia em suas atividades, o homem ainda era submetido a baixíssimas temperaturas. Nessas condições, muitos morriam devido a esse baixo consumo e reduzida reserva energética. Os homens que possuíam maiores chances de sobrevivência eram aqueles que tinham energia estocada e conseguiam utilizá-la nos momentos de escassez alimentar. Por isso, talvez seja correto afirmar que somos provenientes de ancestrais que possuíam boa eficiência de estoque de energia na forma de gordura e que este padrão genético não sofreu ação alguma do ambiente para sua modificação de lá para os dias atuais. Por consequência, nosso organismo possui a tendência a acumular essa gordura tão indesejada atualmente.

Essa adaptação se torna ainda mais evidente quando começamos a estudar os mecanismos de fome e saciedade e percebemos como nosso organismo tenta, de diversos modos, preservar a reserva de gordura corporal, seja estimulando o consumo alimentar, seja diminuindo o gasto energético, e é sobre isso que iremos tratar neste capítulo.

Diferenciando as sensações

São diferentes hormônios que atuam em cada uma das sensações alimentares e, antes de entrarmos nos mecanismos fisiológicos, é importante saber a diferença entre elas:

- **Fome:** pode ser definida como a sensação fisiológica que sentimos para estimular a busca por alimentos. Denota possível falta de nutrientes para se manter o bom funcionamento do organismo.
- **Apetite:** vontade de consumir algum alimento específico e independe da fome.
- **Saciação:** é a sensação que indica que o consumo alimentar antingiu a satisfação. É a regulação sensório-hormonal que nos informa que a quantidade de alimentos consumidos até aquele momento atingiu a plenitude gástrica. De um modo geral, seria a regulação do consumo alimentar a curto prazo.
- **Saciedade:** é a sensação que temos mesmo horas após o término da refeição (após a saciação). Seria a regulação a longo prazo do consumo alimentar.

Existem dois modos de regulação dessas sensações, que são os mecanismos agudos e crônicos.

O controle agudo do consumo alimentar envolve o Sistema Nervoso Central (SNC), o pâncreas, as glândulas adrenais e o trato gastrointestinal. O controle crônico do consumo alimentar e do gasto de energia é realizado, principalmente, pelo tecido adiposo, através da secreção de diversas adipocinas que atuam na regulação de diferentes tecidos corporais. Evidentemente, esses mecanismos não são isolados e sistemas integrativos atuam em uma corregulação.

Essa regulação ocorre em diferentes sentidos. Ou seja, não apenas os tecidos adiposos secretam hormônios sinalizadores, como também a atuação deles é regulada por diversos outros hormônios. Desse modo, é difícil aferir qual deles é o mais importante nessa regulação. O que se sabe é que todos eles atuam de diferentes modos contribuindo de modo mais ou menos significativo para o controle das sensações.

Regulação central

A regulação central também ocorre em dois sentidos: do SNC para as vísceras e vice-versa. Este caminho é composto de duas vias que, de modo geral, apresentam respostas contrárias: Sistema Nervoso Simpático e Sistema Nervoso Parassimpático.

O SNC recebe a informação do estado nutricional de diferentes órgãos através dos hormônios produzidos por eles e, dependendo da informação recebida, o cérebro desencadeária a produção de hormônios que poderão estimular ou inibir a fome ou a saciedade. Em se tratando do consumo alimentar, as áreas de maior interesse do cérebro são o Núcleo Paraventricular (NPV) e o Núcleo Arqueado (ARQ), Figura 2.1.

O ARQ se localiza próximo ao terceiro ventrículo cerebral. Ele está altamente envolvido na regulação do consumo alimentar e sua ação é mediada principalmente por dois peptídeos que são secretados pelos neurônios: o neuropeptídeo Y (NPY) e a proteína relacionada ao Agouti (AgRP). Esses peptídeos são responsáveis pelo efeito orexigênico de estímulo ao consumo alimentar.

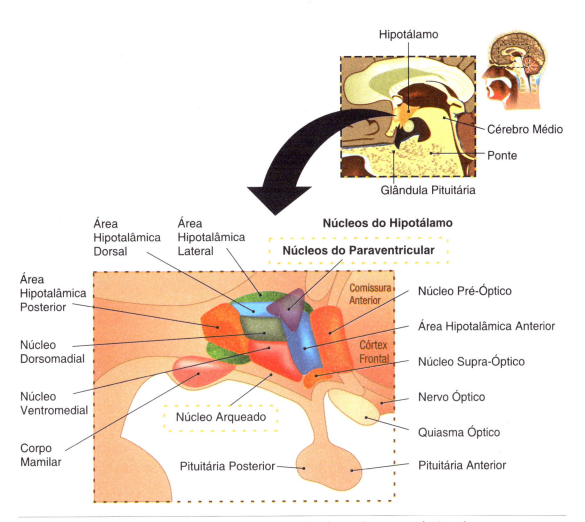

FIGURA 2.1 Localização do Núcleo Paraventricular (NPV) e do Núcleo Arqueado (ARQ).

A regulação de inibição do consumo alimentar, o efeito anorexigênico ocorre no NPV e está relacionado com a ação de outros dois peptídeos: o pro-opiomelanocortina (POMC) e o transcrito regulado pela cocaína e anfetamina (CART).

Os peptídeos citados podem ser chamados de sinais de 1ª ordem. Ao serem liberados, estimulam, em seus locais determinados no cérebro, a liberação dos peptídeos de 2ª ordem: o hormônio liberador de corticotropina e oxitocina, que possui efeito anorexigênico, e o hormônio concentrador de melanina e orexinas, que possuem efeito orexígeno.

Sendo assim, dependendo do hormônio que está atuante no momento, uma região com diferentes os receptores será estimulada. Essa região por sua vez, estimulará neurônios que promovem a liberação de diferentes peptídeos, que irão estimular ou inibir o consumo alimentar.

A seguir, iremos entender os principais hormônios atuantes neste processo.

Fome

Grelina

A grelina é um peptídeo secretado principalmente pelo estômago e pelo intestino, sendo o único hormônio secretado pelo trato gastrointestinal com propriedades orexigênicas. Dentre suas funções podemos citar: estimular a produção do hormônio de crescimento (Growth Horme – GH) pela glândula pituitária, estimular o eixo hipotálamo-pituitária-adrenal e mediar o aumento da motilidade gástrica.

A grelina é um hormônio que possui a capacidade de estimular o apetite e a fome. As concentrações periféricas de grelina dependem do estado metabólico e alimentar. Sua concentração basal é inversamente proporcional ao peso corporal: em indivíduos com anorexia nervosa, suas concentrações são altas, e, em indivíduos com obesidade, são baixas – alguns autores acreditam que isso pode ocorrer devido a um possível efeito do contínuo consumo alimentar. Esse pode ser um dos motivos por que algumas pessoas sentem tanta dificuldade para emagrecer, uma vez que as concentrações de grelina tendem a aumentar durante o emagrecimento, o que pode levar a uma maior sensação de fome e, consequentemente, induzir a um maior consumo alimentar. De fato, alguns autores já evidenciaram que indivíduos obesos submetidos ao emagrecimento apresentam concentrações aumentadas de grelina (Hooper, 2010; Tschop et al., 2001).

Antes da refeição, a grelina atinge sua maior concentração plasmática, estimulando o consumo alimentar. Após a refeição, as concentrações de grelina diminuem, alcançando seu ponto mais baixo cerca de 60 a 90 minutos após o início da refeição, quando volta às concentrações basais. Um novo pico de liberação ocorre momentos antes da refeição seguinte (Cummings et al., 2001). Essa cinética de atuação da grelina nos leva a crer que ela seja o sinal para o início da fome. Em roedores, a administração crônica de grelina resulta em hiperfagia e ganho de peso corporal, independente do aumento das concentrações de GH induzidas pela grelina.

O exercício também é capaz de regular a secreção de grelina. Estudo que analisou o efeito da intensidade e do tempo de exercício verificou que os indivíduos que fizeram cicloergômetro por 120 min consumiram significativamente mais alimentos quando comparados aos sujeitos que treinaram durante 30 ou 60 minutos e também quando comparados ao grupo controle (Erdmann et al., 2007).

Em idosos, foi verificada uma alteração no comportamento das concentrações de grelina. Quando comparados os efeitos de refeição rica em carboidrato em indivíduos jovens (~35 anos) e em idosos (~80 anos), verificou-se que os indivíduos idosos após o término da refeição sentiam menos fome e permaneciam saciados por muito mais tempo (Bauer et al., 2009).

A grelina também tem sido estudada como possível agente terapêutico em indivíduos com caquexia. Alguns estudos demonstram que a infusão de grelina aumentou em 31% o consumo alimentar em pacientes com perda de apetite quando comparados ao grupo controle. Deste modo, a grelina pode ser um importante fator no tratamento de pacientes que apresentam baixo consumo alimentar (Neary et al., 2004), como no caso do câncer.

Saciedade

Após o início do consumo alimentar começam a ser liberados pelo trato gastrointestinal hormônios que irão sinalizar esse consumo para o cérebro. Os hormônios atuantes neste processo podem ser classificados como Sinalização Gastrointestinal e Sinalização Adiposa.

Sinalização gastrointestinal

Colecistocinina

A colecistocinina (CCK) é um dos hormônios mais estudados para a regulação do consumo alimentar e está presente amplamente no SNC. É produzida principalmente pelo jejuno e duodeno, sendo liberada em decorrência da entrada de alimentos no intestino, principalmente após o consumo de alimentos ricos em proteínas e gorduras, que fazem as concentrações plasmáticas deste peptídeo aumentar em até cinco vezes (Liddle et al., 1985).

Existem dois tipos distintos de receptores de CCK, ambos acoplados à proteína G. O receptor

CCK-A, também conhecida como CCK-1, está presente no pâncreas e em algumas regiões do cérebro. O CCK-B está presente principalmente no cérebro e estômago (Mantyh et al., 1994).

Quando administrada, a CCK possui a capacidade de induzir a saciedade e diminuir o tamanho da porção de alimentos tanto em humanos como em outras espécies, sendo que esta resposta pode ser dose-dependente (Kissileff et al., 1981). Este efeito da CCK é dependente da sinalização do nervo vagal central que irá ativar nervos vagais viscerais para expressarem o receptor CCK-A e inervar a mucosa intestinal (Wren e Bloom, 2007).

Os mecanismos pelos quais a CCK exerce esse efeito são bastante discutidos. Uma das hipóteses seria a de que ela inibindo a motilidade gástrica e, principalmente, o esvaziamento gástrico. Este, por sua vez, estimularia os mecanorreceptores presentes no estômago ocasionando feedback neural e estimulando a saciedade. Esta hipótese já foi sustentada por alguns estudos realizados tanto em humanos (Kissileff et al., 2003) quanto em animais (Moran e McHugh, 1982).

A possível ação terapêutica da CCK também tem sido estudada. Em estudo realizado experimentalmente, foi administrada CCK por seis dias em animais e observou-se que eles apresentaram diminuição de aproximadamente 44% do consumo alimentar. No entanto, estes animais apresentaram maior frequência alimentar e, no final do experimento não houve qualquer efeito sobre peso corporal (West et al., 1984). Outros estudos também apresentaram resultado similar a este. Uma das maiores limitações da utilização de CCK na terapêutica é sua curta meia-vida. Se administrada 30 minutos antes da refeição, ela já não exerce qualquer efeito no consumo alimentar (Gibbs et al., 1973) e esse pode ser um dos fatores pelos quais após o término da refeição o indivíduo tende a se alimentar novamente.

Peptídeo YY

Peptídeo YY (PYY) é um peptídeo de 36 aminoácidos pertencente à mesma família do neuropeptídio Y (NPY) e do polipeptídio pancreático (PP), e possui cerca de 70% de homologia com esses dois peptídeos. É produzido e secretado pelas células da mucosa intestinal chamadas de células L. Existem duas formas principais: PYY1-36, que é convertido à forma PYY3-36 pela enzima dipeptidil peptidase IV. Essa enzima remove a cadeia amina terminal tirosina-prolina e provoca mudanças na conformação tridimensional do PYY, alterando sua especificidade pelo receptor e ocasionando alguns efeitos biológicos (Karra et al., 2009). A forma PYY3-36 é a mais abundante no trato gastrointestinal, seja durante o jejum seja pós-prandial (Batterham et al., 2006).

Durante o jejum, as concentrações plasmáticas deste hormônio estão diminuídas e começam a aumentar cerca de 15 minutos após o início da refeição. Seu pico de liberação ocorre de 1 a 2 horas após o início da refeição e permanece elevado por até 6 horas (Adrian et al., 1985). Sua concentração é dependente dos macronutrientes e calorias ingeridas, sendo que uma refeição isocalórica rica em proteínas parece aumentar a concentração de PYY mais do que uma rica em carboidratos ou lipídios. Em adição, quanto mais proteína há na dieta, maior será a concentração de PYY (Batterham et al., 2006). Além dos nutrientes e calorias, a bile, o ácido gástrico, o polipeptídio intestinal vasoativo e a CCK também estimulam a liberação do PYY (Ueno et al., 2008).

A ação do PYY é dependente do tipo de receptor no qual ele irá atuar. Existem cinco tipos de receptores Y, todos eles acoplados à proteína G: Y1, Y2, Y4, Y5 e Y6. Cada receptor está presente em maior quantidade em determinado tecido e exerce sua função com efeito orexigênico ou anorexigênico. O PYY1-36 possui a capacidade de se ligar aos cinco receptores, já o PYY3-36 tem maior afinidade com o receptor Y2, que está presente no hipotálamo, no núcleo arqueado, no hipocampo e no intestino. Este receptor parece ser responsável pela ação anorexigênica do PYY3-36, uma vez que a administração central deste peptídeo induziu diminuição do consumo alimentar em ratos (Batterham et al., 2002). O mecanismo responsável por este efeito seria que o PYY3-36 ao se ligar ao receptor Y2 suprime a fome induzida pelo NPY no núcleo arqueado do hipotálamo.

O PYY3-36 apresenta afinidade moderada com os receptores Y1 e Y5 (Koda et al., 2005) que parecem exercer função orexigênica, uma vez que estudos que fizeram administração central de PYY3-36 verificaram diminuído efeito orexigênico (Batterham et al., 2002). Ou seja, o efeito do PYY pode depender do receptor ao qual ele se ligará.

Estudos que realizaram a administração de PYY em humanos e animais observaram redução do apetite e do consumo alimentar em até 30% e este efeito durou por até 24 horas (Batterham et al., 2003a). Além de inibir o apetite, alguns estudos demonstraram que o PYY3-36 pode também ocasionar emagrecimento. Animais *knockout* possuem aumentado consumo alimentar, peso e gordura corporal quando comparados aos ratos selvagens (Batterham et al., 2006). Esta poderia ser uma possível utilidade terapêutica do PYY no tratamento da obesidade, visto que indivíduos obesos apresentam diminuídas concentrações de PYY (Karra et al., 2009).

Cada vez mais evidências têm demonstrado que o PYY3-36 possui considerável efeito no gasto energético e na utilização de substratos. Alguns estudos demonstraram que a administração crônica de PYY3-36 altera a utilização de substratos favorecendo a queima de gordura (Adams et al., 2006; Hoek et al., 2004). Além disso, animais que superexpressam PYY3-36 apresentam aumentada temperatura basal, o que é um indicativo de aumentada termogênese (Boey et al., 2008). Em humanos, o estudo de Sloth et al. (2007) realizado em indivíduos eutróficos e com obesidade verificou que a infusão periférica de PYY3-36 aumentou o gasto energético e a oxidação de lipídios.

Além desses efeitos no consumo alimentar e no aumento do gasto energético, a administração crônica do PYY3-36 parece diminuir a procura por alimentos ricos em gordura, sendo este outro possível benefício deste peptídeo, (Ghitza et al., 2007). Outro estudo realizado com a administração crônica demonstrou melhora da sensibilidade à insulina, no entanto, neste estudo, não houve alteração do peso corporal (Hoek et al., 2004).

Todos esses dados levam a crer que a utilização deste peptídeo no tratamento de indivíduos com obesidade pode ser muito promissora.

Polipeptídeo pancreático

Hormônio secretado pelas Ilhotas de Langerhans no pâncreas, o polipeptídeo pancreático (PP) foi um dos primeiros hormônios da família dos peptídeos (NPY, PYY e PP) a ser identificado. Liga-se com grande afinidade aos receptores Y4 e Y5 (Wren e Bloom, 2007).

Assim como no PYY, o efeito do PP irá depender do local de atuação do hormônio. Quando infundido centralmente, ele estimula o esvaziamento gástrico, quando infundido perifericamente, ocorre a inibição desse esvaziamento. Isso é um provável reflexo do tipo de receptor que é ativado (Whitcomb et al., 1990).

O consumo alimentar é o principal sinal para a liberação deste peptídeo e sua concentração é proporcional ao valor calórico ingerido, podendo permanecer alterada por até 6 horas. Outros hormônios como CCK, grelina, motilina e secretina também estimulam a liberação do PP (Gardiner et al., 2008). Indivíduos obesos apresentam diminuídas concentrações, enquanto indivíduos com anorexia nervosa apresentam quantidades aumentadas (Neary et al., 2005).

Administração periférica de PP inibe o consumo alimentar tanto em humano quanto em ratos. Em ratos, a administração crônica ocasionou diminuição também do peso corporal, melhora da resistência à insulina e do perfil lipídico (Asakawa et al., 2003). No entanto, estes efeitos não são observados em animais submetidos a dieta que induz obesidade. Animais que superexpressam PP são hipofágicos e magros (Ueno et al., 1999). Em humanos, estudo realizou a injeção de PP em voluntários eutróficos e observou diminuição de 25% no consumo alimentar, durante 24 horas, dos indivíduos que receberam a infusão em comparação ao grupo controle (Batterham et al., 2003b).

Um dos possíveis mecanismos pelos quais o PP exerce este efeito seria através da diminuição da concentração de grelina. Estudos que realizaram infusão de PP verificaram diminuída expressão gênica de grelina no estômago (Asakawa et al., 2003).

A Síndrome de Prader-Willi, caracterizada por baixa estatura, prejuízo intelectual, obesidade e hiperfagia pode estar relacionada com este hormônio. Pacientes com esta síndrome apresentam diminuída liberação de PP tanto em jejum quanto pós-prandial quando comparados a sujeitos sem a síndrome (Zipf et al., 1983).

Peptídeo semelhante ao glucagon (GLP-1)

O GLP-1 é um peptídeo sintetizado pelas células L do trato gastrointestinal em conjunto com o PYY e a oxintomodulina. Existem duas formas de GLP-1 que são sintetizadas e produzem dois fragmentos bioativos: $GLP-1_{7-36}$ e $GLP-1_{7-37}$ que atuam com a mesma intensidade no receptor GLP-1. O receptor de GLP-1 é encontrado pelo hipotálamo, com altos níveis de expressão no ARQ, NPV e no núcleo supraóptico (Shughrue et al., 1996), regiões conhecidas por regular o consumo alimentar.

O GLP-1 também inibe a secreção de ácido gástrico e o esvaziamento gástrico, suprime a liberação de glucagon e promove o aumento de massa das células β-pancreáticas (Tolessa et al., 1998). Além disso, possui a capacidade de diminuir o consumo alimentar em diversas espécies (Turton et al., 1996).

As concentrações de GLP-1 aumentam após a refeição e diminuem durante o jejum, o que sugere um possível efeito deste hormônio no consumo alimentar. A infusão deste hormônio diminui o consumo alimentar em ratos (Dijk et al., 1997). Em humanos, a infusão periférica de GLP-1 aumenta a saciedade e diminui o consumo alimentar em indivíduos eutróficos, obesos e com diabetes tipo 2, porém os mecanismos pelos quais este peptídeo exerce esse efeito são desconhecidos. Algumas possíveis hipóteses seriam através da interação com neurônios do trato gastrointestinal ou do sistema porta-hepático ou talvez, ainda, devido a um acesso direto ao cérebro através de um vazamento na barreira hemato-encefálica (Aaboe et al., 2008).

No entanto, mais do que alterar o consumo alimentar, o $GLP-1_{7-36}$ tem sido muito estudado devido a sua ação como incretina estimulando a captação de glicose (Holst et al., 1987). Estudo realizado com indivíduos diabéticos utilizou administração subcutânea crônica de GLP-1 e observou significativa melhora nas concentrações de glicose (Zander et al., 2002). Outros estudos realizados em humanos verificaram que o GLP-1 estimula a secreção de insulina, e alguns agonistas do GLP-1 estão sendo utilizados como agentes terapêuticos em indivíduos com diabetes tipo 2 (Aaboe et al., 2008).

Oxintomodulina

A oxintomodulina (OXN) é um peptídeo composto por 37 aminoácidos que contém uma sequência completa de glucagon, mas que diferem em sua porção terminal. É sintetizado pelas células L do trato gastrointestinal em conjunto com o PYY e o GLP-1 (Baldissera et al., 1988). O único receptor conhecido para a OXN é o receptor de GLP-1 e este pode ser um dos motivos pelos quais a OXN também exerce efeito de incretina. No entanto, apesar de possuir função semelhante, a OXN é muito menos potente que a incretina (Maida et al., 2008).

A OXN é liberada na circulação após o consumo alimentar e sua secreção é proporcional ao valor calórico ingerido. Ela inibe o esvaziamento gástrico e a secreção de ácido gástrico (Schjoldager et al., 1988). Em roedores, a administração central inibe o consumo alimentar e, cronicamente, a infusão ocasiona perda de peso e diminuição da massa adiposa (Dakin et al., 2004). Indivíduos submetidos a cirurgia bariátrica apresentam aumentadas concentrações de OXN, o que sugere um provável efeito deste hormônio na diminuição do peso corporal nesses pacientes (Holst et al., 1979).

Em humanos, a administração de OXN reduziu o consumo alimentar em 19,3% (Cohen et al.,

2003). Em indivíduos com sobrepeso e obesidade a administração subcutânea de OXN por quatro semanas ocasionou redução do peso corporal de 1,8 kg a mais que o grupo controle (Wynne et al., 2005). Assim como o PP, a ação da OXN parece ser mediada pela inibição da liberação da grelina (Gardiner et al., 2008). Efetivamente, a infusão pós-prandial de OXN ocasionou redução de 44% da grelina circulante em humanos (Cohen et al., 2003).

Sinalização adiposa

Esta sinalização tem como objetivo informar ao cérebro como estão os estoques energéticos corporais, principalmente o de gordura. Tem como principal hormônio a leptina.

Leptina

Conhecida como o "hormônio da saciedade", a leptina é um peptídeo constituído por 146 aminoácidos e produzido pelo gene *ob*. É secretada pelo tecido adiposo branco e pela placenta, mas possui receptores em diversos tecidos, como, por exemplo, hipotálamo, pulmão, medula adrenal, ovários, células β do pâncreas, tecido adiposo, fígado, coração e músculo esquelético (Friedman, 1998).

Existem vários tipos de receptores que são expressos de forma específica pelos diferentes tecidos: forma longa do receptor (OB-Rl) e forma curta (OB-Rs). A forma longa está presente predominantemente no hipotálamo e é responsável pelas ações centrais da leptina. As formas curtas (OB-Rs) são encontradas na maioria dos outros tecidos (Tartaglia et al., 1995). A ação central da leptina de informar o SNC sobre os estoques de gordura e sua função no consumo alimentar é mediada pelo OB-Rl. Desta forma, o cérebro parece ser o alvo primário para a ação anorexígena da leptina (Houmard et al., 2000). Esta ação parece ser mediada pelo NPY, uma vez que age inibindo os efeitos dele, aparentemente ao inibir sua síntese no núcleo do hipotálamo (Erickson et al., 1996).

As concentrações plasmáticas de leptina estão diretamente relacionadas ao conteúdo de gordura corporal tanto em animais quanto em humanos. Ou seja, quanto maior a quantidade de tecido adiposo, maior será a quantidade de leptina produzida e secretada (Friedman, 1998). No entanto, ao engordar ou emagrecer essa relação fica alterada. Alguns estudos demonstraram que uma redução de 10% do peso corporal em indivíduos obesos resultou na redução de 53% da leptina sérica, e o aumento do peso corporal em 10% ocasionou aumento de 300% (Considine e Caro, 1996). Esses dados podem significar que a leptina não sinaliza apenas a quantidade de estoque energético, mas também o estado de balanço energético.

A leptina também regula o consumo alimentar de curto prazo, modulando o tamanho da refeição de acordo com o balanço energético (Schwartz et al., 2000). A administração de leptina ocasionou diminuição do consumo alimentar, perda de peso e de adiposidade, além de aumentar o gasto energético em ratos (Houseknecht et al., 1998).

Indivíduos com deficiência de leptina ou de seu receptor apresentam obesidade e hiperfagia. Estudos que realizaram tratamento de reposição deste hormônio em pacientes com deficiência verificaram perda de peso de 40% e redução do consumo alimentar de 49% (Licinio et al., 2004), no entanto esta deficiência é rara em humanos.

Indivíduos com obesidade apresentam elevadas concentrações de leptina, o que indica quadro de resistência à leptina, o qual pode ser causado por uma das seguintes hipóteses: defeito na proteína que realiza o transporte de leptina do sangue para o cérebro, defeito na expressão e/ou sinalização do receptor cerebral de leptina, defeito da síntese/secreção de leptina pelos adipócitos (Houseknecht et al., 1998) (Figura 2.2).

Manipulação da dieta

Uma das maneiras mais eficazes de tentar diminuir o consumo alimentar é induzir uma maior saciedade no indivíduo para que ele não sinta tanta fome e reduza, assim, sua busca por alimentos. Deste modo, algumas pesquisas têm sido feitas analisando o efeito de diferentes alimentos na saciação e na saciedade.

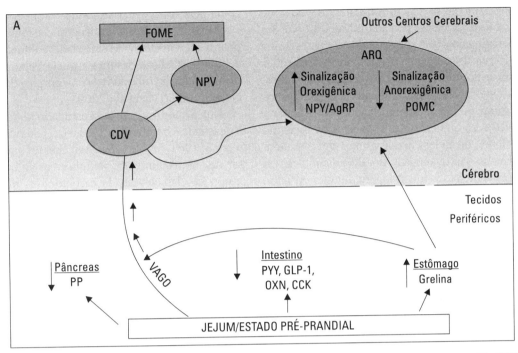

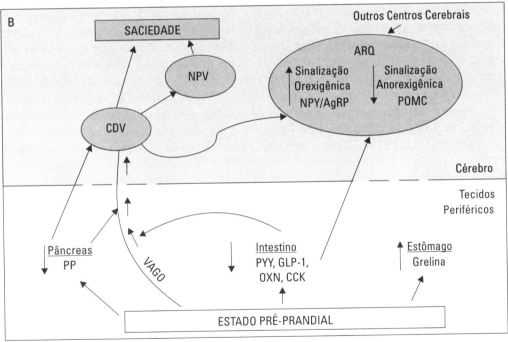

FIGURA 2.2 Regulação neuro-hormonal da fome e saciedade. ARQ – núcleo arqueado, NPV – núcleo paraventricular, CDV – complexo dorso-vagal, PP – polipeptídeo pancreático, PYY – peptídeo YY, GLP-1 – peptídeo similar ao glucagon-1, OXN – oxintomodulina, CCK – colecistocinina, NPY– neuropeptídeo Y, AgRP – proteína relacionada ao agouti, POMC – pro-opiomelanocortina.

Adaptado de: Jayasena et al. Endocrinol Metab Clin N AM. 2008;37:769-87.

Isolando-se os macronutrientes, o poder de saciação e saciedade de cada um deles pode ser ordenado conforme apresentado na Figura 2.3.

Estudo feito por um grupo francês verificou o efeito de dois alimentos que são comumente utilizados como lanches em jovens eutróficos. Os sujeitos chegaram ao laboratório em jejum e consumiram refeições isocalóricas. Quatro horas após a refeição eles foram divididos em dois grupos e consumiram os lanches em quantidade isocalórica também. Os alimentos testados foram iogurte líquido ou barra de chocolate. Os pesquisadores analisaram o poder de saciedade desses alimentos e verificaram que 60 minutos depois da ingestão dos lanches o grupo que consumiu o iogurte teve maior saciedade que o grupo da barra de chocolate. No entanto, a longo prazo, os lanches não exerceram qualquer diferença no consumo de alimentos da refeição seguinte (Chapelot e Payen, 2009).

Na maior parte das refeições, os alimentos consumidos são uma junção de diversos nutrientes. Sabe-se que as fibras possuem grande capacidade de aumentar a saciedade, resultado este já verificado em diversos estudos (Perrigue et al., 2009; Turconi et al., 1995). Estudo que adicionou fibra solúvel ao iogurte e forneceu quantidade isocalórica a indivíduos em jejum verificou que o iogurte desnatado enriquecido com fibra teve o mesmo poder de saciedade que o iogurte integral (Perrigue et al., 2009). Outro interessante estudo realizou a adição de diferentes tipos de fibras (10,5 g de beta-glucano da aveia, 7,8 g de goma-guar, 10,5 g de *wheat bran* – fibra do trigo) a bebidas. Esse estudo verificou que a goma-guar possui menor efeito de saciedade comparada à bebida sem adição de fibra e que a bebida com maior poder de saciedade foi a enriquecida com beta-glucano (Lyly et al., 2009).

Outro fator que tem sido estudado no tocante à saciedade é o Índice Glicêmico (IG) dos alimentos. Em 1981, Jenkins et al. perceberam que apesar de alguns alimentos pertencerem ao mesmo grupo de classificação de carboidratos, monossacarídeos ou polissacarídeos, sua absorção pelo organismo gerava diferentes respostas metabólicas, glicêmicas e insulinêmicas. Deste modo, a resposta fisiológica ocasionada por cada alimento representaria a capacidade que ele possui de aumentar a glicemia pós-prandial, o que caracteriza seu IG. Assim, podemos dizer que a classificação dos alimentos pelo seu IG possibilita a análise qualitativa dos carboidratos presentes neles.

Existem alguns fatores que podem alterar o IG de determinado alimento: a ingestão concomitante de proteína ou gordura e de fibra insolúvel; além disso, o modo de preparo e os outros alimentos que compõem uma refeição também podem alterar o IG total da refeição (Ludwig, 2000).

Os carboidratos de alimentos com AIG (alto índice glicêmico) são mais facilmente digeridos e rapidamente absorvidos, ocasionando, assim, um estado de hiperglicemia pós-prandial (Foster-Powell et al., 2002) que irá estimular duas ações diferentes no pâncreas: a secreção de insulina pelas células beta pancreáticas, levando ao estado de hiperinsulinemia, e a inibição da liberação de glucagon pelas células alfa pancreáticas.

Os alimentos com médio ou baixo índice glicêmico acarretam glicemia pós-prandial mais amena, visto que são absorvidos mais lentamente no intestino e, por isso, os nutrientes permanecem mais tempo em contato com os receptores do trato gastrointestinal, resultando no prolongamento do *feedback* para o centro de saciedade do cérebro (Maki et al., 2007), o que ocasiona uma maior saciedade e facilita a perda de peso e mudanças benéficas na composição corporal (Ludwig, 2000; Maki et al., 2007).

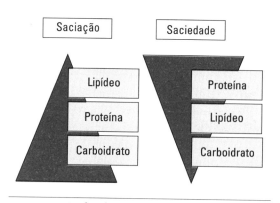

FIGURA 2.3 Poder de saciedade e saciação relativo a cada macronutriente.

Além do IG, a carga glicêmica (CG) de cada alimento também interfere em sua capacidade de induzir determinada resposta metabólica. A CG se caracteriza pela quantidade de carboidratos presente em 100 g de determinado alimento. Este dado é relevante, pois apesar de dois alimentos possuírem valores parecidos de IG, como, por exemplo, a melancia e a batata, eles induzem a uma resposta fisiológica (glicêmica e insulinêmica) diferente por apresentarem diferentes cargas glicêmicas (conteúdo de carboidrato em 100 g de alimento).

Estudo verificou o poder de saciedade de pães e massas feitas com farinha de trigo refinada *versus* a farinha de trigo integral em homens saudáveis. Foi observado que a ingestão do pão feito com a farinha integral resultou em maior saciedade, no entanto, na refeição seguinte após o teste, os quatro alimentos ocasionaram o mesmo consumo energético (Kristensen et al., 2009).

Em uma revisão, Niwano et al., (2009) analisaram estudos de curto, médio e longo prazo sobre o efeito do IG na saciedade e verificaram que apesar de algumas pesquisas encontrarem resultados positivos, de um modo geral, esse efeito ainda é bastante controverso. No curto prazo, parece que alimentos de baixo índice glicêmico possuem maior efeito na saciedade.

Considerações finais

O completo conhecimento dos mecanismos de fome, saciação e saciedade são necessários para que possamos compreender o que desperta a busca por determinados tipos de alimentos e, também, como podemos utilizá-los em nosso favor. Com a pandemia da obesidade e a necessidade de se estabelecer um balanço energético negativo para que ocorra o emagrecimento, muitas das proteínas secretadas pelo nosso organismo e que estimulam a saciedade estão sendo estudadas como possíveis agentes terapêuticos na tentativa de diminuir o consumo alimentar. No entanto, como em nosso organismo nada atua de maneira isolada, os estudos demonstram que dificilmente será apenas um hormônio a ser utilizado que irá solucionar o problema, mas sim a conjunção de diversos hormônios. Para se chegar a essa tão almejada fórmula, mais estudos precisam ser feitos para o entendimento dos mecanismos regulatórios e compensatórios que nos levam a sentir fome, apetite e saciedade.

No dia a dia

Sabemos que o ideal para qualquer pessoa que quer ou manter seu peso ou emagrecer é ter uma refeição balanceada. Para isso, é necessário consumir quantidades adequadas de carboidratos, proteínas e lipídios. No entanto, conhecendo os mecanismos que estimulam os processos de fome e saciedade podemos utilizá-los em nosso favor. Uma dica é consumir os alimentos fonte de carboidratos primeiro, como o arroz e o pão, para que seu cérebro já comece a perceber o consumo alimentar e, por sua vez, inicie o processo de sinalização da saciedade para os demais órgãos.

Outra dica importante é, sabendo do baixo poder de saciedade dos carboidratos, sempre ter **pequenos** lanches para consumir entre as refeições, como frutas, iogurtes desnatados, castanhas, entre outras opções. Ao consumir um almoço rico em carboidrato, mas com pouca quantidade de proteínas e gorduras, como um macarrão (com molho ao sugo), não adianta achar que a próxima refeição será o jantar. O indivíduo provavelmente não irá conseguir "bancar" a fome que irá sentir e acabará consumindo qualquer coisa que achar para comprar na rua, como pão de queijo, sanduíches com queijos, bolachas, bolos etc.

A sensação de fome é o maior risco ao controle do consumo de alimentos. Os mecanismos de fome ficam altamente exacerbados e os de saciedade muito diminuídos. Essa ânsia pelo alimento faz com que a gente acabe consumindo alimentos que, em uma situação normal, não seriam nossa escolha.

O processo de emagrecimento é indesejado pelo organismo, assim, sempre que isso ocorre, diversos estímulos para restabelecer o padrão serão ativados. O conhecimento disso é importante para que todos profissionais que atuam com populações que tenham essa necessidade possam compreender e colaborar para atingir os objetivos estabelecidos.

REFERÊNCIAS BIBLIOGRÁFICAS

- Aaboe K, Krarup T, Madsbad S, Holst JJ. GLP-1: physiological effects and potential therapeutic applications. Diabetes Obes Metab. 2008;10:994-1003.
- Adams SH, Lei C, Jodka CM, Nikoulina SE, Hoyt JA, Gedulin B, et al. PYY[3-36] administration decreases the respiratory quotient and reduces adiposity in diet-induced obese mice. J Nutr. 2006;136:195-201.
- Adrian TE, Ferri GL, Bacarese-Hamilton AJ, Fuessl HS, Polak JM, Bloom SR. Human distribution and release of a putative new gut hormone, peptide YY. Gastroenterology. 1985;89:1070-7.
- Asakawa A, Inui A, Yuzuriha H, Ueno N, Katsuura G, Fujimiya M, et al. Characterization of the effects of pancreatic polypeptide in the regulation of energy balance. Gastroenterology. 2003;124:1325-36.
- Baldissera FG, Holst JJ, Knuhtsen S, Hilsted L, Nielsen OV. Oxyntomodulin (glicentin-(33-69)): pharmacokinetics, binding to liver cell membranes, effects on isolated perfused pig pancreas, and secretion from isolated perfused lower small intestine of pigs. Regul Pept. 1988;21:151-66.
- Batterham RL, Cowley MA, Small CJ, Herzog H, Cohen MA, Dakin CL, et al. Gut hormone PYY(3-36) physiologically inhibits food intake. Nature. 2002;418:650-4.
- Batterham RL, Cohen MA, Ellis SM, Le Roux CW, Withers DJ, Frost GS, et al. Inhibition of food intake in obese subjects by peptide YY3-36. N Engl J Med. 2003a;349:941-8.
- Batterham RL, Le Roux CW, Cohen MA, Park AJ, Ellis SM, Patterson M, et al. Pancreatic polypeptide reduces appetite and food intake in humans. J Clin Endocrinol Metab. 2003b;88:3989-92.
- Batterham RL, Heffron H, Kapoor S, Chivers JE, Chandarana K, Herzog H, et al. Critical role for peptide YY in protein-mediated satiation and body-weight regulation. Cell Metab. 2006;4:223-33.
- Bauer JM, Haack A, Winning K, Wirth R, Fischer B, Uter W, et al. Impaired postprandial response of active ghrelin and prolonged suppression of hunger sensation in the elderly. J Gerontol A Biol Sci Med Sci. 2009.
- Boey D, Lin S, Enriquez RF, Lee NJ, Slack K, Couzens M, et al. PYY transgenic mice are protected against diet-induced and genetic obesity. Neuropeptides. 2008;42:19-30.
- Chapelot D, Payen F. Comparison of the effects of a liquid yogurt and chocolate bars on satiety: a multidimensional approach. Br J Nutr. 2009:1-8.
- Cohen MA, Ellis SM, Le Roux CW, Batterham RL, Park A, Patterson M, et al. Oxyntomodulin suppresses appetite and reduces food intake in humans. J Clin Endocrinol Metab. 2003;88: 4696-701.
- Considine RV, Caro JF. Leptin: genes, concepts and clinical perspective. Horm Res. 1996;46:249-56.
- Cummings DE, Purnell JQ, Frayo RS, Schmidova K, Wisse BE, Weigle DS. A preprandial rise in plasma ghrelin levels suggests a role in meal initiation in humans. Diabetes. 2001;50:1714-9.
- Dakin CL, Small CJ, Batterham RL, Neary NM, Cohen MA, Patterson M, et al. Peripheral oxyntomodulin reduces food intake and body weight gain in rats. Endocrinology. 2004;145:2687-95.
- Erdmann J, Tahbaz R, Lippl F, Wagenpfeil S, Schusdziarra V. Plasma ghrelin levels during exercise - effects of intensity and duration. Regul Pept. 2007;143:127-35.
- Erickson JC, Clegg KE, Palmiter RD. Sensitivity to leptin and susceptibility to seizures of mice lacking neuropeptide Y. Nature. 1996;381:415-21.
- Foster-Powell K, Holt SH, Brand-Miller JC. International table of glycemic index and glycemic load values: 2002. Am J Clin Nutr. 2002;76:5-56.
- Friedman JM. Leptin, leptin receptors, and the control of body weight. Nutr Rev. 1998;56:s38-46; discussion s54-75.
- Gardiner JV, Jayasena CN, Bloom SR. Gut hormones: a weight off your mind. J Neuroendocrinol. 2008;20:834-41.

- Ghitza UE, Nair SG, Golden SA, Gray SM, Uejima JL, Bossert JM, et al. Peptide YY3-36 decreases reinstatement of high-fat food seeking during dieting in a rat relapse model. J Neurosci. 2007;27:11522-32.
- Gibbs J, Young RC, Smith GP. Cholecystokinin elicits satiety in rats with open gastric fistulas. Nature. 1973;245:323-5.
- Holst JJ, Sorensen TI, Andersen AN, Stadil F, Andersen B, Lauritsen KB, et al. Plasma enteroglucagon after jejunoileal bypass with 3:1 or 1:3 jejunoileal ratio. Scand J Gastroenterol. 1979;14:205-7.
- Holst JJ, Orskov C, Nielsen OV, Schwartz TW. Truncated glucagon-like peptide I, an insulin-releasing hormone from the distal gut. FEBS Lett. 1987;211:169-74.
- Hooper L, Foster-Schibert KE, Weigle DS, Sorensen B, Ulrich CM, McTiernan CA. Frequent intentional weight loss is associated with higher ghrelin and lower glucose and androgen levels in postmenopausal women. Nutrition Research. 2010;30:163-70.
- Houmard JA, Cox JH, MacLean PS, Barakat HA. Effect of short-term exercise training on leptin and insulin action. Metabolism. 2000;49:858-61.
- Houseknecht KL, Baile CA, Matteri RL, Spurlock ME. The biology of leptin: a review. J Anim Sci. 1998;76: 1405-20.
- Jenkins DJ, Wolever TM, Taylor RH, Barker H, Fielden H, Baldwin JM, et al. Glycemic index of foods: a physiological basis for carbohydrate exchange. Am J Clin Nutr. 1981;34:362-6.
- Karra E, Chandarana K, Batterham RL. The role of peptide YY in appetite regulation and obesity. J Physiol. 2009;587:19-25.
- Kissileff HR, Pi-Sunyer FX, Thornton J, Smith GP. C-terminal octapeptide of cholecystokinin decreases food intake in man. Am J Clin Nutr. 1981;34:154-60.
- Kissileff HR, Carretta JC, Geliebter A, Pi-Sunyer FX. Cholecystokinin and stomach distension combine to reduce food intake in humans. Am J Physiol Regul Integr Comp Physiol. 2003;285:R992-8.
- Koda S, Date Y, Murakami N, Shimbara T, Hanada T, Toshinai K, et al. The role of the vagal nerve in peripheral PYY3-36-induced feeding reduction in rats. Endocrinology. 2005;146:2369-75.
- Kristensen M, Jensen MG, Riboldi G, Petronio M, Bugel S, Toubro S, et al. Wholegrain vs. refined wheat bread and pasta. Effect on postprandial glycemia, appetite, and subsequent ad libitum energy intake in young healthy adults. Appetite. 2009.
- Licinio J, Caglayan S, Ozata M, Yildiz BO, de Miranda PB, O'Kirwan F, et al. Phenotypic effects of leptin replacement on morbid obesity, diabetes mellitus, hypogonadism, and behavior in leptin-deficient adults. Proc Natl Acad Sci USA. 2004;101:4531-6.
- Liddle RA, Goldfine ID, Rosen MS, Taplitz RA, Williams JA. Cholecystokinin bioactivity in human plasma. Molecular forms, responses to feeding, and relationship to gallbladder contraction. J Clin Invest. 1985;75:1144-52.
- Ludwig DS. Dietary glycemic index and obesity. J Nutr. 2000;130:280S-3S.
- Lyly M, Liukkonen KH, Salmenkallio-Marttila M, Karhunen L, Poutanen K, Lahteenmaki L. Fibre in beverages can enhance perceived satiety. Eur J Nutr. 2009; 48:251-8.
- Maida A, Lovshin JA, Baggio LL, Drucker DJ. The glucagon-like peptide-1 receptor agonist oxyntomodulin enhances beta-cell function but does not inhibit gastric emptying in mice. Endocrinology. 2008;149:5670-8.
- Maki KC, Rains TM, Kaden VN, Raneri KR, Davidson MH. Effects of a reduced-glycemic-load diet on body weight, body composition, and cardiovascular disease risk markers in overweight and obese adults. Am J Clin Nutr. 2007;85:724-34.
- Mantyh CR, Pappas TN, Vigna SR. Localization of cholecystokinin A and cholecystokinin B/gastrin receptors in the canine upper gastrointestinal tract. Gastroenterology. 1994;107:1019-30.
- Moran TH, McHugh PR. Cholecystokinin suppresses food intake by inhibiting gastric emptying. Am J Physiol. 1982;242:R491-7.
- Neary NM, Small CJ, Wren AM, Lee JL, Druce MR, Palmieri C, et al. Ghrelin increases energy intake in cancer patients with impaired appetite: acute, randomized, placebo-controlled trial. J Clin Endocrinol Metab. 2004;89:2832-6.
- Neary NM, Small CJ, Druce MR, Park AJ, Ellis SM, Semjonous NM, et al. Peptide YY3-36 and glucagon-like peptide-17-36 inhibit food intake additively. Endocrinology. 2005;146: 5120-7.

- Niwano Y, Adachi T, Kashimura J, Sakata T, Sasaki H, Sekine K, et al. Is glycemic index of food a feasible predictor of appetite, hunger, and satiety? J Nutr Sci Vitaminol (Tokyo). 2009;55:201-7.
- Perrigue MM, Monsivais P, Drewnowski A. Added soluble fiber enhances the satiating power of low-energy-density liquid yogurts. J Am Diet Assoc. 2009;109:1862-8.
- Schjoldager BT, Baldissera FG, Mortensen PE, Holst JJ, Christiansen J. Oxyntomodulin: a potential hormone from the distal gut. Pharmacokinetics and effects on gastric acid and insulin secretion in man. Eur J Clin Invest. 1988;18:499-503.
- Schwartz MW, Woods SC, Porte D Jr., Seeley RJ, Baskin DG. Central nervous system control of food intake. Nature. 2000;404:661-71.
- Shughrue PJ, Lane MV, Merchenthaler I. Glucagon-like peptide-1 receptor (GLP1-R) mRNA in the rat hypothalamus. Endocrinology. 1996;137:5159-62.
- Sloth B, Holst JJ, Flint A, Gregersen NT, Astrup A. Effects of PYY1-36 and PYY3-36 on appetite, energy intake, energy expenditure, glucose and fat metabolism in obese and lean subjects. Am J Physiol Endocrinol Metab. 2007;292:E1062-8.
- Tartaglia LA, Dembski M, Weng X, Deng N, Culpepper J, Devos R, et al. Identification and expression cloning of a leptin receptor, OB-R. Cell. 1995;83:1263-71.
- Tolessa T, Gutniak M, Holst JJ, Efendic S, Hellstrom PM. Glucagon-like peptide-1 retards gastric emptying and small bowel transit in the rat: effect mediated through central or enteric nervous mechanisms. Dig Dis Sci. 1998;43:2284-90.
- Tschop M, Weyer C, Tataranni PA, Devanarayan V, Ravussin E, Heiman ML. Circulating ghrelin levels are decreased in human obesity. Diabetes. 2001;50: 707-9.
- Turconi G, Bazzano R, Caramella R, Porrini M, Crovetti R, Lanzola E. The effects of high intakes of fibre ingested at breakfast on satiety. Eur J Clin Nutr. 1995;49 Suppl 3:S281-5.
- Turton MD, O'Shea D, Gunn I, Beak SA, Edwards CM, Meeran K, et al. A role for glucagon-like peptide-1 in the central regulation of feeding. Nature. 1996;379:69-72.
- Ueno H, Yamaguchi H, Mizuta M, Nakazato M. The role of PYY in feeding regulation. Regul Pept. 2008;145:12-6.
- Ueno N, Inui A, Iwamoto M, Kaga T, Asakawa A, Okita M, et al. Decreased food intake and body weight in pancreatic polypeptide-overexpressing mice. Gastroenterology. 1999;117:1427-32.
- van den Hoek AM, Heijboer AC, Corssmit EP, Voshol PJ, Romijn JA, Havekes LM, et al. PYY3-36 reinforces insulin action on glucose disposal in mice fed a high-fat diet. Diabetes. 2004;53:1949-52.
- van Dijk G, Thiele TE, Seeley RJ, Woods SC, Bernstein IL. Glucagon-like peptide-1 and satiety. Nature. 1997;385:214.
- West DB, Fey D, Woods SC. Cholecystokinin persistently suppresses meal size but not food intake in free-feeding rats. Am J Physiol. 1984;246:R776-87.
- Whitcomb DC, Taylor IL, Vigna SR. Characterization of saturable binding sites for circulating pancreatic polypeptide in rat brain. Am J Physiol. 1990;259:G687-91.
- Wren AM, Bloom SR. Gut hormones and appetite control. Gastroenterology. 2007;132:2116-30.
- Wynne K, Park AJ, Small CJ, Patterson M, Ellis SM, Murphy KG, et al. Subcutaneous oxyntomodulin reduces body weight in overweight and obese subjects: a double-blind, randomized, controlled trial. Diabetes. 2005;54:2390-5.
- Zander M, Madsbad S, Madsen JL, Holst JJ. Effect of 6-week course of glucagon-like peptide 1 on glycaemic control, insulin sensitivity, and beta-cell function in type 2 diabetes: a parallel-group study. Lancet. 2002;359:824-30.
- Zipf WB, O'Dorisio TM, Cataland S, Dixon K. Pancreatic polypeptide responses to protein meal challenges in obese but otherwise normal children and obese children with Prader-Willi syndrome. J Clin Endocrinol Metab. 1983;57: 1074-80.

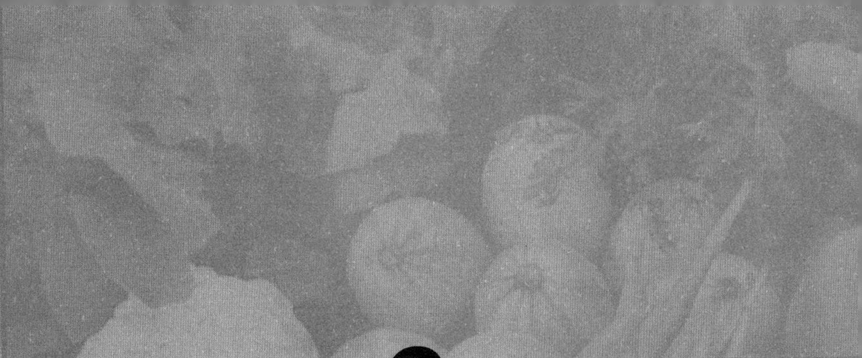

CAPÍTULO 3

Proteínas e aminoácidos

autores

ANTONIO HERBERT LANCHA JUNIOR
ANDRÉ DOS SANTOS COSTA

Introdução

A descoberta de compostos nitrogenados presentes nos alimentos por cientistas no início do século XIX e seu papel essencial à vida deu origem ao grande interesse sobre as macromoléculas denominadas proteínas. Essa denominação se refere ao termo grego proteios, que significa primário, atribuído pelo químico holandês G.J. Mulder em 1839, denotando a grande importância das proteínas para todas as células do nosso corpo graças às suas múltiplas funções. Além de serem as macromoléculas mais abundantes na célula juntamente com a água, as proteínas promovem síntese de novas células, manutenção das existentes e degradação das danificadas ou que deverão ser substituídas.

Proteínas são macromoléculas compostas por aminoácidos formados por átomos de carbono (C), hidrogênio (H), oxigênio (O) e nitrogênio (N). Estruturalmente, os aminoácidos contêm os grupamentos carboxila, amínico e uma cadeia lateral distinta (R), este último responsável pela variabilidade estrutural entre os aminoácidos (Figura 3.1). As ligações entre os aminoácidos acontecem entre os grupamentos amínico e carboxílico, sendo denominadas ligações peptídicas (Figura 3.2).

Os organismos vivos apresentam milhares de estruturas proteicas que desempenham funções estruturais e dinâmicas tais como: cons-

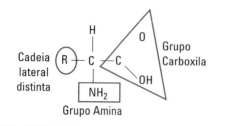

FIGURA 3.1 Representação estrutural de um aminoácido.

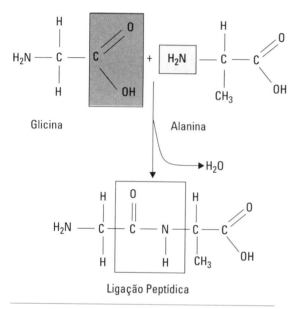

FIGURA 3.2 Representação de uma ligação peptídica.

tituinte do citoesqueleto e estrutura de sustentação (colágeno), processos biológicos (enzimas e hormônios), transporte de moléculas (albumina, hemoglobina e mioglobina), mecanismos de defesa do organismo (imunoglobulinas, interferon), mecanismos contráteis (actina e miosina), ativadores genéticos e substrato energético (1 g de proteína produz 4 kcal no organismo).

A diferença entre essas estruturas é a sequência de aminoácidos e a sua quantidade total. Assim, os aminoácidos – que apresentam os mesmos elementos que os carboidratos e os lipídios, exceto pela presença do nitrogênio – são organizados a partir do código definido para essa determinada proteína. O código é mantido no interior das células na região do núcleo na forma de DNA (ácido desoxirribonucleico). A partir do momento em que uma proteína teve sua síntese determinada, o RNAm (ácido ribonucléico mensageiro) copia a sequência de aminoácidos do DNA para essa proteína e a envia ao ribossomo. A partir do RNAt (ácido ribonucleico de transferência), aminoácidos são carreados do *pool* de aminoácidos no citossol celular para o ribossomo, tendo início a síntese proteica (Figura 3.3). Os aminoácidos recém-chegados ao ribossomo são ligados uns aos outros por ligações peptídicas, tornando possível a produção de inúmeras proteínas com apenas 20 aminoácidos que dispomos em nosso organismo. Desta forma, podemos encontrar cadeias de polipeptídeos (10 a 100 aminoácidos) ou de oligopeptídeos (4 a 10 aminoácidos). Estima-se que o organismo humano possui entre 10.000 e 50.000 diferentes tipos de proteína, porém apenas 1.000 possuem funções definidas. Isso demonstra a grande versatilidade apresentada pelas proteínas.

Classificação

Atualmente mais de 300 aminoácidos já foram descritos na natureza, entretanto apenas 20 são codificados pelo DNA e constituem as proteínas em mamíferos. Inicialmente os 20 aminoácidos primários foram classificados, do ponto de vista nutricional, em essenciais e não essenciais. Entretanto, com o avanço do conhecimento no metabolismo de proteínas e aminoácidos, essa classificação vem se modificando (Tabela 3.1).

Os aminoácidos essenciais são aqueles cujos esqueletos de carbonos (alfa-cetoácidos) não podem ser sintetizados pelo organismo humano e, desta forma, devem ser fornecidos pelos alimentos. Já os aminoácidos não essenciais podem ser sintetizados pelo organismo, a partir de aminoácidos essenciais por transaminação (ver mais adiante) e/ou por alfa--cetoácidos (α-cetoácidos) produzidos por metabólitos da glicose no ciclo de Krebs. O termo semiessencial (ou condicionalmente essencial) indica que esses aminoácidos po-

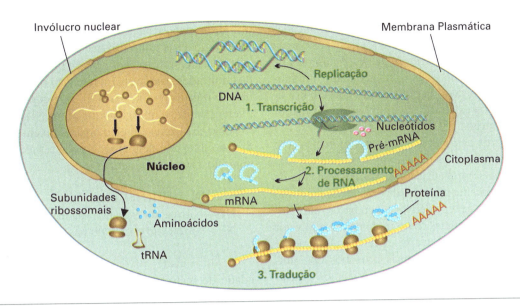

FIGURA 3.3 Esquematização das fases do processo de Síntese Proteica.

TABELA 3.1 Classificação nutricional dos aminoácidos.

AMINOÁCIDOS		
Essenciais	Não essenciais	Semi-essenciais
Leucina	Alanina	Arginina
Isoleucina	Aspartato	Cisteína
Valina	Asparagina	Glutamina
Lisina	Glutamato	Glicina
Metionina	Serina	Prolina
Triptofano		Tirosina
Fenilalanina		
Treonina		
Histidina		

dem ser incluídos na dieta em condições em que sua síntese é limitada sob condições fisiopatológicas especiais. Um exemplo dessa situação é a glutamina, considerada essencial em condições de imunossupressão.

Independentemente desse fato, é equivocado pensar que os aminoácidos essenciais apresentam maior importância que os aminoácidos não essenciais. Ambos têm grande importância para o organismo, e a ingestão insuficiente de aminoácidos não essenciais pode determinar processos de degradação das proteínas existentes (catabolismo) para ter disponíveis os aminoácidos e/ou o nitrogênio para a síntese de proteínas necessárias.

Qualidade da proteína da dieta

A qualidade da proteína reflete as características deste nutriente em relação à capacidade de alcançar ações metabólicas para a promoção de saúde. Além dos aminoácidos necessários para satisfazer as exigências para a síntese proteica e outros metabólitos específicos, tem-se atribuído às proteínas obtidas dos alimentos outras funções como a manutenção da massa corporal magra durante restrição calórica ou envelhecimento, controle de peso, secreção e ação da insulina e manutenção dos sistemas cardiovascular e ósseo saudáveis. Assim, o objetivo atual de avaliação da qualidade da proteína é determinar a capacidade de uma proteína para atender às necessidades de manutenção, além de necessidades especiais para o crescimento, gravidez ou lactação.

As proteínas podem ser também classificadas pela presença dos aminoácidos essenciais na sua estrutura e pela quantidade desses. A ausência de aminoácidos essenciais é chamada fator limitante, ou seja, o valor da proteína em questão fica limitado à concentração do aminoácido em menor concentração.

A partir dessa classificação das proteínas com os aminoácidos essenciais em proporções adequadas, pode-se também classificá-las em proteínas de alto (geralmente proteínas de origem animal como carnes, aves, leites e derivados) ou baixo valor biológico. São definidas como proteínas de alto valor biológico aquelas que apresentam combinação de aminoácidos essenciais mais próximos dos aminoácidos presentes nos tecidos humanos. A avaliação dessas proteínas é feita pela capacidade de elas manterem o conteúdo de nitrogênio corporal. Assim, avaliar a excreção de proteína pelas fezes e pela urina e compará-la com o total de proteína consumida permite estipular a eficiência dessa proteína na manutenção das estruturas corporais, como na equação seguinte:

$$\text{Valor biológico} = \frac{\text{Nitrogênio Retido (NR)}}{\text{Nitrogênio Absorvido (NA)}}$$

onde:

NR = (Nitrogênio da dieta) − (Nitrogênio Urinário + Fecal)
NA = (Nitrogênio dieta) − (Nitrogênio Fecal)

Nesta equação, temos a avaliação da proteína pelo conteúdo de nitrogênio. Como a proteína tem, em média, 16% de sua composição de nitrogênio, ao avaliarmos o total de nitrogênio excretado pode-se convertê-lo em proteína multiplicando pelo fator 6,25. Essa técnica depende, porém, da disponibilidade de uma unidade metabólica para sua aplicação, pois o indivíduo deve ser avaliado por um período mínimo de sete dias.

Métodos para avaliação da retenção de nitrogênio pelo organismo

A taxa de eficiência proteica (em animais) ou o balanço nitrogenado (em humanos) são métodos utilizados para avaliar a qualidade da proteína em relação à sua utilização pelas células.

O balanço nitrogenado (BN) é um dos métodos utilizados para avaliar a retenção de nitrogênio no organismo (Tabela 3.2), que consiste na diferença entre o nitrogênio ingerido (NI) e o nitrogênio (N) excretado pelo organismo em determinado intervalo de tempo, e pode ser expresso segundo a equação a seguir:

BN = NI − (NU+NF), onde:
NU – Nitrogênio excretado na urina.
NF – Nitrogênio excretado nas fezes.

As dificuldades práticas e a falta de sensibilidade do método do balanço nitrogenado têm levado à adoção de outros métodos. Para se determinar o balanço dinâmico entre síntese e degradação proteicas tem-se adotado método que utiliza de um traçador com isótopo estável, um aminoácido marcado com isótopo radioativo como a ^{15}N-glicina. A partir da análise da atividade N-específica determina-se o fluxo de proteínas e a estimativa de degradação proteica. Por meio deste método, estudos têm estimado o balanço nitrogenado (taxa de síntese e degradação) entre 3 a 4 g/kg/dia em adultos saudáveis com ingestão adequada de nutrientes.

Outro método, conhecido pela sigla PDCAA (*protein digestibility-corrected amino acid score*), avalia a disponibilidade de aminoácidos corrigida pela digestibilidade da proteína e foi introduzido em 1991 pela Food and Agriculture Organization (FAO/WHO). Esse método tem como base a combinação do padrão de referência para ami-

TABELA 3.2 Classificação do Balanço nitrogenado.
Adaptado de: Krause e Mahan, 1991.

Condições	Medida de n	Significado
Positivo	Ingerido > Excretado	Crescimento / Anabolismo
Equilíbrio	Ingerido = Excretado	Manutenção e Reparo tecidual
Negativo	Ingerido < Excretado	Perda de Peso / Catabolismo

noácidos adequados às necessidades humanas em relação à idade somado às estimativas da digestibilidade da proteína. Assim, determina-se o quanto, de fato, está sendo utilizado de aminoácidos pelo organismo, proveniente de determinada proteína ingerida.

O cálculo do PDCAAS é assim determinado:

$$PDCAAS = \frac{\text{mg do aminoácido limitante em 1 g de proteína testada}}{\text{mg do mesmo aminoácido em 1 g da proteína referência}} \times \text{digestibilidade fecal verdadeira (\%)} \times 100$$

Inerente aos métodos PDCAAS, traçador isotópico ou balanço de nitrogênio, a oferta de substratos para a síntese de proteínas e outras vias é limitada pela disponibilidade de aminoácidos essenciais.

Necessidades e recomendações nutricionais de proteínas

Há disponíveis na literatura diversas tabelas com informações nutricionais, conhecidas como *Recommended Dietary Allowances* (RDA), provenientes de países como os Estados Unidos e muito utilizadas aqui no Brasil. As RDA são as recomendações de ingestão diária de nutrientes estabelecidas pela *Food and Nutrition Board / National Research Council* (NRC), periodicamente revisadas e que, em 1989, passou a se chamar *Dietary Reference Intakes* (DRI). A ingestão diária recomendada (DRI), suficiente para 97% a 98% da população, é obtida por meio de estudo, a partir da média de valores das pesquisas com os grupos de indivíduos - homens e mulheres, e elaboração de um gráfico acrescido dois desvios-padrão.

Geralmente, recomenda-se o consumo de 0,8g proteína/kg de peso corporal/dia para indivíduos normais (Tabela 3.3). Segundo a DRI não é necessário nenhum acréscimo na ingestão de proteína quando a dieta está equilibrada energeticamente. Caso a dieta do indivíduo seja bem diversificada, com alimentos ricos em proteína de alto valor biológico, como carne vermelha, peixes, frango, ovos, leite e derivados, a suplementação proteica não se torna necessária. Quantidades excessivas de proteína seriam oxidadas para fornecer energia ou armazenadas na forma de glicogênio ou lipídios, pois o ser humano não tem a capacidade de armazenar proteína no organismo como o faz com os carboidratos (glicogênio) e os lipídios (triacilglicerol).

TABELA 3.3 Recomendação de ingestão diária de proteínas.
Adaptado de: Maughan e Burke, 2002; Tarnopolsky, 1999; Lemon, 1998.

Sedentários	g/kg/dia
Crianças	1,0
Adolescentes	1,0 a 1,5
Adultos	0,8 a 1,0 - RDA
Grávidas	+ 6 a 10 g/dia
Lactantes	+ 12 a 16 g/dia
Atletas	g/kg/dia
Recreacionais (4 a 5x Semana por 30')	0,8 a 1,0
Resistência (moderado)	1,2
Resistência (intenso)	1,6
Força	1,5 a 1,7

Uma dieta ideal deveria ser composta por, aproximadamente, 15% a 20% de proteínas, obviamente que este percentual pode variar de acordo com o total calórico demandado. Assim, para ilustrar essa situação tomemos como exemplo uma pessoa fisicamente ativa, que pesa 90 kg, praticante de musculação (treino intenso) e com consumo médio diário de 4500 Kcal. Aplicando as porcentagens ideais de macronutrientes teremos 675 Kcal (15%) vindo das proteínas (169 g/1 g = 4 Kcal). Se dividirmos as 169 g de proteínas ingeridas pelo seu peso corporal (90 Kg), teremos a ingestão aproximadamente de 1,87 g proteína por Kg de peso corporal, bem acima do 0,8 g/Kg. Normalmente ocorre que por causa da visão deturpada por parte de muitos indivíduos de que as proteínas seriam os únicos nutrientes responsáveis pelo incremento de massa corporal magra, eles acabam por negligenciar o consumo de outros nutrientes e, desta forma, atingem balanço energético total abaixo do ideal.

Segundo o Consenso estabelecido pelo American College of Sports Medicine 2009, as necessidades de proteína aumentam associadas ao tipo de exercício praticado, sua intensidade, duração e frequência, independente do sexo. Para os exercícios físicos que têm por objetivo aumento de massa muscular, sugere-se a ingestão de 1,6 a 1,7 gramas por quilo de peso, por dia. Para os esportes em que o predomínio é a resistência, calcula-se ser de 1,2 a 1,6 g/kg de peso a necessidade de seu consumo diário.

Vale a pena destacar, ainda, que indivíduos envolvidos com exercícios de resistência certamente têm maiores necessidades de proteína, principalmente quando associado à baixa ingestão de carboidratos, tanto quanto aqueles que se submetem a dietas hipocalóricas, visto que parte desse nutriente será oxidado para gerar energia, como indivíduos destreinados em início de programa de atividade física e atletas adolescentes em crescimento.

Digestão e absorção

A digestão das proteínas ocorre a partir de enzimas digestivas secretadas pelo estômago e pelo pâncreas, controladas por ações tanto neurais (via nervo vago) como hormonais (via gastrina e colecistocinina – CCK). Estas enzimas proteolíticas podem ser divididas em duas categorias: endopeptidases e exopeptidases. As endopeptidases degradam as ligações peptídicas no centro das cadeias de polipeptídeos, transformando-os em oligopeptídeos. As exopeptidases degradam ligações peptídicas nas extremidades da cadeia, separando os aminoácidos um a um, como as carboxipeptidases que agem sobre os átomos de carbono terminais (C-terminal) e as aminopeptidases sobre os átomos de nitrogênio terminais (N-terminal). Outras enzimas agem especificamente sobre dipeptídeos (formado por dois aminoácidos) e tripeptídeos (formado por três aminoácidos).

Após a ingestão, o fracionamento mecânico da estrutura proteica pela mastigação e a deglutição, polipeptídeos são conduzidos pelo esôfago até o estômago (Figura 3.4). A presença de peptídeos nesta região estimula as células G da mucosa gástrica a liberar o hormônio gastrina, responsável por estimular as células parietais a secretar suco gástrico (composto principalmente por ácido clorídrico – HCl, íons H^+ e Cl^-) e as células principais a liberar pepsinogênio (precursor inativo da enzima pepsina, uma endopeptidase), além de outras ações no trato gatrointestinal (Figura 3.4). A maior concentração de HCl e íons H^+ na região tornam o meio ácido (podendo atingir pH de 2,0), o que

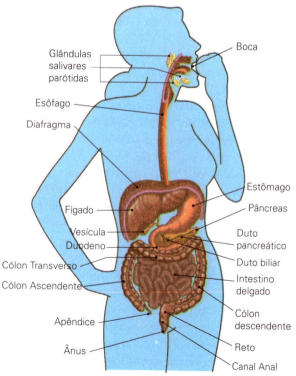

FIGURA 3.4 Visão geral dos órgãos responsáveis pelo sistema digestório.

favorece tanto a desnaturação de polipeptídeos como a ativação da pepsina (enzima proteolítica do estômago). A ação desta enzima, responsável por aproximadamente 15% da digestão de proteínas, é inibida pela secreção alcalina presente no duodeno e sua ausência no estômago não compromete o processo graças à existência de outras proteases disponíveis.

À medida que os remanescentes deste processo gástrico atingem o intestino delgado, células I secretam o hormônio CCK, responsável por estimular no duodeno a liberação do suco pancreático, composto por uma secreção rica em peptidases (responsáveis por cerca de 50% da degradação de proteínas no duodeno) e outra alcalina aquosa (rica em bicarbonato de sódio) provenientes, respectivamente, das células acinares e ductais do pâncreas exócrino. A porção alcalina do suco pancreático é responsável por neutralizar o quimo ácido vindo do estômago, promovendo proteção à mucosa intestinal da acidez e ambiente favorável à atividade das enzimas pancreáticas que necessitam de meio com pH neutro ou levemente alcalino.

As peptidases pancreáticas, secretadas como precursoras inativas (tripsinogênio, quimotripsinogênio, pró-elastase e carboxipeptidases), são ativadas em pH alcalino a partir da ação da enzima enteroquinase (presente na borda em escova das células epiteliais do intestino delgado), sobre o tripsinogênio, convertendo-o em tripsina. A tripsina, por sua vez, é responsável por reações catalíticas em cadeia na conversão das demais peptidases em suas formas ativas (Tabela 3.4). Especificamente, a endopeptidase tripsina age em ligações peptídicas nas quais o grupo carboxílico é fornecido por aminoácido básico, a quimotripsina age em ligações peptídicas onde o grupo carboxílico é fornecido por aminoácido aromático e a elastase é responsável por degradar a elastina. As carboxipeptidases A (exopeptidases), por sua vez, agem sobre ligações em que o aminoácido C-terminal é básico como a lisina e arginina, por exemplo.

TABELA 3.4 Ativação das enzimas proteolíticas no intestino delgado.

Precursor	Ativador	Enzima ativada
Tripsinogênio	Enteroquinase/ Tripsina	Tripsina
Quimotripsinogênio	Tripsina	Quimotripsina
Proelastase	Tripsina	Elastase
Procarboxipeptidase	Tripsina	Carboxipeptidase

As bordas em escova dos enterócitos, principalmente na região do jejuno, exibem grandes quantidades de peptidases, tendo estas seus locais ativos voltados para a luz intestinal e com ações *in situ*, ao entrarem em contato com peptídeos. Nesta região temos, assim, os produtos finais da digestão proteolítica: tetrapeptídeos (sofrem ação das oligopeptidases), tripeptídeos, dipeptídeos e alguns aminoácidos. Os tripeptídeos e os dipeptídeos podem sofrer ação tanto de tripeptidases e dipeptidases presentes na borda em escova como, ao serem absorvidos, acabarem degradados por enzimas peptidases intracelulares (Figura 3.5).

Por causa dos 20 aminoácidos utilizados pelo corpo humano e aos milhares de dipeptídeos e tripeptídeos gerados a partir da degradação enzimática, acreditava-se na existência de diversos transportadores de peptídeos. Entretanto, sabe-se da existência de apenas um tipo de transportador de oligopeptídeos (e não de aminoácidos) na borda em escova, o PEPT1, do tipo eletrogênico, ou seja, com transferência de carga para o interior celular (co-transportador H$^+$-dependente) e dependência parcial com o Na$^+$ (Figura 3.5). Já o transporte de aminoácidos pelas bordas em escova e basolateral é realizado por vários mecanismos de transporte (Tabela 3.5), por difusão facilitada dependente de Na$^+$, independente de Na$^+$ ou por difusão simples (como o triptofano) (Figura 3.6). Interessantemente, os dipeptídeos e os

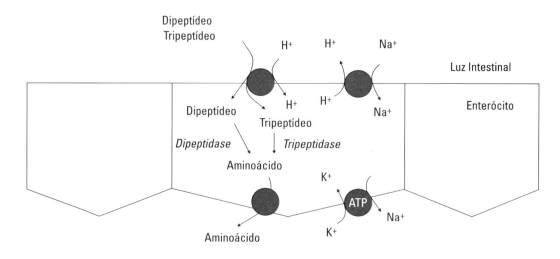

FIGURA 3.5 Transporte e ação enzimática no enterócito.
Adaptado de: Smith e Morton, 2003.

TABELA 3.5 Sistemas de transporte de aminoácidos na borda em escova.
Adaptado de: Curi e Procópio, 2009; Smith e Morton, 2003.

Sistema de Transporte	Aminoácidos	Dependência de Na$^+$
Aminoácidos neutros		
NBB	Aminoácidos neutros	Sim
PHE	Fenilalanina/Metionina	Sim
IMINO	Prolina/Hidroxiprolina	Sim
β	β-alanina	Sim
Aminoácidos Ácidos		
X$^-$GA	Glutamato/Aspartato	Sim
Aminoácidos Básicos		
Y$^+$	Aminoácidos básicos	Sim
y$^+$	Aminoácidos básicos	Não

tripeptídeos são absorvidos mais rapidamente que um aminoácido livre, pois se utilizam do transporte ativo secundário (PEPT1) (Figura 3.5). Portanto, um aminoácido de interesse pode ser absorvido mais rapidamente pelos enterócitos se fizer parte da composição de um dipeptídeo ou tripeptídeo.

Assim, todos os aminoácidos livres provenientes tanto da hidrólise dos dipeptídeos e dos tripeptídeos no enterócito como aqueles oriundos das peptidases intestinais são liberados na circulação êntero-hepática (veia porta), chegando ao fígado.

Metabolismo de proteínas e aminoácidos

O fígado é responsável por controlar as concentrações de aminoácidos (AA) circulantes, tanto os essenciais (processa enzimaticamente sete deles) como os não essenciais. Proteases hepáticas têm sua atividade elevada com a ingestão de aminoácidos em excesso, promovendo degradação destes a fim de ajustar as concentrações plasmáticas de acordo como as necessidades do organismo. Outra parte dos AA é captada pelos demais tecidos (músculos, por exemplo) e utilizada para a síntese protéica. O excesso de cetoácidos pode ser convertido em triacilgliceróis (TAG) no fígado.

A secreção de insulina sofre influência dos níveis circulantes de aminoácidos. Assim, com a ingestão de proteínas, eleva-se a concentração de insulina, estimulada principalmente por arginina, leucina e alanina, sobre as células β pancreáticas. A insulina facilita a captação de aminoácidos para as células por estimular o transportador A (dependente de Na$^+$), responsável pelo transporte de AA

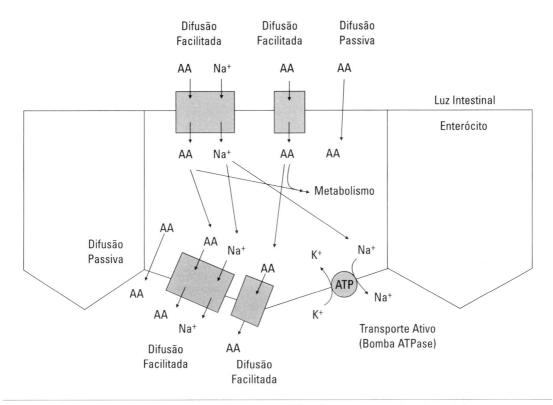

FIGURA 3.6 Mecanismos de transporte de aminoácidos nas bordas em escova e basolateral do enterócito.
Adaptado de: Smith e Morton, 2003.

neutros e iminoácidos como também age sobre síntese de RNAm (elevando ou inibindo), a síntese de DNA, a divisão celular e a diferenciação celular, por mecanismos ainda pouco compreendidos.

No estado absortivo parte dos aminoácidos ingeridos é convertida em alfa-cetoácidos por meio do processo denominado desaminação oxidativa no fígado enquanto outros são liberados na corrente sanguínea. Na desaminação oxidativa, que ocorre principalmente no fígado e nos rins, o grupamento amínico é removido enzimaticamente do aminoácido como amônia livre (NH_3). Para exemplificar este processo, temos o glutamato que, por reação catalisada pela enzima glutamato desidrogenase presente nas mitocôndrias, forma alfa-cetoglutarato, que pode ser utilizado no ciclo de Krebs, e amônia livre (Figura 3.7), que é tóxica ao organismo.

Com a desaminação oxidativa, a cadeia carbônica formada pode participar como intermediários

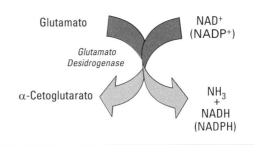

FIGURA 3.7 Desaminação oxidativa promovida pela enzima glutamato desidrogenase.
Adaptado de: Champe et al., 2007.

metabólicos importantes, sendo transformados em glicose ou oxidados pelo ciclo de Krebs. Estas cadeias carbônicas, formadas a partir dos 20 aminoácidos utilizados pelo nosso organismo, podem produzir apenas sete moléculas: piruvato, acetil coenzima A (CoA), acetoacetil CoA, alfa-cetoglutarato, succinil CoA, fumarato e oxaloacetato. Os aminoácidos que geram acetil CoA ou acetoacetil CoA são denominados cetogênicos e podem originar corpos cetônicos ou ácidos graxos. Já os aminoácidos que são degradados a piruvato, alfa-cetoglutarato, succinil CoA, fumarato ou oxaloacetato são denominados glicogênicos (Tabela 3.6) e podem gerar glicose, via gliconeogênese, a partir da conversão destes produtos a fosfoenolpiruvato.

Parte da amônia livre é consumida na biossíntese de compostos nitrogenados e o excesso, como dito anteriormente, por ser tóxico ao organismo é eliminado na forma de ureia, esta que corresponde a 90% dos compostos nitrogenados da urina. No ciclo da ureia, proposto em 1932 por Hans Krebs e Kurt Henseleit, um nitrogênio da molécula de ureia é derivado da amônia livre, o outro do aminoácido aspartato e os átomos de carbono e oxigênio são derivados do CO_2. A ureia produzida pelo fígado é liberada na circulação e através dos rins, excretada pela urina (Figura 3.8).

Os aminoácidos também participam de outro processo, denominado transaminação. Neste processo, ocorre a remoção e a transferência do grupamento alfa amínico ao alfa cetoglutarato (aceptor de grupamentos amínicos), formando alfa cetoácido (derivado do aminoácido original) e o aminoácido não essencial Glutamato (Figura 3.9). Estas

TABELA 3.6 Classificação dos aminoácidos de acordo com os produtos gerados por suas cadeias carbônicas.

Aminoácidos	Glicogênicos	Glico e Cetogênicos	Cetogênicos
Não Essenciais	Alanina / Aspartato Asparagina / Cisteína Glutamato / Glutamina Glicina / Prolina / Serina	Tirosina	
Essenciais	Arginina / Histidina Metionina / Treonina Valina	Isoleucina Fenilalanina Triptofano	Leucina Lisina

Adaptado de: Champe, Harvey e Ferrier, 2007.

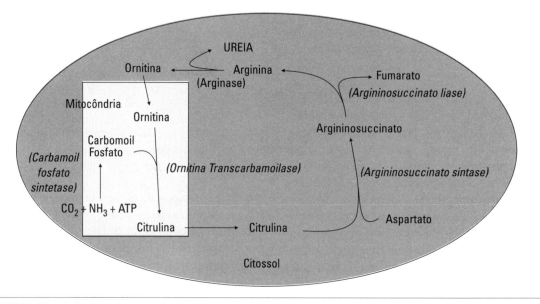

FIGURA 3.8 Ciclo da ureia.
Adaptado de: Champe, Harvey e Ferrier, 2007.

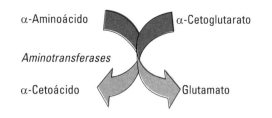

FIGURA 3.9 Processo de Transaminação de aminoácidos.
Adaptado de: Champe et al., 2007.

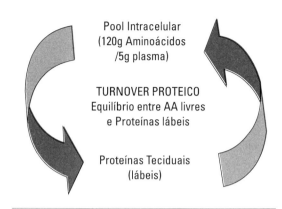

FIGURA 3.10 *Turnover* de Proteínas.

transferências de grupamentos amínicos de uma cadeia carbônica a outra são catalisadas por aminotransferases (ou transaminases), sendo a alanina aminotransferase (ALT ou TGP) e a aspartato aminotransferase (AST ou TGO) as mais importantes. O glutamato formado por transaminação pode receber mais um grupamento amínico e formar a glutamina, ser desaminado oxidativamente ou ser utilizado na síntese de aminoácidos não essenciais como doador de grupamentos amínicos.

Em suma, os processos descritos acima juntamente com a liberação hepática de aminoácidos derivados da dieta estão intimamente relacionados ao *pool* de aminoácidos circulantes, ou seja, respondem pela concentração de aminoácidos livres no plasma.

Diariamente, entre 300 g-400 g de proteína corporal é renovada em um indivíduo adulto saudável. Esta renovação é possível graças ao controle rígido sobre os processos de síntese e degradação de proteínas, resultando em constante manutenção da quantidade total de proteínas corporais. Esse processo, síntese proteica suficiente para reposição de proteínas degradadas, é denominado renovação ou *turnover* de proteínas (Figura 3.10). A velocidade de *turnover* sofre variação conforme a meia vida das proteínas; assim, as enzimas digestivas e as proteínas plasmáticas são degradadas em algumas horas ou dias enquanto as proteínas estruturais como o colágeno podem levar meses ou anos para a sua completa degradação.

Integração metabólica e aminoácidos

Como será descrito no capítulo sobre carboidratos, a glicólise é mais importante no início da atividade física, fornecendo energia e gerando piruvato. Este, por sua vez, pode ser convertido a lactato pela ação da enzima lactato desidrogenase ou à alanina pela atividade da enzima alanina aminotransferase no citoplasma. Ao entrar na mitocôndria, o piruvato pode sofrer ação do complexo enzimático piruvato desidrogenase ou da enzima piruvato carboxilase. Esta última enzima carboxila o piruvato (introduz um átomo de carbono na cadeia) formando neste processo oxaloacetato, em reação dependente de ATP, substrato utilizado para a gliconeogênese hepática e renal. A síntese ocorre em duas etapas; a primeira caracteriza-se pela carboxilação da biotina e recebe um grupamento α-amínico, oriundo da lisina, formando o complexo enzima-biotina-CO_2. Este complexo transfere ao piruvato o CO_2, convertendo-o em oxaloacetato como esquematizado abaixo.

1. Enzima-Biotina + ATP + HCO_3 → Enzima-Biotina-CO_2 + ADP + Pi
2. Enzima-Biotina-CO_2 + Piruvato → Enzima-Biotina + Oxaloacetato

A atividade desta enzima em baixas concentrações de piruvato é praticamente dependente da presença de acetilCoA. Potencialmente, esta enzima pode ser regulada pela relação ATP/ADP, visto que o ADP-Mg é um inibidor competitivo em relação ao ATP-Mg. Recentemente, tem sido sugerido que este efeito seja potencializado por ocasião da redução nas concentrações de glutamato, pois ele age como potente inibidor da enzima.

Alguns autores têm sugerido que a atividade da enzima piruvato carboxilase possa se elevar como consequência da atividade motora. Durante o exercício prolongado, a β-oxidação dos ácidos graxos é a principal fonte de acetilCoA. Sabidamente, acetilCoA e ATP estimulam a atividade da piruvato carboxilase, aumentando a geração de oxaloacetato a partir de piruvato. Este fenômeno poderia desempenhar um papel importante no fornecimento de oxaloacetato para o ciclo de Krebs durante o exercício, garantindo o consumo de acetilCoA oriundo dos ácidos graxos livres (AGL). Consequentemente, o funcionamento deste ciclo seria garantido, fornecendo a energia necessária para que a atividade física fosse mantida nessa condição.

Em animais tem-se verificado que durante a atividade motora aguda, ou seja, uma única sessão de atividade física, a enzima piruvato carboxilase aumenta sua atividade em aproximadamente 10 vezes. Isto indica que, em animais sedentários, a geração de oxaloacetato parece estar intimamente ligada ao metabolismo de carboidratos. Assim, o músculo passa a estimular a glicólise, gerando piruvato para gerar oxaloacetato e, como consequência, acaba incrementando a produção de lactato, o que resulta em fadiga precoce. Os resultados dos animais treinados demonstraram que a atividade da piruvato carboxilase sofre elevação após a atividade física, porém nada comparado ao que ocorre com os animais sedentários. Desta forma, com o treinamento, a capacidade de manutenção da atividade do ciclo de Krebs passa a ser dependente de outras fontes de carbono que não os carboidratos. Estes dados ressaltam a possível interação entre o metabolismo de aminoácidos e do glicogênio na manutenção do esforço físico prolongado.

Com o treinamento, as estruturas musculares passariam a consumir maior proporção de aminoácidos, o que garantiria a reserva de glicogênio e, consequentemente, aumentaria a resistência ao esforço. Em um estudo no qual se suplementou animais com aspartato e asparagina, precursores de oxaloacetato no músculo esquelético, foi verificado aumento na resistência ao esforço em aproximadamente 40%, assim como as reservas de glicogênio. Estes dados salientam a grande influência exercida pelos aminoácidos sobre o metabolismo de carboidratos e a resistência ao esforço moderado.

Metabolismo de aminoácidos na atividade motora

A utilização dos aminoácidos como fonte de energia durante a atividade motora foi durante muito tempo negligenciada. Entretanto, sabe-se que a contribuição da oxidação dos aminoácidos ramificados para o fornecimento de energia pode variar de 1% a 20% do total.

Estudos demonstraram que os aminoácidos de cadeia ramificada (ACR – leucina, isoleucina e valina) são liberados pelo fígado durante a atividade motora. O *pool* de aminoácidos circulantes é resultado da liberação hepática (efeito da redução do aporte sanguíneo), do catabolismo de proteínas do restante do organismo pela elevação dos glicocorticoides (catabólicos) e da redução da insulina (anabólico). Este fato é tanto mais pronunciado quanto mais prolongado for o esforço.

A liberação de aminoácidos pelo fígado é diretamente proporcional à intensidade do esforço. A ação dos glicocorticoides é evidente, porém processos intracelulares determinam mudanças metabólicas como consequência da redução do aporte sanguíneo ao fígado. Atividades mais intensas promovem diminuição do aporte energético à célula hepática, estimulando a glicólise e a liberação de glicose à circulação sanguínea. A redução do fornecimento energético para as células do fígado faz com que estas passem a degradar suas fontes de energia intensamente (ATP/ADP/AMP/IMP + adenosina inosina/hipoxantina/xantina/ácido úrico). Ao final do processo, tem-se a quebra da adenosina monofosfato (AMP), gerando inosina monofosfato (IMP) e adenosina.

A adenosina formada, livre da ligação com o fosfato, é permeável à membrana, podendo chegar à circulação sanguínea facilmente. A adenosina é apontada como responsável pela captação elevada de glicose pelo músculo cardíaco e pelo aumento da glicólise e da proteólise hepáticas.

Os aminoácidos liberados para a circulação sanguínea podem atingir vários tecidos. Com a atividade motora ocorre aumento do fluxo sanguíneo à musculatura exercitada. No músculo, os aminoácidos, principalmente os ACR, são processados, gerando intermediários do ciclo de Krebs e fornecendo seu grupamento amínico ao piruvato, convertendo-o a alanina. Esta, por sua vez, segue pelo sistema circulatório até o fígado, no qual será desaminado e novamente convertido a piruvato. O piruvato atravessa a membrana mitocondrial, na qual é convertido a oxaloacetato pela ação da enzima piruvato carboxilase. O aumento nas concentrações de oxaloacetato estimulará a enzima PEPCK (fosfoenolpiruvato carboxiquinase), catalisando a reação de síntese do fosfoenolpiruvato. Esse ponto da via glicolítica é reversível e pode promover a síntese de glicose hepática, completando o ciclo alanina-glicose (Figura 3.11).

O mecanismo de síntese de alanina ocorre quando o esforço é intenso. Quando a atividade ocorre moderadamente, os ACR seguem para a mitocôndria, fornecendo intermediários ao ciclo de Krebs e cedendo seus grupamentos amínicos à síntese de glutamina. Nessa situação, a leucina é degradada a acetilCoA e seu nitrogênio segue até o glutamato, oriundo da condensação de α-cetoglutarato com a amônia (NH_3) da valina. A fração de carbonos da valina forma succinato. Assim, percebe-se que a utilização dos aminoácidos durante a atividade motora ocorre paralelamente à redução das concentrações de glicogênio muscular (Figura 3.12).

O processamento dos aminoácidos de cadeia ramificada pelo músculo esquelético foi proposto por Newsholme e colaboradores em 1992 como fator desencadeante da fadiga central em atividades prolongadas executadas próximas ao segundo limiar (Figura 3.12). Conceitualmente, nessa intensidade do exercício ocorreria grande utilização dos aminoácidos de cadeia ramificada favorecendo a captação de triptofano na barreira hematoencefálica. No hipotálamo, o triptofano seria convertido a serotonina (5-hidroxitriptamina) que seria, segundo Newsholme, o desenca-

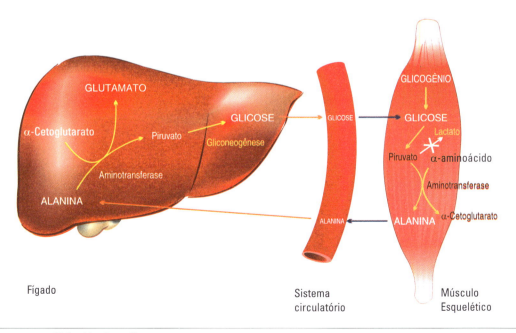

FIGURA 3.11 Ciclo Alanina-glicose.

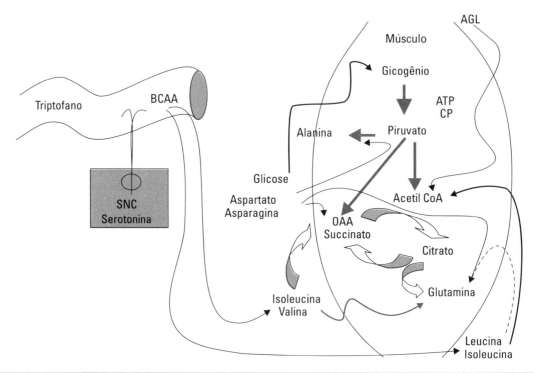

FIGURA 3.12 Produção de glutamina pelo músculo esquelético: oxidação de aminoácidos de cadeia ramificada no exercício.

deante da fadiga central. Soma-se a este modelo o fato do triptofano estar ligado a albumina. Em atividades prolongadas como esta, ocorreria maior ligação da albumina com os ácidos graxos livres resultando em situação favorável para o transporte de triptofano e síntese de serotonina. O modelo conceitual é interessante e válido até a síntese de serotonina. Contudo, a relação entre maior concentração de serotonina e fadiga não encontra respaldo na literatura.

O consumo de aminoácidos pelo músculo pode ocorrer na tentativa de manter a funcionalidade do ciclo de Krebs. A redução do conteúdo de glicogênio poderia determinar diminuição da capacidade geradora de oxaloacetato e, consequentemente, redução do fluxo de substratos pelo ciclo de Krebs.

Atualmente, a utilização de aminoácidos vem se difundindo largamente entre os praticantes de atividades motoras. Sabe-se que os ACR (leucina, isoleucina e valina), glutamina, alanina e aspartato têm sua oxidação elevada durante o exercício. Sabidamente, a oxidação da leucina ocorre de maneira acentuada nos indivíduos treinados.

Durante o exercício, há elevação semelhante nas concentrações plasmáticas de leucina, o que faz prever que a contribuição deste aminoácido no fornecimento de energia possa estar proporcionalmente aumentada. Entretanto, estudos *in situ* demonstram que não ocorre alteração na capacidade de oxidação da leucina em músculos de animais treinados, comparados aos sedentários, sugerindo que outros tecidos, como o fígado, possam estar envolvidos na utilização da leucina no fornecimento de energia.

A leucina, assim como a isoleucina e valina, atua no ciclo da alanina glicose. Esta via de produção de glicose tem sua origem no tecido muscular que, durante a atividade física, processa a glicose gerando piruvato. Os aminoácidos ramificados, presentes no tecido muscular, são desaminados pela alanina aminotransferase, transferindo seu radical amínico para o piruvato e formando a alanina. Como visto anteriormente, com a manutenção do ciclo alanina-glicose, é possível manter as concentrações glicêmicas durante o exercício prolongado pelo metabolismo dos aminoácidos.

Outro aminoácido que tem como principal origem o tecido muscular é a glutamina. A partir de sua síntese, na qual o glutamato incorpora a amônia vinda da leucina, a glutamina segue para os tecidos, onde é reconvertida a glutamato, seguindo pelo ciclo de Krebs, como fonte de carbonos a este. A síntese de alanina e glutamina é apontada como forma de remoção de grupos amínicos do tecido muscular.

REFERÊNCIAS BIBLIOGRÁFICAS

- Arch JRS, Newsholme EA. The control of the metabolism and the hormonal role of adenosine. Essays Biochem. 1978;14:82-123.
- Babij P, Mathews SM, Rennie ME. Changes in blood ammonia lactate and amino acids in relation to workload during bicycle ergometer exercise in mano Eur J Appl Physiol. 1983;50:405-11.
- Bergstrom I, Hermansen L, Hultman E, Saltin B. Diet, muscle glycogen and physical performance. Acta Physiol. Scand. 1967;71:140-50.
- Brouns F. Fundamentos de nutrição para os desportos. Tradução Giuseppe Taranto. Rio de Janeiro: Guanabara Koogan; 2005.
- Buxton DB, Fisher RA, Robertson SM, Olsen MS. Stimulation of glycogenolysis and vasoconstriction by adenosine and adenosine analogues in the perfused rat liver. Biochem J. 1987;248:35-41.
- Cardoso MA. Nutrição humana. Rio de Janeiro: Guanabara Koogan; 2006.
- Celejowa I, Homa M. Food intake, nitrogen and energy balance in polish weight lifters during a training campo Nutr Metab, 1970;12:259-74.
- Champe PC, Harvey RA, Ferrier DR. Bioquímica Ilustrada. Porto Alegre: 3ª ed. Artes Médicas; 2007.
- Chang TW, Goldberg AL. The origin of alanine produced in skeletal muscle. J Biol Chem. 1978;253:3677-84.
- Crabtee B, Higgins SI. Newsholme EA. The activities of pyruvate carboxylase, phosphoenolpyruvate carboxylase and frutos e diphosphatase in muscles from vertebrates and invertebrates. Biochem J. 1972;130:391-396.
- Curi R, Procópio J. Fisiologia básica. Rio de Janeiro: Guanabara Koogan; 2009.
- Curi R. Does PEPCK play a role in amino acid oxidation? Bras J Med Biol Res. 1988;21:27-30.
- Frontera WR, Meredith CN, O'Reilly KP, et al. Strength conditioning in older men: skeletal muscle hypertrophy and improved function. J Appl Physiol. 1988;64:1038-44.
- Goodman MN. Amino acid and protein metabolism In: Exercise, nutrition and energy metabolism Horton ES, Terjung R, editores. New York: Macmillan; 1988. p. 89-99.
- Hanson PJ, Parsons DS. The interrelationship between glutamine and alanine in the intestine. Bioch Soc Trans. 1980;8:506-9.
- Hellsten-Westing Y, Norman B, Balsom PD, Sjodin B. Decreased resting levels of adenine nucleotides in human skeletal muscle after high-intensity training. J Appl Physiol. 1993;74(5):2523-8.
- Hood DA, Terjung RL. Amino acid metabolism during exercise and following endurance training. Sports Med. 1990;9(1):23-35.
- Hood DA, Terjung RL. Effect of endurance training on leucine metabolism in perfused rat skeletal muscle. Am J Physiol. 1987;253:E648-E656.
- Hutson SM, Harper AE. Blood and tissue branched-chain amino acid alphaketoacid concentrations: effect of diet, starvation and disease. Am J Clin Nutr. 1981;34:173-83.

- Krause MV, Mahan LK. Alimentos, nutrição e dietoterapia. 7ª ed. Rio de Janeiro: Roca; 1991. p.515-9.
- Lancha Jr AH, Campos-Ferraz PL, Rogeri PS. Suplementação nutricional no esporte. Rio de Janeiro: Guanabara Koogan; 2009.
- Lancha Jr. AH, Recco MB, Abdalla DSP, Curi R. Effect of aspartate, asparagine and carnitine supplementation in the diet on metabolism of skeletal muscle during a moderate exercise. Physiol Behav. 1995;37:367-71.
- Lancha Jr. AH, Recco MB, Curi R. Pyruvate carboxylase activity in the heart and skeletal muscle muscles of the rat. Evidence for a stimulating effect of exercise. Biochem Mol Biol Int. 1994;32:483-89.
- Law WR, Raymond RM. Adenosine potentiates insulin-stimulated myocardial glucose uptake in vitro. Am J Physiol. 1988;254:H970-H975.
- Lemon PWR, Proctor DN. Protein intake and athletic performance. Sports Med. 1991;12:313-25.
- Lemon PWR. Effects of exercise on dietary protein requirements.International Journal of Sport Nutrition. 1998;8,426-47.
- Maughan, RJ, Burke, LM. Nutrição Esportiva. Porto Alegre: Artmed; 2002.
- Miller RH, Nagle FJ, Lardy HA, Stratman FW. Amino acid metabolism in trained rats: The potential role of carnitine in the metabolic fate of branched-chain amino-acids. Metabolism. 1987;36:748-52.
- Millward DI. Davies CTM, Halliday D, Wolman SL, Matheus D, Rennie MJ. The effect of exercise on protein metabolism in man as explored with stable isotopes. Fed Proc. 1982;41:2686-91.
- Millward DI. The nutritional regulation of muscle growth and protein turnover. Aquaculture. 1989;79:1-28.
- Millward DJ, Layman DK, Tomé D, Schaafsma G. Protein quality assessment: impacto of expanding understanding of protein and amino acid needs for optimal health. Am J Clin Nutr. 2008;87:1576S-81S.
- Millward DJ. Macronutrient intakes as determinants of dietary protein and amino acid adequacy. J Nutr. 2004;134:1588S-96S.
- Newsholme EA, Leech AR. Biochemistry for the medical sciences. New York: John Willey; 1988.
- Newsholme EA, Blomstrand E, Ekblom B. Physical and mental fatigue: Metabolic mechanisms and importance of plasma amino acids Br. Med. Bull., Jan 1992;48:477-495.
- Ruderman NB. Muscle amino acid metabolism and gluconeogenesis. Ann Rev Med. 1975;26:245-58.
- Simpson RE, Phillis JW. Adenosine and adaptation to exercise. Sports Med. 1993;15:219-24.
- Smith ME, Morton DG. O sistema digestivo. Revisão técnica Maria de Fátima Azevedo, Tradução Telma Lúcia de Azevedo Hennemann. Rio de Janeiro: Guanabara Koogan; 2003.
- Tarnopolsky MA, MacDougall JD, Atkinson SA. Influence of protein intake and training status on nitrogen balance and lean body mass. J Appl Physiol. 1988;64:187-93.
- Viru A. Mobilisation of structural proteins during exercise. Sports Med. 1987;4:95-128,
- Wolfe RR, Goodenough RD, Wolfe MH et al. Isotopic analysis of leucine and urea metabolism in exercising humans. J Appl Physiol. 1982;52:458-66, 33.

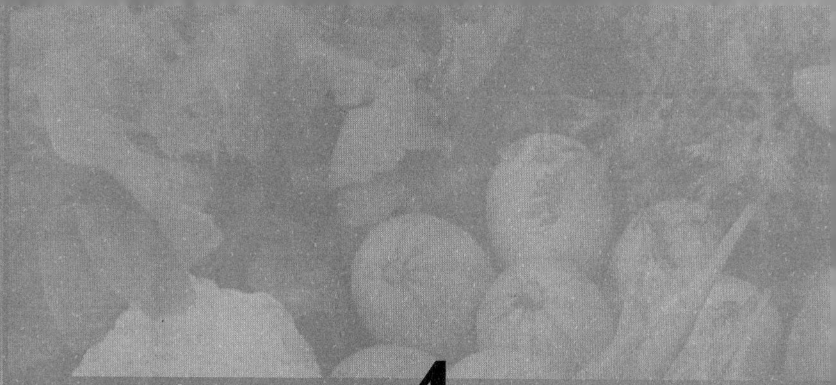

CAPÍTULO 4

Carboidratos

autores

LUÍS FERNANDO BICUDO PEREIRA COSTA ROSA (*IN MEMORIAM*)
JOSÉ CESAR ROSA NETO

A importância dos carboidratos como fonte de energia durante o exercício tem sido reconhecida desde o começo do século passado. Em meados da década de 1960, trabalhos que utilizavam a técnica de biópsia confirmaram a relação direta entre a disponibilidade de glicogênio e a *performance* física e deram base para a teoria da supercompensação de glicogênio. Nos últimos 30 anos, tem havido crescente interesse no estudo do metabolismo de carboidratos durante a atividade física, os mecanismos reguladores envolvidos e sua implicação na fadiga e na *performance* e as possibilidades de manipulação nutricional.

Os carboidratos são a maior fonte de energia na dieta de humanos, representando cerca de 40% a 80% da energia total consumida. São ingeridos na forma de moléculas complexas (amido) ou simples (glicose) e invariavelmente transformados, pela digestão, em monossacarídeos (carboidratos simples): glicose, frutose e galactose. A exceção a esse processamento são as fibras, nas quais as moléculas se encontram unidas por ligações do tipo β^{1-4}, para as quais não existem enzimas no trato digestivo de mamíferos, ao contrário do que ocorre para os polissacarídeos digeríveis, nos quais aparecem ligações α^{1-4} ou α^{1-4}. Na Figura 4.1 estão representados os carboidratos presentes na dieta.

Os carboidratos são encontrados em alimentos de origem vegetal e nos processados, aparecendo em pequenas quantidades, sob a forma de glicogênio, no fígado e no músculo, e compreendendo cerca de

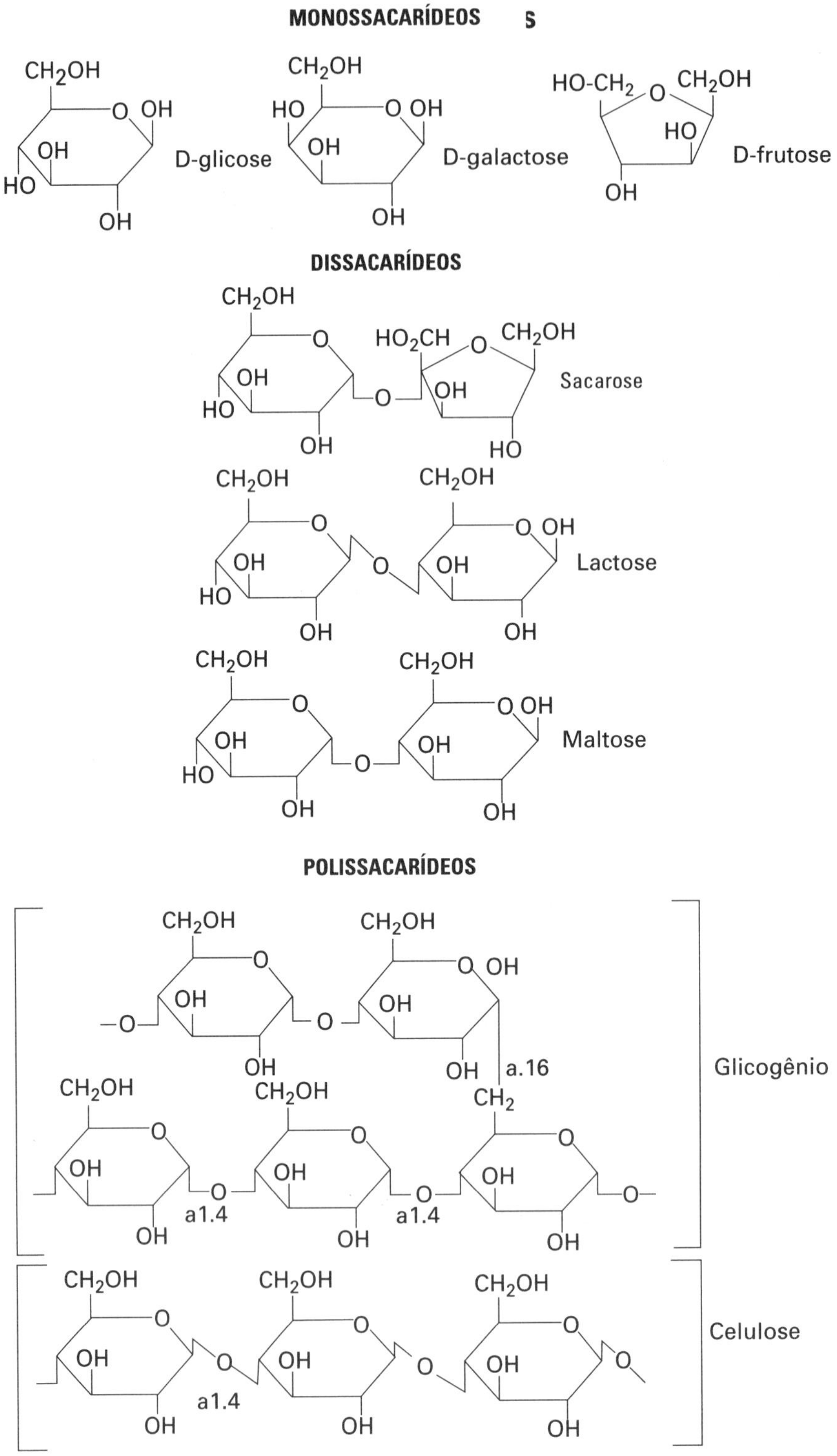

FIGURA 4.1A Carboidratos da dieta.

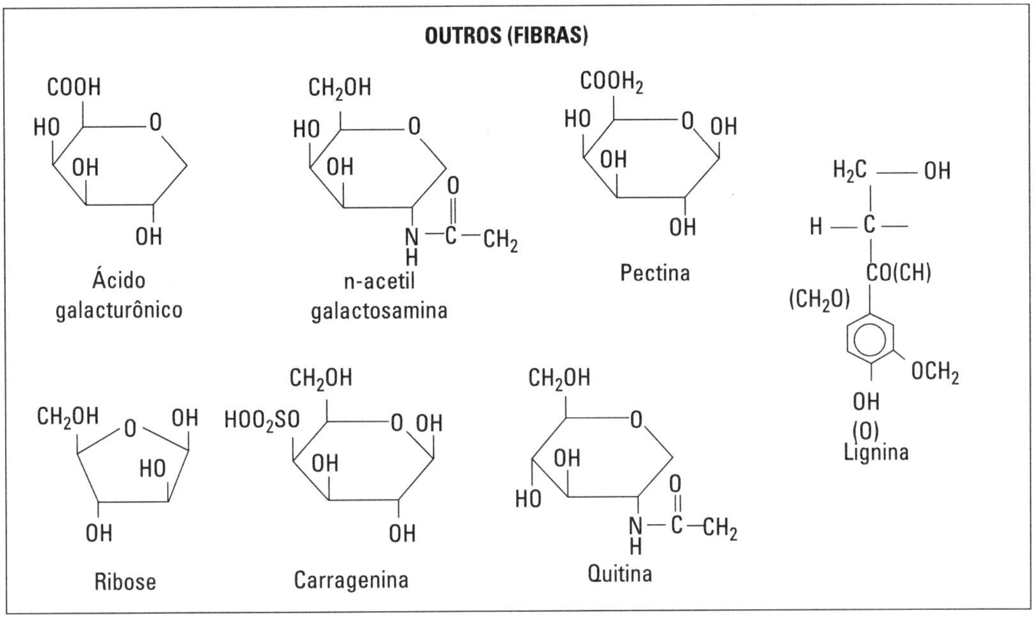

FIGURA 4.1B Carboidratos da dieta.

3% a 6% do peso do leite (na forma de lactose). Nos vegetais, os carboidratos aparecem na forma de amilopectina (polissacarídeo ramificado-α) e de amido, na razão 3:1. A digestão das moléculas de carboidratos complexos é necessária, pois somente na forma de monômeros (monossacarídeos) é que ocorre a absorção intestinal destes compostos.

Digestão e absorção

O processo digestivo começa na boca, com a participação da α-amilase e continua no intestino delgado, no qual as secreções pancreáticas e as enzimas intestinais reduzem os polissacarídeos a dissacarídeos, que, por sua vez, são reduzidos a monossacarídeos (hexoses) pelas dissacaridases ligadas à membrana do bordo em escova do intestino delgado. Os monossacarídeos obtidos desta maneira são então absorvidos pela mucosa intestinal. O transporte de D-glicose e D-galactose envolve um processo dependente de energia e a presença de um gradiente de Na+, produzido pela atividade da bomba Na+/K+ ATPase na membrana apical do enterócito (Figura 4.2); esse transportador é conhecido como SGLT-1. No entanto, outro transportador de glicose, conhecido como GLUT-2, é o principal regulador do transporte de glicose para dentro do enterócito. Esse receptor foi inicialmente conhecido com a função de transportar a glicose do enterócito para a circulação; no entanto, recentemente tem sido mostrada a importância da sua isoforma apical no transporte de glicose do lúmen intestinal para dentro do enterócito. Observamos que o GLUT-2 é o principal responsável pela absorção de glicose na região do intestino delgado (Figura 4.3). A absorção de frutose, por sua vez, não é dependente de energia, sendo, porém, mais lenta, via difusão facilitada. Inclusive o transporte se faz por outro transportador, descrito como GLUT-5. A absorção da frutose livre é mais lenta que a da frutose derivada da digestão da sacarose. Os monossacarídeos absorvidos (glicose, frutose e galactose) atravessam o enterócito e vão para a circulação por difusão facilitada através de outra isoforma do GLUT 2 (Kellet et al., 2008).

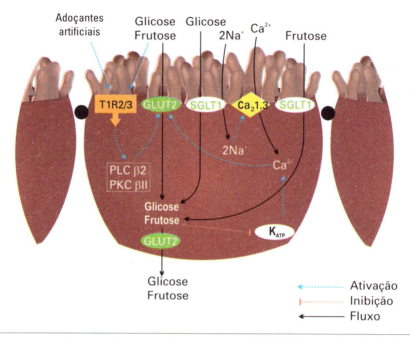

FIGURA 4.2 Mecanismo de absorção de glicose (transporte acoplado ao Na+).
Adaptado de: Kellett, et al. 2008.

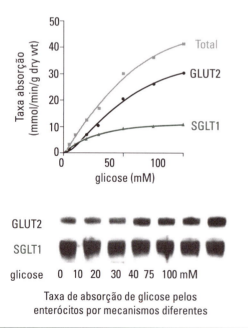

FIGURA 4.3 Comparação entre a eficiência no transporte de glicose do trato intestinal para dentro do enterócito, pelo transportador ativo de glicose (SGLT-1) com o transportador passivo, apresentado na forma apical do GLUT-2.
Adaptado de: Kellett, et al. 2008.

No tocante ao transporte de glicose, uma questão importante refere-se à sua possível utilização parcial pelo enterócito. Diversos autores têm postulado a importância da conversão de cerca de 50% da glicose absorvida a lactato no enterócito como forma de manter um gradiente favorável à continuada absorção do monossacarídeo. O lactato produzido seria lançado na corrente sanguínea pela porta hepática e reconvertido à glicose no fígado, com gasto suplementar de energia, o que colocaria o fígado como participante ativo do processo de absorção de glicose. A verificação experimental deste fato, porém, tem sido controversa. (Kellet et al., 1990)

O influxo de glicose no período pós-prandial provoca um aumento na sua concentração plasmática, o que modula hormônios relacionados com a saciedade, modulando o aumento da leptina, regulando efeito anorexígeno e diminui a produção do hormônio orexígeno, conhecido como grelina (Winder et al., 2009). Além disso, o aumento na glicemia provoca o consequente aumento na disponibilidade de glicose para os hepatócitos, assim como diminui o esvaziamento gástrico e também induz o aumento da secreção de insulina e a redução do glucagon pelo pâncreas (Figura 4.4). As alterações hormonais observadas levam a um aumento na captação de glicose pelo músculo e pelo tecido adiposo, assim como na síntese de glicogênio muscular, via redução das concentrações intracelulares nos níveis de AMPc e a consequente redução na atividade da glicogênio fosforilase e aumento da atividade da glicogênio sintetase. Os estoques de glicose na forma de glicogênio são, porém, fisicamente limitados, uma vez que são moléculas altamente hidratadas. As reservas hepáticas correspondem a 10 h a 15 h de energia (100 g de glicogênio), alcançando valores equivalentes a 250 mM/kg e as musculares, em maior volume, podem atingir cerca de 500 g, variando, em razão do estado nutricional ou de treinamento, entre 20 mM/kg a 200 mM/kg de peso úmido de músculo. Traços de glicose são encontrados também nos adipócitos (Tabela 4.1) (Hargreaves, 1995).

A via de síntese de lipídios a partir de carboidratos é ineficiente, uma vez que o total de energia empreendido é maior que a energia resultante em lipídio. Apesar disso, esta via ocorre em situações extremas como a ingestão de três mil calorias em carboidratos por sete dias com o indivíduo em repouso. Nesse caso, a glicose absorvida é convertida a ácidos graxos e triglicerídeos no fígado. O fluxo aumentado de hexoses pela via das pentoses garante produção aumentada de NADPH para a síntese de ácidos graxos. Além disso, hoje sabemos que existem importantes mecanismos moleculares que garantem a produção tanto de glicerol, como de ésteres de ácidos graxos pelo fígado através da glicose. O principal fator de transcrição responsável pela regulação da síntese de lipídeos é o XBP1 (Figura 4.5). (Glimcher e Lee, 2009) Os triglicerídeos formados no fígado são lançados na circulação como VLDL, forma pela qual são transferidos para o tecido adiposo.

TABELA 4.1 Sítios de reserva de glicogênio em um homem de 70 kg, em repouso, alimentado com dieta ocidental padrão (Hargreaves, 1995 – Williams e Devlin).

Tecido	Peso ou Volume	Estoque de CHO
Fígado	1,8 kg	70 g (0-135)
Fluído extracelular	12 l	10 g (8-11)
Músculo	32 kg	450 g (300-900)

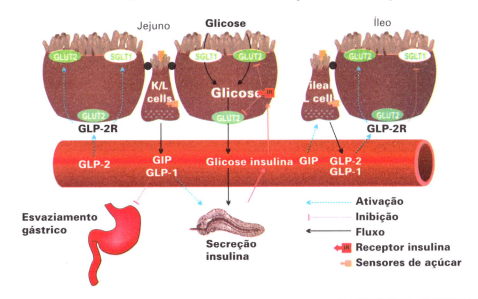

FIGURA 4.4 Mecanismo de regulação hormonal e parácrina da absorção intestinal de glicose.

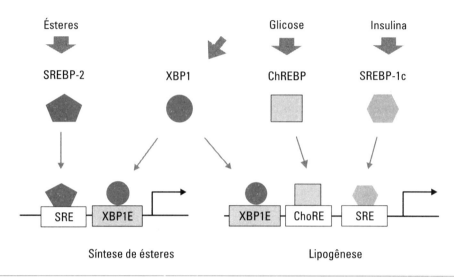

FIGURA 4.5 Esquema da lipogênese hepática.
Adaptado de: Glincher e Lee., 2009.

Após o período absortivo, a glicemia retorna aos níveis normais e as alterações hormonais são revertidas, com a queda na secreção de insulina e o aumento na de glucagon. Nesta fase ocorre mobilização dos estoques de glicogênio hepático para manutenção da glicemia (via aumento dos níveis de AMPc) e síntese de enzimas relacionadas com a gliconeogênese, a partir, por exemplo, de aminoácidos, caso ocorra necessidade de maior aporte de glicose num período não absortivo, uma vez que o glicogênio muscular só pode ser utilizado pela própria célula, graças à inexistência da enzima glicose-6-fosfatase. Desta forma, durante períodos de jejum cabe exclusivamente ao fígado a produção e a liberação de glicose para a circulação, a qual vai ser utilizada (75%, no repouso) por células do cérebro, células do sistema imune, sistema nervoso central, hemáceas e medula renal. Ainda na situação de repouso, o músculo esquelético consome cerca de 15% a 20% da glicose circulante. A glicose liberada pelo fígado vem preponderantemente da glicogenólise (75%) com importante participação da gliconeogênese (25%). O processo de gliconeogênese ocorre preferencialmente no fígado; no entanto, o rim é capaz de auxiliar o fígado nessa produção. A principal enzima responsável por esse processo é a PEPCK, que é capaz de utilizar esqueletos de carbono de aminoácidos (principalmente os de cadeia ramificada), na produção de moléculas de glicose. Vale lembrar que, durante jejum prolongado e exercício, o papel da neoglicogênese hepática se torna fundamental para a manutenção da glicemia. No exercício a glicogenólise muscular também assume grande importância, uma vez que não só fornece precursores energéticos para o músculo em atividade, como, durante a atividade física moderada e prolongada, gera intermediários para a neoglicogênese hepática, como o lactato. (Linder, 1991)

No organismo, a função básica da glicose é fornecer energia para os diversos fenômenos anabólicos (a partir do seu consumo pela via glicolítica e pelo ciclo de Krebs – na dependência da disponibilidade de oxigênio). Algumas células, como as hemácias e os neurônios, utilizam preferencialmente a glicose como substrato energético (com exceção dos neurônios, capazes de consumir corpos cetônicos em condições de hipoglicemia continuada, como no jejum prolongado), o que aumenta a necessidade de um mecanismo de controle fino da glicemia. Outro sítio importante de utilização de glicose são as células do sistema imunológico, as quais consomem glicose para manter sua proliferação, formação de anticorpos e atividade fagocitária. Para garantir estoques mobilizáveis, no período absortivo, um terço da glicose vai para o fígado, de um a dois terços para os músculos e um terço para os outros tecidos (caso a capacidade máxima de síntese de glicogênio tenha sido alcançada, mas esta, por sua vez, é ainda desconhecida). (Edwards et al., 1934)

Além da glicose, também a galactose e a frutose chegam à circulação **êntero-hepática**. A galactose, proveniente da digestão da lactose, gera UDP-glicose, que é incorporada sob a forma de glicogênio no fígado. A frutose, por sua vez, depois de ser absorvida no fígado é processada a glicose sob ação da isomerase sendo incorporada a glicogênio no fígado ou liberada para a circulação sanguínea. A via de processamento da frutose é a conversão a diidroxiacetona fosfato e gliceraldeído, usados, posteriormente, para a síntese hepática de glicose. Graças à falta de estimulação da liberação de insulina em resposta a uma carga de frutose, esta tem sido utilizada como adoçante em substituição à sacarose pela sua capacidade adocicante ser superior aos demais carboidratos. (McGarry et al., 1987)

A captação de glicose do plasma para o espaço intracelular é realizada por meio de transportadores, os GLUTs, que formam uma família com número crescente de membros. A diferença entre os GLUTs incluem o alvo intracelular, a cinética de transporte, a especificidade pelo substrato e a distribuição no organismo.

O GLUT-1 aparece em grande quantidade nas células do cérebro, na placenta, nos olhos e no testículo, além das células musculares. É uma proteína reciclável e apresenta Km na faixa de 5 mM a 10 mM, o que indica que esta funciona, em situações fisiológicas, próximo à sua capacidade máxima de transporte.

O GLUT-2 é encontrado em grande quantidade no fígado, no intestino delgado, nos rins e nas células β do pâncreas. Seu Km é da ordem de 20 mM a 40 mM, operando, na maior parte do tempo, na faixa linear da sua curva de velocidade/substrato, agindo de forma bidirecional.

O GLUT-3 é o principal transportador de glicose nas células do parênquima cerebral. Apresenta Km na faixa de 1 mM a 5 mM, o que garante eficiência na captação de glicose pelos neurônios, mesmo em situações de hipoglicemia vigentes em períodos de jejum. A presença de GLUT-3 em células tumorais de origem epitelial garante a estas células alta eficiência na captação de glicose.

O GLUT-4 é característico de células com metabolismo de carboidratos dependente da presença de insulina e de células musculoesqueléticas cardíacas e adipócitos. A insulina estimula, nestas células, o transporte de glicose em até 30 vezes. O mecanismo envolvido depende do aumento da translocação de moléculas do transportador de vesículas intracelulares para a superfície celular. Apresenta Km inferior àquele do GLUT-1.

O GLUT-5 é encontrado no intestino delgado e em menor concentração nas células do rim, do cérebro, do tecido adiposo e do testículo. Este transportador apresenta maior afinidade pela frutose que pela glicose, constituindo-se no maior transportador de frutos e em mamíferos.

Por fim, há o GLUT-7, isoforma descoberta recentemente e que parece estar ligada ao ridículo endoplasmático. As informações sobre os diferentes transportadores estão resumidas na Tabela 4.2.

A presença de GLUT-4 no músculo esquelético torna este sítio responsável pela remoção de até 85% da glicose plasmática. Esses receptores são estimulados a se translocar de vesículas citoplasmáticas para as membranas das células musculares em repouso, principalmente pela ação da insulina. Os hormônios contrarregulatórios como o cortisol e o glucagon diminuem a translocação do GLUT-4 para a membrana das células musculoesqueléticas, diminuindo assim a captação de glicose por essas células. (Pereira e Lancha, 2004)

O exercício físico promove o aumento da translocação dessas vesículas por diferentes mecanismos. A translocação acontece tanto em fibras do tipo I como do tipo II. A contração muscular modifica as concentrações de Ca^{2+} intracelular, o que promove o aumento da translocação de GLUT-4 das vesículas citoplasmáticas para a membrana da célula muscular. Além disso, outras enzimas como a AMPK aumentam também a translocação desse transportador. A contração muscular aumenta a atividade da AMPK intra-

TABELA 4.2 Transportadores de glicose e suas principais características.

	Km	Localização
GLUT-I	Para glicose - 5 mM a 10 mM	Olhos, placenta, cérebro e testículos
GLUT-2	Para glicose - 20 mM a 40 mM	Fígado, intestino delgado, rins e células β do pâncreas
GLUT-3	Para glicose - 1 mM a 5 mM	Células do parênquima cerebral e células tumorais
GLUT-4	Para glicose - 2 mM a 10 mM insulino-dependente	Célula muscular esquelética, cardíaca e adipócitos
GLUT-5	Maior afinidade pela frutose	Intestino delgado, rim, cérebro, tecido adiposo e testículo
GLUT-7		Retículo endoplasm6tico

(Pereira e Lancha, 2004.)

celular, sendo então outro mecanismo responsável pelo aumento de vesículas que contêm GLUT-4 na membrana celular. Hoje em dia, alguns medicamentos usados para diminuir a intolerância à glicose, como as metforminas, têm como objetivo aumentar a atividade da AMPK (Martineau et al., 2009).

Após sua internalização, a glicose pode ser metabolizada por diferentes vias. A primeira partição envolve a formação de glicogênio ou a hidrólise pela via glicolítica, gerando duas moléculas de piruvato. Nesta via, ainda existe a possibilidade de desvio da glicose-6-P para a via das pentoses (através da glicose-6-fosfato desidrogenase) ou do glicerol formado para a síntese de triglicerídeos. O piruvato pode gerar lactato ao se "complexar" com o hidrogênio proveniente da glicólise, na forma de NADH. Este desvio permite manter altas taxas de NAD+, que garantem a manutenção do fluxo pela via glicolítica. Dentro da mitocôndria, o piruvato é transformado em acetil-CoA entrando no ciclo de Krebs ao se "complexar" com o oxaloacetato. No ciclo de Krebs são produzidos diversos fatores redutores, como o NADH e o FADH$_2$, que liberam seu hidrogênio quando metabolizados pela cadeia respiratória, na qual são produzidos cerca de 34 moles de ATP para cada mol de glicose totalmente oxidado.

Cabe destacar que a geração de piruvato é deslocada para lactato na tentativa de manutenção de fluxo da via glicolítica. Isto ocorre porque a glicólise é dependente de NAD e gera NADH. Ao converter piruvato a lactato teremos a reconversão de NADH à NAD. Assim, a produção de lactato ocorre para promover maior quantidade e ATP por unidade de tempo, como descrevemos no Capítulo 1 (Conceitos).

Outro ponto que merece destaque é a geração de oxaloacetato a partir do piruvato. Esta via de conversão é importante, pois garante a capacidade de oxidação do acetil CoA oriundo do metabolismo dos lipídios. Durante a contração muscular, a atividade da enzima piruvato carboxilase (que converte piruvato a oxaloaceto) é elevada em 11 vezes. Isso significa que a oxidação de lipídio é dependente da disponibilidade de carboidrato. (Ploug et al., 1992; Lancha Jr et al., 1994)

Carboidratos e produção de energia

A atividade física provoca, inegavelmente, maior demanda por energia no organismo, podendo levar a um aumento da geração de energia da ordem de 120 vezes na atividade intensa. Para alcançar esse objetivo, o organismo se vale de diversas estratégias e da utilização de diferentes substratos energéticos, como o sistema creatina-fosfato, glicogênio e ácidos graxos, sendo estes últimos capazes de utilização aeróbia (Figura 4.6). (Krogh e Lindhart, 1920.)

No exercício intenso e de curta duração o objetivo metabólico final é a produção acelerada de grandes quantidades de ATP – o composto fosfatado utilizado como fonte universal de energia no organismo. A primeira etapa de produção de energia é fruto da quebra dos grupamentos fosfato do ATP já existente e da ressíntese a partir do sistema creatina-P. Neste tipo de atividade, as alterações fisiológicas pertinentes não são capazes de garantir o necessário fornecimento de energia para o transporte de piruvato, através da membrana mitocondrial e a oxidação deste substrato pelo ciclo de Krebs. A alternativa encontrada é a quebra incompleta da glicose, com sua metabolização parcial até piruvato e a geração de um saldo de duas moléculas de ATP para cada molécula de glicose (o rendimento final da oxidação completa da glicose é capaz de gerar 38 mols de ATP por mol de glicose processada).

Com o início da atividade física intensa ocorre a mobilização do sistema creatina-P e, simultaneamente, o início da glicólise anaeróbia, com a consequente mobilização do glicogênio muscular, conforme atestam trabalhos recentes que demonstram redução de 30% dos estoques de creatina-P no músculo de ciclistas, submetidos a uma sessão de exercício intenso e um aumento do lactato muscular (46,1mM/kg de peso seco). Estas evidências sugerem que a glicólise tem início juntamente com a atividade física, provavelmente disparada pelas contrações iniciais ou por respostas hormonais antecipatórias, visto que sujeitos treinados são capazes de aumentar a secreção de adrenalina e noradrenalina, em momentos prévios à atividade, iniciando então a resposta metabólica provocada pela adrenalina, com o aumento da glicogenólise e da glicólise.

A taxa de produção do ATP, crítica para a realização da atividade de alta intensidade, é man-

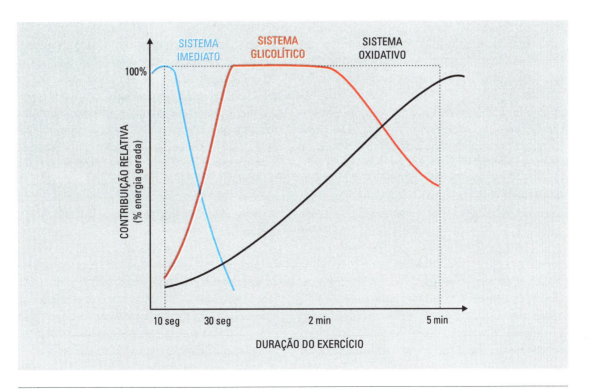

FIGURA 4.6 Sistema de obtenção de energia durante a atividade física.
Adaptado de: MacCardle, 1995.

tida, então, pela glicólise, que permite a geração de força com intensidade de duas a quatro vezes maior que aquelas obtidas com a máxima utilização do sistema oxidativo (aeróbio) durante períodos curtos. As avaliações sobre a capacidade de geração de ATP nestas circunstâncias são, no entanto, subestimadas, uma vez que não levam em conta o escape de lactato gerado a partir do piruvato. Nos primeiros 10 segundos, a produção de ATP é próxima da máxima capacidade celular e a glicólise responde por 80% a 90% da sua produção, podendo garantir os mesmos níveis de produção durante até 30 segundos. A partir deste momento ocorre uma queda na capacidade de geração de força absoluta e a glicólise é responsável por 50% do ATP formado, com o consequente aumento do metabolismo aeróbio. Numa terceira etapa, em que a duração do exercício seja da ordem de 120 a 200 segundos, a importância da glicólise cai para 30%.

A regulação da glicogenólise muscular e da glicólise tem sido alvo de inúmeros estudos, uma vez que pode aumentar centenas de vezes em frações de segundo. Os pontos-chave destes processos são a glicogênio fosforilase e a fosfofrutoquinase, uma vez que ambas catalisam reações em não equilíbrio, e a fosforilase do glicogênio apresenta Km de 1 mM a 2mM para o glicogênio, o que, em tese, garante a utilização deste substrato mesmo em baixíssimas concentrações. Estudos recentes demonstram, porém, que as concentrações iniciais de glicogênio não são capazes de alterar a taxa absoluta de glicogenólise, sendo importantes somente para a manutenção "prolongada" da produção de energia por esta via (Bagby et al., 1978; 1928; Bergstrom et al., 1962; Bergstrom et al., 1967; Chasiotis et al, 1985).

A fosfofrutoquinase parece ser regulada efetivamente a partir de mecanismos alostéricos. O ATP liga-se a dois sítios distintos, um alostérico e outro catalítico, e a ligação ao sítio alostérico dificulta a ligação da frutose-6-fosfato ao sítio catalítico. Os reguladores positivos são o AMP e o ADP, os íons fosfato e amônio. Um importante inibidor alostérico é o íon H+. Este tem sido responsabilizado pelo aumento inicial da atividade da fosfofrutoquinase que ocorre na ausência de alterações significativas dos níveis de ADP e AMP. Mecanismo adicional para a regulação da fosfofrutoquinase é proposto por Newsholme, et al, que destacam a importância do ciclo frutose-6-P/frutose-1,6-diP na manutenção de um estágio de sensibilização da fosfofrutoquinase capaz de garantir sua ativação rápida e eficiente durante o exercício de alta intensidade. Este mecanismo estaria associado ao aumento nas concentrações de catecolaminas circulantes nos momentos iniciais da atividade física.

Com a ativação destas duas vias metabólicas há um incremento na disponibilidade de glicose e na capacidade de fluxo pela via glicolítica. No exercício intenso, a alta demanda por energia e o grande fluxo pela via glicolítica geram um aumento muito grande na razão NADH/NAD+, capaz de reduzir a eficiência da glicólise. Para garantir a recuperação da concentração de NAD+ (importante para a formação do 3-fosfogliceraldeído), o piruvato se "complexa" com o NADH por intermédio da enzima lactato desidrogenase, levando à produção de ácido láctico (lactato + H). Ao contrário do proposto até há alguns anos, o lactato não é mais visto hoje como uma forma de energia perdida, mas sim como uma valiosa fonte de energia que permanece no organismo durante períodos de atividade intensa. Durante a recuperação, com o aumento da disponibilidade de ATP, o H+ liberado pelo ácido láctico pode ser "complexado" ao NAD+ e gerar ATP pela cadeia respiratória. Desta forma, o lactato é rapidamente reconvertido a piruvato, que pode ser utilizado como fonte de energia pelo ciclo de Krebs. Outro destino possível é sua metabolização hepática até glicose, com a formação do ciclo de conversão lactato/glicose, ou ciclo de Cori. Este ciclo, além da remoção do lactato, é importante para a geração de substratos gliconeogênicos e consequente manutenção da glicemia plasmática e recuperação dos níveis de glicogênio muscular durante a recuperação (Hargreaues et al., 1992).

Na presença de ATP na célula muscular, o destino metabólico da glicose passa a ser a oxidação completa, com a produção final de CO_2 e H_2O e de 36 mols de ATP por mol de glicose. Esta forma de metabolização da glicose é típica de atividades de intensidade moderada (abaixo do segundo limiar) e duração prolongada. Também é o mecanismo capaz de suprir energia na fase final de atividades intensas com duração superior a três minutos. A utilização dos estoques de glicogênio muscular durante a atividade prolongada é lenta e gradual, ao contrário do observado durante a atividade intensa. Nesta situação, a fadiga ocorre por causa da redução das concentrações do glicogênio intramuscular. Durante a atividade prolongada, porém, o glicogênio não é a única fonte de energia, sendo importante a mobilização dos ácidos graxos. Contudo, o rendimento neste tipo de atividade está vinculado à capacidade de quebra de glicogênio, que deve responder por cerca de 50% das necessidades energéticas. O aumento no consumo relativo de ácidos graxos leva a uma redução no desempenho. O comprometimento do rendimento chega a 50% quando a queima de ácidos graxos passa a responder por 80% do fornecimento energético total durante a atividade física. O esquema dos diferentes mecanismos de produção de energia em razão da intensidade da atividade física está apresentado na Figura 4.7 (Jeukendrup, 2002).

Tanto na atividade de curta duração e de alta intensidade quanto na prolongada e de intensidade moderada, o glicogênio exerce papel fundamental para a manutenção do desempenho. Estudos recentes têm demonstrado que a quebra do glicogênio muscular ocorre de maneira mais pronunciada numa primeira fase da atividade, apresentando uma relação exponencial com a intensidade do exercício. Com o prolongamento da contração muscular, a utilização do glicogênio diminui, isso porque o aumento da atividade oxidativa promove maior disponibilidade de citrato oriundo do ciclo de Krebs que, por sua vez, inibe a enzima fosfofrutoquinase (PFK) reduzindo a participação da glicólise no fornecimento de energia. Esse mecanismo é bastante dinâmico, pois a inibição acentuada da PFK promoverá redução de oxaloacetato e consequentemente citrato. A queda nas concentrações de citrato eleva o fluxo glicolítico. Durante o exercício prolongado, com intensidade entre 60% e 75% do VO_2máx, a glicogenólise muscular ocorre preferencialmente nas células do tipo I, podendo ocorrer também naquelas do tipo IIa e nas do tipo IIb, somente nas fases finais do exercício, sendo este sítio de pouca importância para a geração final de energia. Com o aumento da intensidade da atividade, ocorre aumento da glicogenólise nas fibras I e IIa e próximo ao VO_2máx praticamente todas as fibras

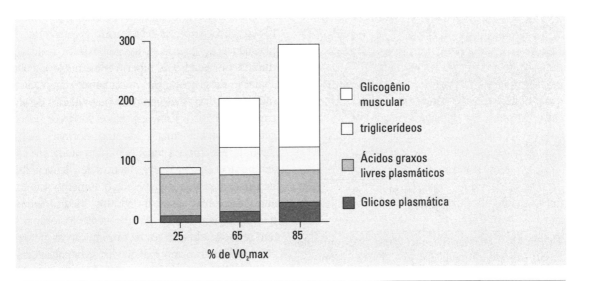

FIGURA 4.7 Aumento da necessidade energética com a intensidade do exercício e as relativas contribuições de cada abstrato.

realizam o processo – as fibras do tipo II o fazem com maior intensidade. Logo, o aumento da produção de energia, a partir do glicogênio intramuscular, parece ser o resultado de um envolvimento progressivo das fibras do tipo II, as quais apresentam uma capacidade glicogenolítica maior que do tipo I. (Figura 4.8)

O rápido aumento na utilização de glicogênio ocorre pela ativação da fosforilase do glicogênio e da fosfofrutoquinase. Outra forma de controle da glicogenólise está associada à atividade da fosforilase do glicogênio que em repouso se encontra na forma b, menos ativa. Esta forma, porém, pode ser estimulada por AMP e IMP. Além disso, na presença de adrenalina ela pode ser fosforilada pela fosforilase quinase e produzir a forma α. A desfosforilação desta forma ocorre a partir da estimulação da fosfatase I pela insulina. Durante o exercício, diversos fatores locais colaboram para a manutenção da atividade glicogenolítica. Um dos mecanismos propostos envolve o aumento do Ca++ provocado pela contração muscular, capaz de ativar a fosforilase quinase e, consequentemente, levar a um aumento na atividade da forma α. Este aumento, porém, é rápido e transiente. Apesar desta redução na forma da fosforilase, a glicogenólise é mantida em altas taxas durante toda a atividade física. Este perfil de resposta pode estar ligado ao elevado número de moléculas da fosforilase, o que escapa da desfosforilação, e/ou pelo aumento da atividade da forma β, induzido pela elevação das concentrações de ADP, AMP, IMP e fosfato inorgânico. Este tipo de resposta parece ser de grande importância, principalmente nas células do tipo IIb (Spencer e Kat, 1991; Aragon et al., 1980).

O consumo do glicogênio está relacionado também com a disponibilidade de outros substratos energéticos, principalmente glicose e ácidos graxos livres. O aumento das concentrações plasmáticas de glicose promove redução na mobilização do glicogênio. Em humanos, uma carga arterial de glicose, capaz de elevar sua concentração para valores da ordem de 13 mM a 30 mM, reduz a utilização de glicogênio em 25%. A suplementação oral de carboidratos tem-se mostrado eficiente na redução do gasto de glicogênio em atividades de intensidade ao redor de 50% do VO_2máx e também na indução da síntese de glicogênio observada durante os períodos de recuperação de sessões de treinamento de alta intensidade (acima do segundo limiar). Em atividades realizadas a 70% a 75% do VO_2máx, porém, não se observou nenhum efeito benéfico da suplementação oral durante o exercício.

Outro fator importante no controle do consumo de glicogênio está relacionado à concentração plasmática de glicose. A atividade física realizada durante um quadro de hiperinsulinemia leva a alta captação de glicose pela musculatura exercitada e rápida mobilização de grandes quantidades de glicogênio hepático. Esta resposta desaparece na vigência de insulinemia e glicemia normais. Além disso, a resistência à insulina, apresentada em sujeitos diabéticos, promove alta taxa de glicogenólise hepática. Esse quadro favorece o aumento acentuado da glicemia nesses indivíduos. Medicamentos que diminuem a ação da glicogênio fosforilase b têm se mostrado eficazes na diminuição da produção e na liberação anormal de glicose hepática (Vrana et al., 1988).

Ainda quanto à hiperinsulinemia, um fator que deve contribuir para a instalação de um qua-

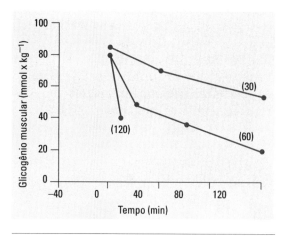

FIGURA 4.8 Consumo de glicogênio pelo músculo *vastus lateralis* durante ciclismo. Entre parênteses aparece a intensidade do exercício (% de VO_2máx.).

Adaptado de: Hargreaves, 1994

dro de consumo excessivo de glicogênio é o seu efeito inibitório sobre a lipólise, uma vez que concentrações plasmáticas reduzidas de ácidos graxos livres também são capazes de provocar aumento na mobilização do glicogênio muscular. A redução na mobilização de glicogênio na presença de altas concentrações plasmáticas de ácidos graxos livres parece estar ligada a um aumento nas concentrações de citrato, potente inibidor da fosfofrutoquinase, na oxidação deste substrato. A utilização de suplementação de ácidos graxos é capaz de reduzir em até 50% a glicogenólise muscular em exercício aeróbio a 50% do VO$_2$máx (Nonogaki, 2000). Essa queda ocorre possivelmente por uma importante diminuição nas concentrações de ADP e AMP, intramuscular, que, como vistos anteriormente, são importantes reguladores positivos da glicogenólise (Landsberg e Young, 1992).

A adrenalina é outro importante fator na regulação da glicogenólise muscular durante o exercício, pois alterações na sua concentração plasmática são capazes de alterar a atividade da fosforilase do glicogênio pela indução do aumento da concentração de AMPC (Lansberg e Young, 1992).

Além da glicose produzida pela glicogenólise, o exercício é um potente estimulador da captação de glicose plasmática pela célula muscular, em magnitude maior que a estimulada pela insulina. Durante o repouso, o músculo esquelético é responsável pelo consumo de 15% a 20% da glicose plasmática, enquanto durante a atividade física de intensidade de 55% a 60% do VO$_2$máx, este consumo pelo grupo muscular exercitado cresce para o equivalente a 80% a 85% do total da glicose plasmática.

Captação de glicose no exercício

A magnitude da captação de glicose pelo músculo esquelético está relacionada com a intensidade e a duração do exercício, aumentando proporcionalmente com a intensidade. Durante o exercício, com intensidade de baixa a moderada (abaixo do primeiro limiar), não se observa acúmulo de glicose na fibra muscular, fato que, porém, ocorre durante a atividade intensa (acima do segundo limiar), na qual este acúmulo de glicose nas fibras musculares está ligado à incapacidade de fosforilar a glicose ou de metabolizá-la. A explicação para este fenômeno se baseia no aumento das concentrações de glicose-6-P, produzida a partir da glicogenólise. A glicose-6-P exerce potente inibição sobre a hexoquinase. Outro fator que corrobora esta hipótese está vinculado à maior capacidade geradora de ATP da glicose proveniente do glicogênio do que daquela captada do plasma (Figura 4.9).

Embora durante o exercício exista maior disponibilidade de glicose para o tecido muscular, a contribuição deste mecanismo para a captação de glicose nesta situação é muito pequena. Durante a atividade física, fatores locais regulam o fenômeno. O transporte de glicose para o interior da célula muscular não é dependente de energia, ocorre por difusão facilitada e apresenta uma cinética de saturação do tipo Michaelis-Menten. Estudos de cinética de transporte indicam aumento da velocidade de transporte com o aumento da atividade contrátil, relacionado com maior número de transportadores e maior atividade do GLUT-4 presentes na membrana celular.

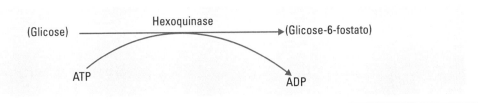

FIGURA 4.9 Conversão da glicose em glicose-6-fosfato pela hexoquinase em órgãos que utilizam glicose.
Adaptado de: Brody T., 1994.

Fatores circulantes também exercem influência sobre a captação de glicose, como sua disponibilidade. A queda na captação de glicose nas etapas finais de sessões de exercício prolongado e de intensidade moderada (30% do $VO_2máx$) está ligada à redução da sua concentração plasmática. Nestes quadros, a ingestão de glicose durante a atividade física aumenta sua captação pelo músculo esquelético. Estudos recentes têm demonstrado que cargas orais de glicose são capazes de induzir aumento da glicose e da insulina circulantes e promover, desta forma, aumento da oxidação de glicose durante atividades com intensidade de 70% do $VO_2máx$ e duas horas de duração. Experimentos com ciclistas comprovam estas observações, indicando, porém, que a ingestão oral de carboidratos não é eficiente na presença de concentrações adequadas de glicogênio (Bacurau et al., 2002).

Outro mecanismo proposto para a regulação da captação e da utilização de glicose pelo músculo esquelético refere-se à disponibilidade de ácidos graxos livres. Há cerca de 30 anos, Randle et al. propuseram o "ciclo glicose-ácidos graxos livres" (Figura 4.10), segundo o qual o aumento da oxi-

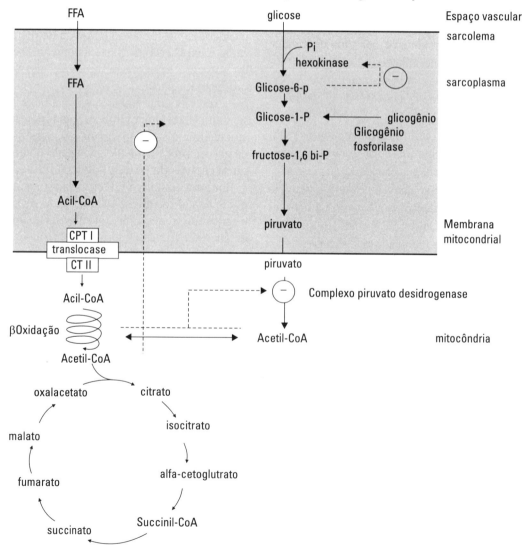

FIGURA 4.10   Ciclo de Randal (ácido graxo/glicose).
Adaptado de: Jeukendrup, 2002.

dação de ácidos graxos plasmáticos levaria à inibição da via glicolítica mediada pelo aumento nas concentrações de citrato, inibidor da fosfofrutoquinase. O consequente aumento das concentrações de glicose-6-fosfato levaria à inibição da hexoquinase, fosforilação e captação de glicose. A adição de oleato (ácido graxo de 18 carbonos) ao meio de perfusão inibe a degradação de glicose durante a atividade contrátil. Em humanos, os experimentos realizados têm demonstrado resultados contraditórios, que vão desde a inexistência do efeito "Randal" até resultados que corroboram a existência e a importância deste ciclo no controle da captação de glicose pelo músculo esquelético durante o exercício (Brooks, 1986).

O lactato, derivado da glicólise, tem sido muito estudado, principalmente no tocante ao seu papel de regulador do metabolismo intermediário, da ventilação e da fadiga. Apesar de ter sido visto, por muitos anos, como um subproduto indesejado das atividades de grande intensidade, o lactato, sabe-se hoje, é importante substrato gliconeogênico hepático e para processos oxidativos no músculo em contração e no músculo cardíaco. O lactato derivado da glicólise e glicogenólise entra na mitocôndria por um desequilíbrio ácido-base dentro da célula muscular. Enquanto existe um aumento da concentração de H+, ácido lático e piruvato no citosol, dentro da mitocôndria encontramos o oposto. Com isso, há um aumento no influxo de lactato e H+ para dentro da mitocôndria, onde ocorre a conversão de lactato em piruvato e a sua entrada na mitocôndria modulada por transportador de monocarboxilato 1 (MCT1) e consequentemente no ciclo do ácido cítrico após a ação da piruvato desidrogenase PDH gerando actilCoA ou da piruvato carboxilase gerando oxaloacetato (Figura 4.11) (Hashimoto e Brooks, 2008).

Regulação hormonal do metabolismo de carboidrato durante o exercício

Entre os hormônios potencialmente reguladores do transporte de glicose no músculo esquelético, a insulina parece destacar-se. Embora durante a atividade física a insulina não seja o principal regulador da capacidade de transporte de glicose pela fibra muscular esquelética, acredita-se que esta tenha um importante papel permissivo, mesmo que sua concentração caia durante a atividade. O mecanismo de ação da insulina sobre o transporte de glicose, porém, parece ocorrer via mecanismos distintos daqueles observados para a resposta à contração. A queda nos níveis plasmáticos de insulina durante o exercício é compensada, fisiologicamente, pelo maior aporte de sangue para a perfusão do músculo. Para isto, concorre o aumento da sensibilidade do músculo em atividade à insulina. Experimentos em animais demonstram que durante a vigência de hiperinsulinemia ocorre uma queda abrupta da glicemia plasmática durante o exercício.

A adrenalina modula a produção de glicose endógena. O aumento nas suas concentrações plasmáticas promove o aumento da glicogenólise e gliconeogênese hepática, aumentando assim a produção endógena de glicose pelo fígado. No músculo esquelético, a adrenalina é capaz e aumentar a glicogenólise. Além disso, esse hormônio aumenta a captação de glicose via aumento da translocação de GLUT-4 para a membrana celular do músculo esquelético. No entanto, quando o aumento da adrenalina ocorre em um momento de hiperinsulinemia, a adrenalina interfere reduzindo a translocação de GLUT-4 que ocorreria pelo efeito do aumento da insulina. O exercício físico aumenta a liberação de adrenalina no plasma, principalmente nos primeiros minutos de exercício. Além disso, esse aumento é proporcional à intensidade do exercício, ou seja, quanto maior for o aumento da intensidade do exercício, maior será a concentração de adrenalina plasmática.

Outro hormônio extremamente importante na regulação da homeostasia da glicose é o cortisol, que é denominado hormônio do estresse. O excesso nos níveis circulantes de cortisol, como o encontrado em portadores da síndrome de Cushing apresentam maior resistência à ação da insulina e intolerância à glicose. Além disso, o

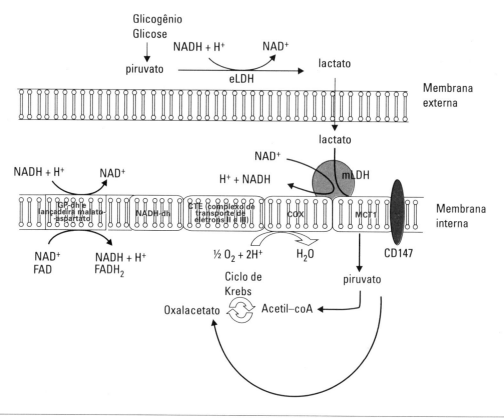

FIGURA 4.11 Lançadeira de lactato.
Adaptado de: Hashimoto e Brooks., 2008.

cortisol regula a produção endógena de glicose, aumentando a glicogenólise e a gliconeogênese hepática. O cortisol tem um forte efeito estimulatório sobre a PEPCK, principal enzima da via da gliconeogênese (Sathiya e Vijayan, 2003).

Além disso, no músculo esquelético o cortisol ativa a glicogenólise muscular, assim como aumenta a degradação de proteínas para que essas sejam também usadas como fonte de energia. Essa proteína segue então pela circulação até o fígado e os rins, onde vai ser convertida a moléculas de glicose, através da gliconeogênese. Por isso, o cortisol diminui a massa magra corpórea e a massa muscular.

Durante o exercício encontramos um aumento nos níveis de cortisol graças ao aumento da demanda energética. Como vimos anteriormente, esse hormônio responde principalmente ao tempo de duração do exercício. Além disso, o cortisol pode ser regulado pela disponibilidade de substrato. A suplementação com carboidrato é capaz de inibir o aumento de cortisol após o exercício intenso (acima do segundo limiar) e prolongado (superior a uma hora). A hidratação é outro componente chave na manutenção dos níveis plasmáticos de cortisol, uma vez que a desidratação aumenta a produção e a liberação de cortisol pela glândula adrenal.

Carboidrato e desempenho

Termos de treinamento, sabe-se que indivíduos treinados apresentam-se, na maior parte das vezes, com baixo consumo em relação à necessidade de carboidratos, fato que compromete não só seu rendimento durante a prova, como também seu desempenho e período de treinamento. Desta forma, fica evidente a importância da correta reposição dos estoques de carboidratos (na forma de glicogênio) para indivíduos em geral, uma vez que quedas acentuadas das concentrações musculares do glicogênio levam a quedas no desempenho (intensidade do exercício). Há inclusive uma relação direta entre o consumo de carboidrato e conteúdo de glicogênio.

Durante o período de treinamento e em competições que envolvam uma sequência de dias de trabalho de alta intensidade, sobressai-se a necessidade de uma eficiente recuperação dos estoques de glicogênio pós-atividade física. É sabido que em condições de alimentação regular, o glicogênio é reduzido acentuadamente após duas a três horas de atividade física a 60% a 80% do VO_2máx ou após 15 a 30 minutos de exercícios intervalados intensos (90% a 130% do VO_2máx), semelhantes à demanda requerida de indivíduos de esportes coletivos. É senso comum, portanto, que em eventos sucessivos deva aumentar a ingestão de carboidratos para 70% a 80% do total calórico ingerido, o que ajuda, mas não garante total eficiência na reposição das concentrações intramusculares de glicogênio. Para uma ressíntese ideal deve-se levar em conta a taxa de ingestão, o tipo e o período no qual será feita a reposição, uma vez que existe também uma forte correlação positiva entre conteúdo de glicogênio muscular e tempo de exaustão.

Indivíduos submetidos à exaustão apresentam redução nas concentrações intramusculares de glicogênio de até 100 mM/kg (de 130 mM/kg para 30 mM/kg). Diversos estudos foram realizados para se determinar qual seria a melhor dose de carboidrato a ser dada ao indivíduo, a fim de se aumentar a taxa de ressíntese de glicogênio, e chegou-se a um consenso por volta de 50 g de carboidrato (glicose ou maltose-dextrina) a cada duas horas, manobra capaz de garantir síntese da ordem de 5 mM/kg/h, garantindo uma reposição total do glicogênio em até 20 horas. Concentrações maiores, porém, não resultaram em efeito aditivo, o que nos leva a sugerir a existência de um *plateau* na capacidade sintética do complexo enzimático da glicogênio sintetase.

Outra questão importante no tocante à suplementação de carboidratos para indivíduos diz respeito ao tipo de carboidrato utilizado. Com relação aos dissacarídeos, a sacarose (digerida a uma glicose e uma frutose) tem capacidade semelhante à glicose de induzir ao aumento da síntese de glicogênio, embora seu índice glicêmico seja da ordem de 0,7 o da glicose. A frutose, porém, apresenta uma capacidade muito baixa de indução de síntese de glicogênio por apresentar índice glicêmico baixo (0,2-0,3 o da glicose) e ser processada lentamente pelo fígado. Desta forma, a frutose, mesmo ingerida em doses altas, o suficiente para provocar diarreia e cólicas intestinais, não consegue aumentar a atividade do complexo glicogênio sintetase em mais de 3 mM/kg/h, mostrando-se, portanto, de pouca valia para ser utilizada neste tipo de estratégia. Contudo, dietas mistas podem ser utilizadas sem problema, desde que apresentem índice glicêmico de moderado a alto. Da mesma forma, até o momento não se mostrou diferenças significativas entre suplementação à base de alimento sólido ou líquido, à base de carboidratos simples ou compostos, desde que preservados os mesmos índices glicêmicos. Nas Tabelas 4.3, 4,4 e 4.5 aparecem alguns alimentos divididos em razão de seus índices glicêmicos (Costill et al., 1981; Gertz et al., 1988).

Outra variável importante na suplementação de carboidratos diz respeito ao tempo de administração desta em relação ao término da atividade física. É digno de nota que, imediatamente e até duas horas após o término da atividade física, a atividade do complexo glicogênio sintetase chega a 7 a 8 mM/kg/h, índice cerca de 50% maior que o observado no período total de 24 horas, em condições ótimas de disponibilidade de substrato, fazendo, deste período, o ideal para o início do trabalho de suplementação. Embora a capacidade de síntese de glicogênio caia para 5 mM/kg/h após duas horas do fim do exercício, a suplementação iniciada precocemente permite

TABELA 4.3 Alimentos compostos ricos em carboidratos com alto índice glicêmico.

	Porção (g ou ml) p/ 50 g CHO	Conteúdo de gordura
Pão francês	201 g	2 g
Bagel	89 g	2 g
Arroz branco	169 g	0,5 g
Müsli	76 g	6 g
Batata cozida	254 g	-
Uva-passa	78 g	-
Banana	260 g	19
Mel	67 g	3 g
Açúcar	50 g	0
Xarope de milho	63 g	0
Sol. sacarose 6%	833 ml	0
Sal. maltose-dextrina 7,5%	666 ml	0
Maltose-dextrina 20%	250 ml	0

Adaptado de: Coyle, 1995.

TABELA 4.4 Alimentos compostos ricos em carboidratos com índice glicêmico moderado.

	Porção (g ou ml) p/ 50 g CHO	Conteúdo de gordura
Pão integral	120 g	3 g
Arroz integral	196 g	2,5 g
Espaguete	198	1,9
Biscoitos de aveia	79 g	15 g
Batata frita	100 g	40 g
Uva-preta	323 g	-
Uva-verde	310 g	-
Laranja	420 a 600 g	-

Adaptado de: Coyle, 1995.

TABELA 4.5 Alimentos compostos ricos em carboidratos com índice glicêmico baixo.

	Porção (g ou ml) p/ 50 g CHO	Conteúdo de gordura
Maçã	400 g	-
Suco de maçã	290 g	-
Cerejas	420 g	-
Pêssegos	450 a 500 g	-
Feijão	485 g	2 g
Lentilhas	294 g	2 g
Frutose	50 g	0 g
Sorvete (cremoso)	202 g	13 g
Leite integral	1.100 ml	40 ml
Leite magro	1.000 ml	1 ml
Iogurte (*diet*)	800 g	8 g
Sopa de tomate	734 ml	6 ml

Adaptado de: Coyle, 1995.

maior ganho nas primeiras horas e reduz o tempo para a reposição total. No tocante à forma de administração, poderia parecer, para o leitor, que a suplementação com doses de 50 g a 60 g de carboidratos espalhadas pelas 20 horas de recuperação seria a forma ideal de administração. Contudo, esse fato não tem sido verificado experimentalmente. Na verdade, os dados mostram que para um indivíduo de 70 kg a suplementação com 10 refeições de 60 g de carboidrato durante o dia mostrou o mesmo efeito que a ingestão de 600 g de carboidratos divididos em duas grandes refeições, no mesmo período de tempo.

Ainda no tocante à ingestão de carboidratos imediatamente após a atividade, sabe-se que exercício intenso reduz de maneira acentuada o apetite; portanto, pode-se, nesta fase, fazer uso de fluidos repositores com concentrações de carboidrato da ordem de 6 g/100 ml. Estes fluidos, ingeridos no período até duas horas após o exercício, permitem ao indivíduo diminuir ligeiramente o conteúdo total de carboidratos a ser ingerido caso ele opte por duas ou três refeições no período de recuperação. É importante, porém, considerarmos que estas refeições devem ter cerca de 70% da sua composição na forma de carboidratos, uma vez que concentrações elevadas de proteínas e ácidos graxos na dieta diminuem o ritmo de esvaziamento gástrico e, portanto, a disponibilidade de carboidratos, assim como provocam a saciedade com maior eficiência.

Outra alternativa em termos de suplementação de carboidratos diz respeito ao aumento da sua concentração no período pré-competição – as dietas de supercompensação. A manipulação mais conhecida é a chamada *glycogen loading*, que envolve treinos de intensidade progressiva nos primeiros quatro dias da última semana de treinamento, acompanhados de uma redução acentuada na ingestão de carboidratos. Há alguns anos, a redução na ingestão de carboidratos era drástica (chegando-se a menos de 100 g/dia); porém, hoje se sabe que reduções para até 250 a 300 g/dia (sempre para indivíduos de 70 kg) promovem o mesmo efeito sem os inconvenientes da redução excessiva. Após estes quatro dias, os treinos devem ser reduzidos (até 60 minutos, intensidade moderada – 50% do VO$_2$máx) e a ingestão de carboidrato aumentada para 600 g/dia. Esta manipulação permite ganhos de até 40% no total do glicogênio acima dos níveis normais, garantindo, assim, melhor desempenho em exercícios de intensidade média a alta e os de longa duração.

Embora exista consenso sobre a ingestão de grandes quantidades de carboidratos dias antes da competição, isso não ocorre para o dia exato em que esta transcorrerá. Indivíduos que vão realizar atividades de intensidade moderada e de duração moderada, sem grande compromisso com o rendimento, devem, no período pré-exercício, se alimentar com quantidades moderadas de alimentos ricos em proteínas e ácidos graxos, somente com o intuito de saciar a fome. Contudo, indivíduos que vão se submeter a esforços de grande magnitude e que têm compromisso com o desempenho devem buscar, na alimentação pré-exercício, garantir a reposição do glicogênio muscular, caso esta ainda não tenha sido atingida, recuperar os estoques de glicogênio hepático (consumidos em certa extensão pelo jejum noturno), assim como os estoques de glicose para potencial oxidação e permitir maior oxidação de carboidratos por um tempo de atividade física maior. É importante, porém, lembrar que o aumento na eficiência da utilização de carboidratos durante a atividade física deve ser compatível com os aumentos na quantidade de substrato estocado, assim como também é importante se considerar a capacidade de as refeições ricas em carboidratos no período pré-exercício aumentarem a insulinemia, resposta capaz de reduzir a mobilização dos estoques de glicogênio muscular. Este efeito da hiperinsulinemia é observado, por exemplo, em indivíduos que após jejum noturno ingerem carboidrato uma hora antes de provas de intensidade moderada (65% a 70% do VO$_2$máx). Com a redução na capacidade e a mobilização do glicogênio, advém um quadro de hipoglicemia e, consequentemente, de fadiga. Ainda nesta situação, o quadro de hiperinsulinemia leva a uma redução na mobilização de ácidos graxos do tecido adiposo para a circulação e posterior oxidação.

Para se contornar este problema tem-se suplementado os indivíduos até seis a quatro horas antes do período de atividade. Este período permite que a glicemia e a insulinemia retornem a seus valores normais, mesmo após refeições de até 150 g de carboidratos com índice glicêmico alto. Esta manipulação, porém, tem sido vista com um pouco de ceticismo, uma vez que alguns autores têm demonstrado que, mesmo em intervalos de até duas horas pré-exercício, a hiperinsulinemia e consequente hipoglicemia durante o exercício podem ser evitadas se o indivíduo passar por um período de "aquecimento" suficiente para aumentar a liberação hepática de glicose, capaz de garantir o suprimento para os primeiros momentos de atividade até que, sem mais o estímulo da sobrecarga glicêmica, e sob ação dos mecanismos contrarregulatórios característicos do exercício, a insulinemia sofra redução e permita a utilização dos estoques musculares de glicogênio. Os dados referentes à possível melhora de desempenho promovida por essas dietas são contraditórios, havendo, porém, consenso quanto ao tipo de suplementação a ser utilizado. Refeições mistas, ingeridas até quatro horas antes da atividade física, não apresentaram nenhum efeito no que diz respeito ao rendimento. Por sua vez, a utilização de compostos ricos em carboidratos (líquidos ou sólidos) tem apresentado boa resposta em termos de desempenho. Como exemplo, podemos citar a ingestão de 312 g de maltose-dextrina quatro horas pré-exercício, que promoveu melhoria de 15% no rendimento de ciclistas submetidos à atividade com intensidade de 80% do VO$_2$máx, enquanto o mesmo montante de carboidratos quando ingerido na forma de refeição mista não promoveu o mesmo tipo de resposta.

Uma terceira estratégia que pode ser utilizada para melhorar o desempenho em atividades carboidrato-dependentes é a ingestão de repositores durante a prova. Esta estratégia, porém, fica restrita a provas de intensidade moderada e duração prolongada (maiores que uma hora e intensidade entre 60% a 80% do VO$_2$máx). Nestas provas de longa duração, a administração de carboidratos durante o evento postergou a fadiga em até 50 minutos. Este efeito, porém, não se apresentou ligado à manutenção dos estoques de glicogênio muscular, e, provavelmente, foram decorrentes da maior disponibilidade de glicose plasmática para oxidação. Estes resultados indicam que, ao contrário do inicialmente proposto por diversos autores, as concentrações musculares de glicogênio não são fatores determinantes, *per se*, da resistência ao esforço, mas que a ligação entre os dois fenômenos – redução dos estoques de glicogênio muscular e fadiga – deve-se fazer pelo papel importante da metabolização do glicogênio para a manutenção da glicemia.

Fica evidente que este tipo de manipulação só apresenta eficiência se utilizada em provas nas quais o consumo de carboidratos provenientes da degradação do glicogênio muscular seja fundamental para o rendimento. No caso, estaríamos falando de provas com mais de 1,5 hora a 2 horas de duração, nas quais a disponibilidade tardia de concentrações elevadas de glicose plasmática garantiria condições para um melhor desempenho nas etapas finais da prova (Tabela 4.6).

A suplementação, neste tipo de prova, deve ser feita, porém, desde o começo da prova, uma vez que devemos considerar o tempo gasto para o carboidrato ingerido estar disponível na circulação. A suplementação feita após o início da fadiga não se mostrou capaz de inverter o quadro. A única ocasião em que a administração de carboidratos após o início da fadiga mostrou-se capaz de postergá-la ocorreu quando esta foi realizada por via endovenosa. A utilização de estratégias diferentes para a suplementação de carboidratos durante provas de longa duração permite sugerir como melhor estratégia a ingestão de pequenas quantidades de carboidratos (cerca de 150 ml a

TABELA 4.6 Volume a ser ingerido para se conseguir taxas determinadas de absorção de CHO a partir de diferentes soluções de CHO.

Concentração (%)	Volume do fluido para diferentes taxas de absorção			
	30 g/h	40 g/h	50 g/h	60 g/h
6	500 ml	667 ml	833 ml	1.000 ml
7,5	400 ml	533 ml	667 ml	800 ml
10	300 ml	400 ml	500 ml	600 ml
20	150 ml	200 ml	250 ml	300 ml
50	60 ml	80 ml	100 ml	120 ml
75	40 ml	53 ml	67 ml	80 ml

200 ml de uma solução de carboidrato na forma de mono ou dissacarídeo a 5%, à temperatura de 5 °C) em intervalos regulares (cerca de 20 a 30 minutos). A distribuição, porém, deve levar em conta o total de carboidratos que será suplementado, uma vez que a ingestão de soluções com mais de 5% de um dos carboidratos tem se demonstrado prejudicial ao desempenho por aumentar o desconforto gástrico. Outro fato importante a ser ressaltado é o baixo impacto causado pela ingestão de frutose neste tipo de manipulação, uma vez que este açúcar apresenta baixo índice glicêmico e ainda é capaz de provocar desconforto gastrointestinal em menores concentrações do que os demais carboidratos simples ou compostos pela elevada capacidade adoçante que possui.

Ainda em referência à suplementação durante a prova, deve-se considerar a capacidade de esvaziamento gástrico que para fluidos com até 6% a 10% de carboidratos e temperatura de 5 °C chega a ser de 1.000 ml/h. Com base nestes dados, e sabendo-se que a necessidade total de carboidratos para garantir um melhor desempenho em indivíduos de 70 kg (do sexo masculino) é de 30 g/h a 60 g/h, pode-se então traçar um protocolo individualizado de reposição, que não só atenda à demanda de carboidratos como também garanta maior conforto ao indivíduo.

Conclusão

Os carboidratos – obtidos a partir da dieta ou produzidos endogenamente, a partir do consumo de aminoácidos e outros metabólitos intermediários – são essenciais para a manutenção da atividade física de alta intensidade superior a 10 a 15 segundos de duração.

Os estoques endógenos de carboidratos, estocados na forma de glicogênio, são regulados por diversos hormônios, entre os quais se destacam insulina, glucagon e cortisol, que garantem sua síntese durante o período absortivo e seu processamento, nos períodos entre as refeições e durante a atividade física, tanto dos estoques hepáticos quanto dos musculares.

A estrita dependência entre a disponibilidade de carboidratos e a manutenção da intensidade da atividade física serviu como estímulo para que esta área do metabolismo fosse bastante estudada. Destes trabalhos surgiram, então, uma miríade de "dietas" e estratégias para a suplementação de indivíduos visando o desempenho. Entretanto, conforme pudemos observar, a despeito desta grande gama de conhecimentos, ainda existe muito espaço para novas descobertas nesta área, assim como também a possibilidade de, com base no conhecimento produzido, gerarmos novas estratégias de suplementação adaptadas às particularidades do indivíduo e de seu desempenho.

REFERÊNCIAS BIBLIOGRÁFICAS

- Aragon n. Tornheim K, Lowenstein JM. On a possible role of IMP in the regulation of phosphorylase activity in skeletal muscle. FEBS LeU. 1980;117:K56¬K64.
- Bacurau RF, Bassit RA, Sawada L, Navarro F, Martins E Jr, Costa Rosa LF. Carbohydrate supplementation during intense exercise and the immune response of cyclists. Clin Nutr. 2002 Oct;21(5):423-9.
- Bagby GJ, Green HJ, Katsuta S, Gollnick PD. Glycogen depletion in exercising rats infused with glucose, lactate or pyruvate. J Apll Physiol. 1978;45:425-29.
- Bergstrom J, Hermansen L, Hultman E, Saltin B. Diet, muscle glycogen and physical performance. Acta Physiol Scand. 1967;71:140-50.

- Bergstrom J, Hultman E. A study of the glycogen metabolism during exercise in mano Scand J Clin Lab Invest. 1967;19:218-28,.
- Brooks GA. The lactate shuttle during exercise and recovery. Med Sei Sports Exerc. 1986;18:360-8.
- Cartree GD, Douen AG, Ramlal T, Klip A, Holloszy J. O Stimulation of glucose transport in skeletal muscle by hypoxia. J Appl Physiol. 1991;70:1593-600.
- Chasiotis D, Edstrom L, Sahlin K, Hultman E. Activation of glycogen phosphorylase by electrical stimulation of isolated fast-twitch and slow¬twitch muscles from rats. Acta Physiol Scand. 1985;123:43-7.
- Costill DL, Sherman WM, Finck WJ, Maresh C, Witten M, Miller JM. The role of dietary carbohydrates in muscle glycogen resynthesis after strenuous running. Am J Clin Nutr. 1981;34:1831-36.
- Edwards HT, Margaria R, Dill DB. Metabolic rate, blood sugar and the utilization of carbohydrate. Am J Physiol. 1934;108:203-9.
- Effect of insulin and contraction up on glucose transport in skeletal muscle. LO Pereira and AH Lancha Jr Prog Biophys Mol Biol, Jan 2004; 84(1): 1-27.
- Glimcher LH, Lee AH. From sugar to fat: How the transcription factor XBP1 regulates hepatic lipogenesis. Ann N Y Acad Sci. 2009 Sep;1173 Suppl 1:E2-9.
- Goodrige AG. Dietary regulation of gene expression: enzymes involved in carbohydrate and lipid metabolismo Annu Rev Nutr. 1987;7:157-68.
- Hargreaves M, Meredith I, Jennings G1. Muscle glycogen and glucose uptake during exercise in humans. Exp Physiol. 1992;77:641-44.
- Hargreaves M. Skeletal muscle carbohydrate metabolism during exercise. In: Exercise Metabolism, M. Hargreaves editor. Champaign: Human Kinetics Publishers Inc.; 1995. p. 41-72.
- Hashimoto T, Brooks GA. Mitochondrial lactate oxidation complex and an adaptive role for lactate production. Med Sci Sports Exerc. 2008 Mar;40(3):486-94.
- Jeukendrup AE. Regulation of fat metabolism in skeletal muscle.Ann N Y Acad Sci. 2002 Jun;967:217-35.
- Katz A, Sahlin K. Role of oxygen in regulation of glycolysis and lactate production in human skeletal muscle. Ex Sport Sei Rev. 1990;18:1-28.
- Kellett GL, Brot-Laroche E, Mace OJ, Leturque A. Sugar absorption in the intestine: the role of GLUT2. Annu Rev Nutr. 2008;28:35-54.

- Krogh A, Lindhart J. The relative value of fat and carbohydrate as sources of muscular energy. Biochem. J. 1920;14:290-363.
- Lancha AH Jr, Recco MB, Curi R. Pyruvate carboxylase activity in the heart and skeletal muscles of the rat. Evidence for a stimulating effect of exercise. Biochem Mol Biol Int. 1994 Mar;32(3):483-489.
- Landsberg L, Young JB (1992) Catecholamines and adrenal medulla. In: Wilson JD, Foster DW, editors. Williams textbook of Endocrinology, 8ª ed. W.B. Philadelphia: Saunders; p. 621-706.
- Linder MC. Nutrition and metabolism of carbohydrates. In: M.C. Linder editor. Nutritional Biochemistry and Metabolism, Norwalk (Connecticut): Appleton & Lange; 1991. p. 21-50.
- Martineau LC, Adeyiwola-Spoor DC, Vallerand D, Afshar A, Arnason JT, Haddad PS. Enhancement of muscle cell glucose uptake by medicinal plant species of Canada's native populations is mediated by a common, Metformin-like mechanism. J Ethnopharmacol. 2009 Oct 25. [Epub ahead of print].
- McGarry JD, Kuwajima M, Newgard CB, Foster DW. !Tom dietary glucose to liver glycogen: the full eircle round. Annu Rev Nutr. 1987;7:51-9.
- Nonogaki K. New insights into sympathetic regulation of glucose and fat metabolism. Diabetologia. 2000 May;43(5):533-49.
- Ploug T, Galbo H, Okhuwa T. Tranum-Jensen J. Vinten J. Kinetics of glucose transport in rat skeletal muscle membrane vesicles: effects of insulin and contractions. Am J Physial. 1992;262:E700-E711.
- Sathiyaa R, Vijayan MM. Autoregulation of glucocorticoid receptor by cortisol in rainbow trout hepatocytes. Am J Physiol Cell Physiol. 2003 Jun;284(6):C1508-15. Epub 2003 Feb 12.
- Spencer MK. Katz A. Role of glycogen in control of glycolysis and IMP farmation in human muscle during exercise. Am J Physiol. 1991;260:E859-E864.
- Vrana A, Zak A, Kazdova L. Nutr. Rep. Int. 1988; 38:687-94. Apud Linder, M.C. Nutrition and metabolism of carbohydrates. In: Linder MC, editor. Nutritional Biochemistry and Metabolism. Norwalk(Connecticut), Appleton 7 ange, 1991.
- Winder WW, Arogyasami J, Ang HT, Thompson KG, Nelson LA, Kelly Kp, et al. Effects of glucose infusion in exereising rats. J Appl Physiol. 1988;64:2300-5. 18. Niwano Y, Adachi T, Kashimura J, Sakata T, Sasaki H, Sekine K, et al. Is glycemic index of food a feasible predictor of appetite, hunger, and satiety? J Nutr Sci Vitaminol (Tokyo). 2009 Jun;55(3):201-7.

CAPÍTULO 5

Lipídios

autores

FÁBIO SANTOS LIRA
MÔNICA APARECIDA BELMONTE
MARÍLIA CERQUEIRA LEITE SEELAENDER

Os lipídios representam a maior forma de reserva energética do organismo, além de desempenharem importante papel estrutural como componentes das membranas biológicas. Fisicamente eles se apresentam como fluido na forma de óleos e sólido na forma de gordura. Quimicamente os lipídios são solúveis em meio apolar, em substâncias como éter ou clorofórmio, por possuírem uma região polar e uma apolar (Figura 5.1).

Ao contrário do glicogênio, seu armazenamento não está associado à presença de moléculas de água, o que garante baixo volume e peso do depósito. Além disso, a energia contida em um grama de gordura (9 kcal) equivale a mais que o dobro daquela presente na

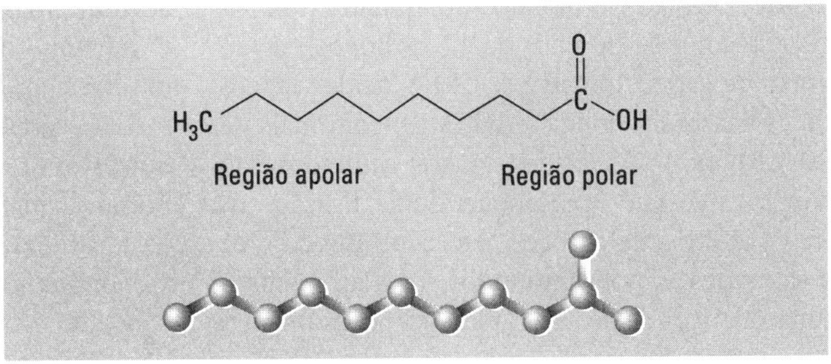

FIGURA 5.1 Região polar e apolar de uma molécula de ácido graxo.

mesma quantidade de carboidrato (4 kcal). Um quilograma de tecido adiposo, por exemplo, é suficiente para manter um indivíduo correndo por 10 horas a dois terços da sua capacidade aeróbica máxima (com consumo de três litros de oxigênio minuto). A corrida de esqui *cross-country*, que exercita grande parte dos maiores grupamentos musculares do corpo, ilustra bem essa alta capacidade energética das reservas do tecido adiposo. A *Vasaloppe*t, corrida desta modalidade que atinge 90 km/h, utilizaria cerca de 1 kg de gordura, se apenas esse substrato fosse utilizado.

No organismo, os lipídios estão presentes sob diversas formas, combinados ou não a outros compostos. Existem, assim, por exemplo, sob a forma de ácidos graxos não-esterificados, também denominados ácidos graxos livres (AGL); triacilgliceróis (TAG); fosfolipídios (FL); glicolipídios; esteroides (como o colesterol); e poliisoprenoides.

Os ácidos graxos (AG) constituem o principal substrato para o músculo em repouso e durante o exercício de intensidade baixa a submáxima. A molécula de ácido graxo apresenta duas regiões distintas: uma hidrofóbica e uma hidrofílica, que reage com grupos hidroxila ou amino, formando ésteres ou aminas. Estes compostos são classificados segundo o número de carbonos presentes na molécula e o número de posição de ligações duplas carbono-carbono (Figura 5.2).

Quando a molécula apresenta menos de seis carbonos, adota-se a denominação "ácido graxo de cadeia curta" (AGCC); quando estão presentes entre seis e 12 carbonos, "ácido graxo de cadeia média" (AGCM); e, finalmente, quando a molécula se compõe de mais de 12 carbonos, "ácido graxo de cadeia longa" (AGCL) e "ácidos graxos de cadeia muito longa" (AGCML), com mais de 20 carbonos. OS ácidos graxos saturados são aqueles que não apresentam dupla ligação entre os átomos de carbono, em contraste com os insaturados e poliinsaturados, que apresentam uma ou mais ligações duplas, respectivamente. Ainda, os ácidos graxos poliinsaturados são classificados de acordo com a posição da primeira insaturação, a partir da terminação metil. Temos, por exemplo, os ácidos graxos poliinsaturados do tipo Omega-3 (ω-3), como o ácido eicosapentaenoico, presente no óleo de peixe, que apresentam a primeira dupla ligação entre os carbonos 3 e 4 e os ω-9 (presentes em abundância no óleo de oliva), cuja primeira insaturação incide sobre os carbonos 9 e 10. No organismo, os ácidos graxos se apresentam, em maior parte, associados ao glicerol, formando TAG (Figura 5.3) ou FL (Figura 5.4). No primeiro caso, três moléculas de ácidos graxos ligam-se aos grupamentos -OH da molécula de glicerol; no segundo, são duas as moléculas de ácidos graxos ligadas ao glicerol, que têm seu terceiro grupamento -OH ligado ao ácido fosfórico.

Digestão e absorção

Os AG que são utilizados pelo músculo esquelético podem ser obtidos a partir da dieta, das reservas presentes no tecido adiposo ou, ainda, da síntese *de novo*. Cerca de 30% do total calórico de nossa ingestão diária é representado por AG que compõem TAG e FL, sendo o TAG mais representativo (os FL representam cerca de 2% da ingestão de gordura), segundo Borgstrom. Destes, a maior parte está representada por AGCL. A Tabela 5.1 ilustra a composição média do ácido graxo presente no TAG das gorduras mais consumidas na dieta padrão humana. Para que a energia contida no TAG ingerido esteja disponível para o organismo, são necessárias várias etapas que abrangem absorção, digestão, transporte e metabolização. A digestão do TAG envolve a ação de lipases, lingual e pancreática, e da bile. O tamanho do AG do TAG determina a rapidez da digestão. Os TGCM (triacilglicerol de cadeia média – presentes no leite e óleo de coco, entre outros), por exemplo, são mais hidrossolúveis e, portanto, mais suscetíveis à ação das lipases. Ainda segundo Greenberg et al., os AGCM requerem menor quantidade de bile para solubilização. Seu consumo irrestrito, contudo, apresenta uma série de contra-indicações que serão discutidas mais adiante.

CAPÍTULO 5 ▪ Lipídios

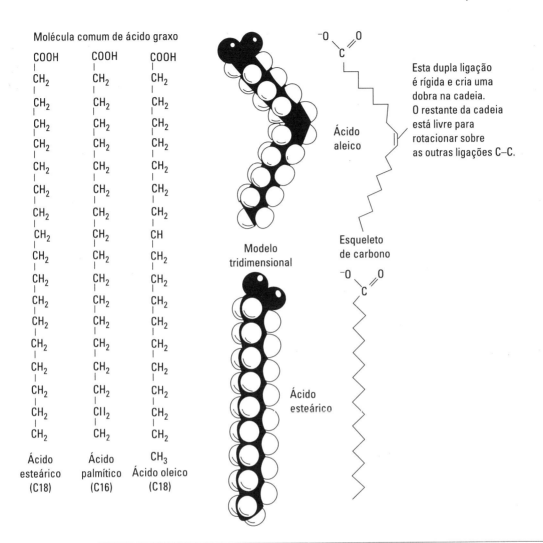

FIGURA 5.2 Ácidos graxos comuns. Existem centenas de ácidos graxos. Aqueles com uma ou mais duplas ligações são denominados insaturados.

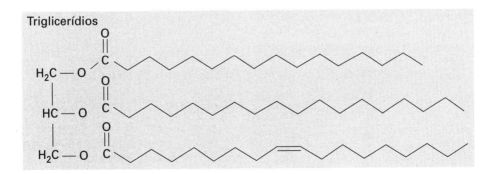

FIGURA 5.3 Os ácidos graxos (AG) são armazenados como reserva energética através de uma ligação éster com o glicerol, formando triacilgliceróis (TAG).

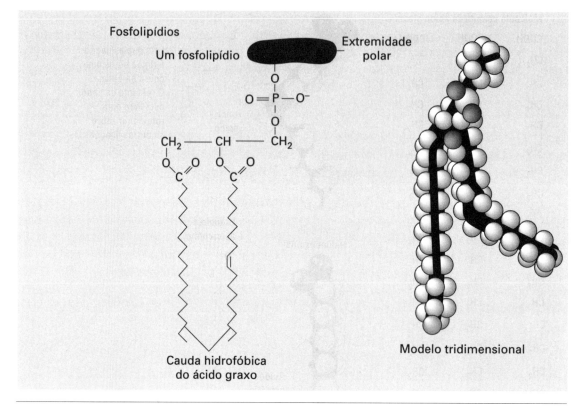

FIGURA 5.4 Principais constituintes das membranas celulares.

TABELA 5.1 Distribuição percentual dos grupos de ácidos graxos em algumas gorduras.

Gordura	Distribuição percentual de ácidos graxos		
	Saturada	Monoinsaturada	Poliinsaturada
Manteiga	63	31	3
Toucinho	42	48	10
Óleos de:			
Coco	92	6	2
Cacau	61	34	3
Palma	50	40	10
Algodão	25	20	55
Oliva	17	72	11
Soja	15	24	61
Milho	13	28	59
Girassol	12	19	69
Açafrão	9	13	78

Os AG são absorvidos na forma de monômeros livres de AG e 2-monoacilglicerol, e sua absorção se dá principalmente no intestino delgado proximal. Com quantidades crescentes de gordura ingeridas, a absorção é completada mais distalmente no intestino delgado. Os lipídios absorvidos (AG, 2-monoacilglicerois, FL-liso, FL-colesterol) são transportados na forma hidrossolúvel do intestino para os demais órgãos. Os AG com cadeia menor que 12 carbonos seguem diretamente para o fígado através da circulação portal, ligados à albumina. Há, contudo, uma pequena porção do AGCM que sofre conversão a AGCL e esterificação com glicerol, formando TAG. Uma vez absorvidos, os AGCL (e o colesterol) são reesterificados no enterócito e combinados a proteínas denominadas apolipoproteínas, formando, ainda no epitélio intestinal, macroagregados moleculares, os quilomicrons e as VLDL (lipoproteínas de densidade muito baixa), solúveis em meio aquoso, que são lançados na circulação linfática mesentérica, atingindo a circulação sistêmica via ducto torácico. São então captadas pelo fígado, tecido adiposo e músculos.

Metabolismo

O AG proveniente da dieta ou de processos sintéticos endógenos, a partir de aminoácidos e carboidratos que, no homem, se dão principalmente no fígado, ou, ainda, do TAG armazenado, uma vez captado pela célula, pode seguir diferentes destinos metabólicos: basicamente reesterificação, quando o FL formado poderá ser incorporado às membranas celulares e o TAG, armazenado na forma de gotículas lipídicas; ou oxidação. Para que a energia contida no AG possa ser utilizada, é necessária a presença de oxigênio. A maioria das cadeias de AG contém um número par de carbonos. Desta forma, um AGCL é convertido a várias unidades de dois carbonos (acetato), num processo denominado β-oxidação, originando acetil CoA, que pode então ser oxidado através do ciclo de Krebs e da cadeia de transporte de elétrons no compartimento intramitocondrial. A oxidação de AG produz mais energia por átomo de carbono do que aquela a partir de outras fontes, como glicose ou aminoácidos.

O exercício aeróbio (50% a 70% VO_2máx) realizado de maneira aguda promove uma série de alterações no organismo afim de obter energia para suprir o esforço. Neste sentido, elevações na produção de diferentes hormônios (principalmente as catecolaminas) são requeridas para que os estoques de AG presentes no tecido adiposo possam ser mobilizados e encaminhados para a musculatura em esforço, suprindo as necessidades energéticas. Por outro lado, quando um indivíduo realiza exercício aeróbio de maneira crônica (treinamento), adquire uma maquinaria ajustada para que os AG passem a ser utilizados de maneira mais eficiente, não necessitando de grandes variações na concentração de hormônios para que os AG possam ser mobilizados. Estes indivíduos treinados têm o conteúdo de receptores β-adrenérgicos nas células gordurosas aumentados, exarcebando a ação lipolítica dos hormônios. Ainda, o indivíduo treinado possui estoques consideráveis de TG intramuscular.

Origem do ácido graxo consumido pelo músculo esquelético

O músculo esquelético pode captar os AG necessários para a manutenção de seu metabolismo durante o repouso ou durante o exercício físico prolongado diretamente dos quilomicrons e VLDL de origem intestinal, que contêm, portanto, AG de origem exógena. Contudo, essa não é, de maneira alguma, a única fonte deste tipo de substrato para a musculatura. Os lipídios que servirão de combustível para o músculo podem também ser de origem hepática, provenientes da síntese *de novo* a partir de acetil-CoA derivado da via glicolítica, ou da captação de AG provenientes da lipólise (quebra de TAG) no TA, ou, finalmente, captados a partir de remanescentes de outras classes de lipoproteínas e dos quilomicrons e VLDL intestinal. Estes AG são "empacotados" no fígado com apolipoproteínas, formando a VLDL hepática. Tais partículas seguem, então, para a circulação sistêmica e dão origem às outras classes de lipoproteínas à medida que transferem seus elementos aos tecidos periféricos e trocam componentes com as lipoproteínas já em circulação. Para que o músculo possa utilizar os AG contidos no TAG associado à lipoproteína, faz-se necessária a ação enzimática da lipase de lipoproteína (LLP), enzima presente no endotélio adjacente ao tecido, cuja atividade é afetada por diversos fatores circulantes, principalmente pela relação insulina/glucagon. Ainda, o tecido muscular pode utilizar os AG oriundos dos depósitos de tecido adiposo branco, liberados após lipólise (no tecido adiposo os AG estão armazenados como TAG) e carreados pela albumina no sangue.

Os vários passos necessários para a utilização do AG pela fibra muscular seriam, então, resumidamente: 1) ativação da lipólise, para que haja conversão do TAG estocado ou presente nas lipoproteínas em AG e glicerol; 2) transporte do AG (se proveniente do tecido adiposo); 3) captação do AG pela célula dependente de transportadores; 4) ligação do AG a proteínas ligadoras de ácidos graxos citoplasmáticas (FABP, *fatty acid binding proteins*); 5) ativação (formação do acil CoA); 6) transporte do acil CoA para o interior da mitocôndria, catalisado pelo complexo carnitina palmitoil transferase, num passo dependente de carnitina; e 7) oxidação (Figura 5.5).

A escolha do caminho pode depender se o indivíduo realiza o exercício moderado de maneira aguda (única sessão) ou crônica (treinamento). Indivíduos sedentários utilizam predominantemente AG proveniente da lipólise no tecido adiposo, pois não possuem estoques de AG intramuscular suficiente para suprir as necessidades energéticas do esforço. Em contrapartida, sujeitos treinados possuem estoques de AG intramuscular, e estes são fácil e rapidamente mobilizados para suprir as necessidades energéticas durante exercício.

Outro fator interessante são os hormônios sexuais. Estudos comparando a utilização de substratos energéticos em homens e mulheres durante o exercício mostram que para uma carga de trabalho relativa, AG compõem uma fonte de energia maior para as mulheres do que para os homens. Desta forma, em mulheres, diferentemente dos homens, a modulação sobre metabolismo energético depende da variação do perfil de estrógeno e progesterona nas diferentes fases do ciclo menstrual.

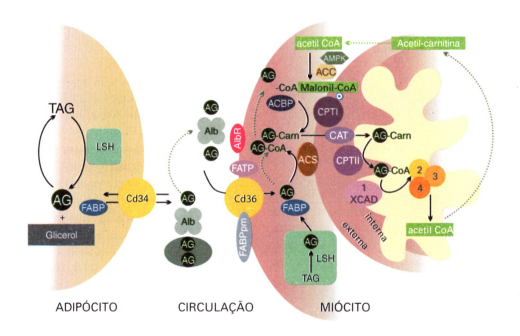

FIGURA 5.5 Os vários passos necessários para a utilização do AG pela fibra muscular. TAG: triacilglicerol; LSH: lipase sensível a hormônio; CD36/FAT: transportador de membrana; AG: ácido graxo; Alb: albumina; AlbR: receptor de albumina; FABPpm: proteína de ligação de ácidos graxos da membrana plasmática; FATP: proteína de transporte de ácidos gordos; FABP: proteínas de ligação de ácidos graxos; ACS: acil-CoA sintetase; ACBP: proteína ligada acil-CoA; CPTI: carnitina palmitoiltransferase I; CAT: carnitina aciltransferase; CPTII: carnitina palmitoiltransferase II; (1) XCAD: acil-CoA desidrogenase; (2) enoil-CoA hidratase; (3) hidroxiacil-CoA desidrogenase; (4) acil-CoA acetiltransferase; ACC: acetil-CoA carboxilase; AMPK: proteína quinase ativada pelo AMP-ciclico.

Modificações no metabolismo lipídico durante o exercício físico

Uma vez que o uso do lipídio como fonte energética requer O_2, ele passa a depender da duração e intensidade do exercício. Desta forma, esse tipo de substrato é utilizado primordialmente durante o repouso e no exercício aeróbio de intensidade baixa a submáxima, inferior a 70% VO_2máx, sustentado principalmente pelas fibras de contração lenta. A importância desta fonte de energia cresce, então, com a gradual redução dos outros tipos de substrato, notadamente carboidratos, à medida que o exercício se prolonga. Ahlborge et al. (1974) já haviam demonstrado que os AG plasmáticos passavam de uma contribuição de cerca de 37% da taxa de oxidação total após 40 min de exercício para 62% após 240 min em ciclistas não submetidos a treinamento, exercitando-se a 30% do VO_2máx. Randle propõe uma hipótese na qual o aumento da oxidação de AG, resultando no aumento da razão mitocondrial acetilCoA/CoA, suprimiria direta e indiretamente a atividade de algumas enzimas envolvidas na quebra da glicose. Esse fato acarretaria a inibição da glicólise e do transporte de glicose, reduzindo a utilização de carboidrato pelo músculo em atividade. Entretanto, a crítica que se faz ao modelo proposto por Randle é que este utilizou a incubação de parte do diafragma de ratos em meio rico em ácidos graxos. Nessa situação, o músculo em questão apresentava atividade abaixo da sua própria demanda fisiológica por estar desancorado das estruturas anatômicas que possuía normalmente, ou seja, estava mais relaxado que o seu próprio padrão. Contrariamente, Carlson et al. (1991), Sidossis e Wolfe (1996) mostram que, na verdade, a disponibilidade de glicose seria o fator determinante do tipo de substrato utilizado, regulando o metabolismo de AG. Assim, um aumento de fluxo pelas vias de quebra da glicose promoveria a inibição da oxidação de AG no nível celular. Esse efeito da glicose seria decorrência direta da concentração plasmática do carboidrato, e não de alterações hormonais a ela correlacionadas, ou, ainda, do conteúdo de glicogênio da fibra. Sidossis e Wolfe (1996) sugerem que o aumento da captação de glicose está relacionado à inibição do transporte mitocondrial de AG. Cabe ainda salientar que a utilização de AG em detrimento da glicose encontra-se exacerbada em indivíduos treinados.

Lipólise do triacilglicerol armazenado em adipócitos periféricos

A lipólise no tecido adiposo periférico (TA) durante o exercício é mediada em grande parte pela estimulação dos receptores β-adrenérgicos. O exercício induz aumento na atividade do sistema nervoso simpático e liberação de catecolaminas, reflexos que, no exercício de maior intensidade ou mais prolongado, se aliam à redução da concentração de insulina circulante (este hormônio inativa a lipase sensível a hormônio "LSH", enzima responsável pela quebra do TAG no tecido adiposo, e, ainda, reduz a resposta β-adrenérgica). Além disso, a sensibilidade dos receptores β-adrenérgicos é aumentada pelo próprio exercício, como demonstrado em estudos *in vitro*. Estudos *in vivo* sugerem que esse efeito possa ocorrer apenas no início da atividade.

A lipólise não sofre incremento com o aumento da intensidade do exercício físico realizado, ainda que haja grande incremento na concentração de catecolamina circulante, conforme demonstram estudos realizados em humanos exercitando-se em bicicleta ergométrica em diferentes intensidades de esforço. Ainda que a lipólise no TA não decresça com o aumento da intensidade do esforço, há redução da concentração plasmática de AG relacionada, segundo Romijn et al., à redução do fluxo sanguíneo no TA, comprovada por Smolander et al., (1991) e possível limitação da capacidade carreadora da albumina. Desta forma, o AG fica retido no TA durante o exercício e é liberado ao seu término. Ainda, a acidose láctica, característica do esforço de alta intensidade, age inibindo a lipólise. A resposta lipolítica ao exercício é dependente do sexo e idade do indivíduo. Assim, mulheres têm resposta mais acentuada ao exercício submáximo, exacerbada no tecido adiposo abdominal, e pessoas idosas demonstram resposta menos acentuada.

Conforme relatado anteriormente, quanto mais treinado é o indivíduo menor é a contribuição dos adipócitos periféricos no fornecimento de substrato energético durante exercício, uma vez que sua musculatura esquelética armazena quantidade considerável de TAG intramuscular, sendo esta fonte energética a maior contribuinte durante exercício aeróbio moderado. Adicionalmente, os adipócitos periféricos de sujeitos treinados possuem quantidades elevadas de receptores β-adrenérgicos, o que facilita a mobilização dos estoques de AG. Outro fator determinante para a eficiente mobilização, transporte e utilização de AG em sujeitos treinados é o aumento do fluxo sanguíneo. Todo este sincronismo faz com que indivíduos treinados sejam mais econômicos no ponto de vista energético e prolonguem a instalação da fadiga.

Lipólise do triacilglicerol intramuscular

Turcotte et al. sugerem que a utilização de TAG de origem intramuscular aumenta quando a disponibilidade de carboidratos está marcadamente reduzida. O mesmo se observa em relação à intensidade do exercício, como demonstrado por Romijn et al. que estudaram homens realizando esforço na faixa de 25% (baixa intensidade) a 55%-75% (intensidade moderada) do VO_2máx. Inicialmente, a proporção representada pelo AG na oxidação é superior, mas na atividade de intensidade moderada, as duas fontes contribuem equitativamente (Figura 5.6).

O treinamento aeróbio moderado realizado de maneira prolongada aumenta a utilização do TAG intramuscular. Há também, aparentemen-

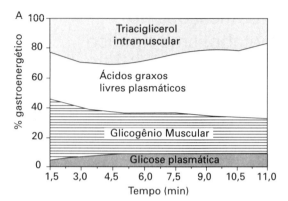

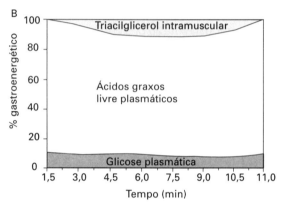

FIGURA 5.6 Contribuição relativa dos substratos plasmáticos e intramusculares para a produção de energia durante 120 minutos de exercício a 25% VO_2máx (B) e a 65% VO_2máx (A).

te, aumento da sensibilidade da LSH tipo L intramuscular pelas catecolaminas. O aumento do conteúdo de TAG intramuscular, obtido mediante treinamento, seria útil à medida que permitiria o resguardo do glicogênio e, desta maneira, prolongaria o tempo para a fadiga.

A LSH tem geralmente sido aceita como a primeira lipase a hidrolisar o TAG intramuscular. Tal presunção é sustentada por resultados de pesquisas realizadas em animais e humanos, que relatam que quando esta enzima está bloqueada aboli-se o aumento do TAG intramuscular induzido pela contração. Por outro lado, a dissociação entre a atividade LSH e as mudanças encontradas no conteúdo de TAG intramuscular em humanos tem sido observada. Haemmerle et al. (2002) revelaram que a hidrólise do TAG em repouso não foi reduzida no músculo esquelético de animais com deleção do gene da LSH. Esses resultados revelaram que existiam outras lipases que poderiam ser mais importantes para a mobilização do TAG intramuscular que somente a LSH. Recentemente, uma lipase previamente desconhecida, nomeada de lipase de TAG do tecido adiposo (LTTA), foi identificada. Esta lipase (LTTA) inicia o processo de catabolismo do TAG intramuscular. No entanto, mais estudos são necessários para melhor compreensão da real participação desta nova lipase na mobilização do TAG intramuscular.

Utilização do triacilglicerol associado a lipoproteínas

Até há pouco tempo acreditava-se que a contribuição do TAG associado a lipoproteínas (LP-TAG) era insignificante. Contudo, sabe-se que o músculo é provavelmente o maior sítio de captação de TAG plasmático em humanos, e o perfil das LP-TAG é grandemente alterado pelo exercício, que é preconizado na prevenção das doenças vasculares. A atividade da LLP aumenta já com uma sessão única de exercício e há nítida redução do LP-TAG, o que pode persistir pelo período de um a cinco dias. A alteração na atividade da LLP pode estar relacionada com fatores hormonais e variação na concentração plasmática de substratos durante o exercício, ou ainda com a própria contração muscular, por regulação possivelmente pré-translacional.

O treinamento aeróbio induz aumento da atividade da LLP e alterações significativas no perfil de LP-TAG plasmáticas. Os mecanismos ativados pelo exercício frente à redução da VLDL e TAG podem ser atribuídos às vias metabólicas de remoção destas frações lipídicas no plasma, incluindo a hidrólise pela LLP e, possivelmente pela lipase hepática, a transferência de TAG para outras lipoproteínas (por exemplo, o HDL - lipoproteína de alta densidade), através de troca de lipídios neutros, a conversão da VLDL em LDL (lipoproteína de baixa densidade), bem como a remoção das partículas de VLDL do plasma através de toda interação com receptores hepáticos e/ou periféricos. Além disso, o exercício físico regular é capaz de induzir aumento na expressão do gene e da atividade da LLP no músculo esquelético, resultando em diminuição do TAG plasmático, o qual está relacionado com a diminuição na produção da VLDL pelo fígado. A relação entre o aumento da taxa de catabolismo da VLDL e do TAG durante a fase inicial da recuperação do exercício e a reposição do *pool* de TAG intramuscular é ainda sugerida pelo aumento transitório da taxa de transcrição gênica da LLP muscular.

Captação, transporte intracitoplasmático, transporte mitocondrial e oxidação – efeitos do treinamento aeróbio moderado de longa duração

O treinamento está associado ao aumento da capacidade do músculo em oxidar AG. Em altas concentrações plasmáticas de AG, a captação do substrato pelo membro inferior treinado em comparação ao membro inferior não treinado do mesmo indivíduo é maior, o que indica uma possível alteração no transporte de AG através da membrana plasmática em decorrência do protocolo de treinamento. A permeabilidade da membrana aos AG segue cinética de saturação, uma característica indicativa da presença de transportadores para AGCL. A concentração de FABP (proteína carreadora de ácido graxos, do inglês: *fatty acid binding protein*) também está aumentada no músculo cronicamente estimulado, acarretando maior capacidade de translocação do AG intracelularmente. Há aumento da densidade mitocondrial e aumento do transporte de AGCL para o interior da organela. Ocorre, também, nítido incremento das enzimas da β-oxidação, do ciclo do ácido tricarboxílico e dos componentes da cadeia de transporte de elétrons. Essas adaptações são mais marcadas no treinamento prolongado próximo ao segundo limiar.

Recentemente, foi reconhecido que a oxidação AGCL não é apenas dependente da entrega AGCL ao músculo, mas também da regulamentação dentro do músculo. O aumento proteínas/transportadores de AG na membrana plasmática facilita o aumento do AGCL no músculo. O mecanismo que facilita a translocação destes transportadores é a própria contração muscular. TAG intramuscular podem ser hidrolisados para fornecer AG para oxidação mitocondrial, em particular durante o exercício, quando a LSH e outras enzimas são ativadas. A entrada de AGCL na mitocôndria é altamente regulada. "Esta, contudo, não envolve apenas o complexo carnitina palmitoil transferase – CPT". A entrada de AG na mitocôndria induzida pelo exercício é também regulada pela proteína transportadora de ácido graxo (FAT/CD36, do inglês: *fatty acid transport*), que também controla o transporte da membrana plasmática de AG. Entre os indivíduos, as diferenças de oxidação mitocondrial de AG parecem estar correlacionadas com o conteúdo da CPTI mitocondrial e FAT/CD36.

Além do complexo CPT, outras proteínas são cruciais no transporte de AGCL, tais como a proteína ligadora de ácidos graxos (FABP) e o ácido graxo translocase (FAT/CD36). Além disso, a natureza hidrofóbica dos lipídios requer que seu tráfego dentro da célula seja mediado por proteínas ligadoras.

A FABP citosólica foi descoberta no início da década de 70 e relatada em trabalho publicado por Mishkin et al. Além do transporte de AG para diferentes destinos no citoplasma, é atribuída uma série de funções à FABP como, modulação de enzimas específicas do metabolismo lipídico, manutenção na concentração dos AG de membrana e regulação da expressão gênica de proteínas relacionadas ao metabolismo lipídico.

Relatos de alterações da concentração ou expressão gênica da FABP em decorrência do treinamento são encontrados, na maior parte dos casos, em trabalhos que envolvem músculo esquelético. Clavel et al. (2002) relataram que o treinamento de *endurance*, em piscina (8 meses), ou com dieta rica em óleo de peixe ω-3 elevaram o conteúdo de FABP citoplasmática em ratos. Esse resultado foi acompanhado de aumento na atividade da enzima citrato sintase. Os autores concluíram que ambos os tratamentos atuaram no aumento da proteína e tal fato se deu pelo maior influxo de AG para o músculo. Em outro trabalho, ratos Wistar foram submetidos a dois treinos de frequências diferentes, um de alta frequência (cinco vezes por semana) e outro de baixa (duas vezes por semana), os dois realizados a uma velocidade de 20 m/min. Os autores não relataram aumento na concentração de FABP do músculo sóleo, no entanto a concentração de FABP no coração foi 34% maior no grupo que treinou cinco vezes na semana em comparação com o treino de baixa frequência.

No exercício ocorre aumento no fluxo de AG provenientes do TA, portanto há uma maior demanda por transportadores de membrana em vários tecidos. O aumento no transporte de membrana pode ocorrer de duas formas: maior atividade do transportador FAT/CD36 e aumento no conteúdo de transportadores na membrana por indução da translocação de vesículas contendo FAT/CD36, por aumento nas concentrações de proteína quinase C (PKC).

Lipídios na suplementação nutricional e no exercício físico

Ácido Linoleico Conjugado (CLA)

O ácido linoleico conjugado (*Conjugated Linoleic Acid* – CLA) é uma mistura de isômeros (substâncias que possuem composição e massa molecular idênticas, mas estruturas diferentes por apresentarem organização atômica molecular distinta) do ácido linoleico (18:2 ω-6) que diferem deste por apresentarem duplas ligações conjugadas. É produzido por animais ruminantes por meio do processo de fermentação bacteriana, a partir dos AG insaturados, linolênico (18:3) e linoleico (18:2) provenientes da dieta. Ao longo de sua cadeia carbônica ocorrem duas ligações duplas entre carbonos, cujas posições podem variar, havendo 28 isômeros geométricos e posicionais possíveis. As formas mais abundantes destes isômeros são 18:2 cis 9, trans 11 e 18:2 trans 10 cis 12. As duplas ligações são conjugadas, ao contrário da configuração metilênica típica.

Nos alimentos, nove diferentes isômeros foram descobertos. Contudo, os mais comumente encontrados são os isômeros 18:2 cis 9, trans 11 e 18:2 trans 10 cis 12. As principais fontes alimentares deste ácido são alimentos de origem animal, como produtos lácteos, estando presente em altas concentrações na gordura do leite, carne vermelha e ovos. No óleo de girassol é encontrada a forma não conjugada. O conhecimento do conteúdo de CLA nos alimentos é de extrema importância, pois o padrão alimentar da população brasileira vem assumindo um caráter ocidental (dieta "ocidentalizada"), ou seja, alta ingestão calórica por meio do consumo excessivo de carboidratos simples e/ou de lipídios, o que consequentemente pode refletir em alta ingestão alimentar de CLA. De acordo com Havel, 1983, indivíduos do gênero masculino e feminino consomem, habitualmente, aproximadamente 210 e 150 mg CLA/dia, respectivamente.

Dentre os efeitos de ação propostos para o CLA, podemos destacar: melhora da resposta imune; ação anti-inflamatória, anticarcinogênica e antiaterogênica; formação óssea; redução *per se* da gordura corporal na região abdominal, quando associado ao exercício físico promove redução da massa gorda; aumento da massa muscular esquelética; redução dos sintomas do diabetes e redução da pressão arterial.

A associação da suplementação do CLA com exercício físico vem sendo empregada na tentativa de maximizar o gasto energético, podendo ser uma possível estratégia no combate e/ou prevenção do acúmulo exarcebado da adiposidade corporal, como nos casos de obesidade. Além disso, alguns poucos trabalhos buscam a associação do CLA com exercício físico na tentativa de melhor desempenho.

Thom et al. (2001) avaliaram a suplementação de CLA na ordem de 0,6 g, três vezes por dia (1,8 g/dia), contendo os isômeros cis 9 trans 11 e trans 10 cis 12, por 12 semanas, em associação a programa de exercício físicos (90 min, 3 vezes por semana, exercícios diversos), em 10 homens e 10 mulheres eutróficos (25 kg/m) e saudáveis. Seu estudo mostra que a suplementação com CLA promoveu redução significativa na massa gorda durante todo período experimental, porém não foi observada redução na massa corporal. Os autores sugerem a possibilidade de o exercício físico ter uma influência positiva em conjunção à administração do CLA sobre os parâmetros analisados.

Banu et al. (2006) compararam os efeitos da ingestão de CLA (0,5% da dieta; isômeros cis 9 trans 11 e trans 10 cis 12 em proporções iguais) ou óleo de girassol (0,5% da dieta), durante 14 semanas, sobre as massas óssea e corporal de camundongos sedentários e treinados em esteira (50 min/dia a 0,6 milhas/h; 5x/sem). Os autores observaram nos grupos suplementados com CLA, em comparação ao óleo de girassol, redução da massa corporal (~35%) e aumento da massa óssea (~15%) nos animais sedentários e apenas redução da massa corporal (~21%) nos animais treinados.

Gordura *trans*

A gordura *trans* começou a ser utilizada em larga escala nos anos 80, para conferir mais sabor, melhorar a consistência e até aumentar o prazo de validade de alguns alimentos. Ela é obtida depois que os óleos vegetais são submetidos a um procedimento químico chamado hidrogenação. No processo de hidrogenação é adicionado hidrogênio a óleos vegetais e estes se solidificam. O resultado é uma gordura mais espessa, que foi batizada com o prefixo latino "*trans*" porque, nesse processo, há um movimento bastante radical no interior da estrutura molecular da gordura que desempenha mudança em sua conformação

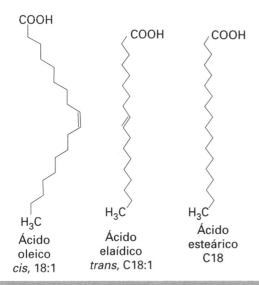

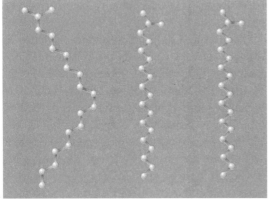

FIGURA 5.7 Diferença estrutural entre lipídios saturado, cis e trans.

espacial (Figura 5.7). As principais fontes de gordura *trans* são a margarina, sobretudo a vendida na forma de tablete, as massas prontas para o consumo e os lanches fritos. A margarina em tablete é normalmente usada em recheios de bolachas, em salgadinhos, tortas e bolos (frituras também podem ter gordura *trans*, dependendo do modo de preparo). Quanto mais dura é a margarina, maior a concentração de gordura *trans*.

A gordura *trans* pode ser mais prejudicial que a saturada, visto que altera o metabolismo lipídico, e isso eleva as concentrações plasmáticas de LDL--colesterol da mesma forma que uma dieta rica em gordura saturada e provoca riscos semelhantes de desenvolvimento de doenças cardiovasculares.

O interesse pelos ácidos graxos *trans* foi renovado no início da década de 90, quando se observou que o consumo de dieta enriquecida com o ácido monoinsaturado elaídico (*trans*) comparada à com ácido monoinsaturado oleico (cis) resultou não só em aumento nas concentrações plasmáticas de colesterol total e LDL, como também em menores concentrações de HDL. Recentemente, o papel dos AG *trans* sobre o metabolismo lipídico foi revisto e eles foram cada vez mais implicados como fatores de risco para doença arterial cardiovascular em situações ainda não totalmente esclarecidas.

Mozaffarian et al. (2009) sugerem que a redução do consumo de óleos parcialmente hidrogenados através de intervenção governamental é viável e traria provavelmente resultados benéficos para a saúde, assim como redução do custo da saúde social. A incidência de doença coronariana na sociedade atual tem aumentado, e esse aumento provavelmente ocorre em virtude de vários fatores, como níveis baixos de atividade física e outros hábitos alimentares pouco saudáveis, além de ingestão de óleos parcialmente hidrogenados.

Ácidos graxos de cadeia longa

A estreita associação entre o exercício aeróbio e a capacidade de utilização de AG sugere que a suplementação lipídica na dieta possa aumentar a capacidade oxidativa no músculo esquelético. Existe, entretanto, muita controvérsia a este respeito. Enquanto diversos estudos demonstram que a referida suplementação não apresenta efeito relevante sobre esse parâmetro, outros indicam um aumento do desempenho em ratos, humanos e cães, após a suplementação com dietas de alto teor lipídico. Neste último caso, os vários autores verificaram um efeito mais acentuado da dieta lipídica (DRL – dieta rica em lipídios) em relação à suplementação com carboidratos. Os lipídios presentes na DRL podem ter três diferentes destinos, ainda segundo revisão de Ayre e Hulbert (1996): ser oxidados imediatamente, fornecendo energia; ser armazenados, para uso posterior; ou, ainda, ser incorporados às membranas. Qualitativamente, a proporção de AG poliinsaturados, por exemplo, altera marcadamente a composição dos fosfolipídios na fibra muscular, e a deficiência de AG essenciais afeta a função muscular em ratos, diminuindo o desempenho.

Nemeth et al. (1992) demonstraram que a DRL pode modificar o metabolismo lipídico em três diferentes tipos de músculo de ratos recém-nascidos e adultos, induzindo, já após uma semana, aumento marcado nas enzimas da β-oxidação, incremento do fluxo através do ciclo de Krebs e redução na atividade da fosfofruto quinase, enzima da via glicolítica. O conteúdo e o tipo de lipídios na dieta afetam sabidamente a captação de glicose pelas células. As DRL estão relacionadas à diminuição da tolerância à glicose e redução da sensibilidade à insulina no organismo. A suplementação rica em lipídios está associada à translocação normal com ativação reduzida dos transportadores de glicose no músculo. Outros autores relatam, ainda, que há redução na transcrição para GLUT-4, sendo que a expressão gênica do receptor para insulina não está alterada. Além disso, o transporte de glicose estimulado pela insulina parece ser afetado pelo tipo de gordura ingerida.

O aumento de desempenho associado às DRL pode estar relacionado ao aumento da disponibilidade de AG e às adaptações do músculo, incrementando sua capacidade de utilização de AG e, desta forma, reduzindo o consumo de glicogênio e retardando a instalação da fadiga. O tratamento (parenteral) com Intralipid (emulsão com 90% de AG insaturados) e heparina (que libera a LLP do endotélio) aumenta significativamente os níveis de AG circulante. Muitos autores relatam redução na utilização do glicogênio após administração de DRL, enquanto outros não verificaram alteração no uso deste substrato após a suplementação. Romijn et al., entretanto, apontam para o fato de que a concentração de AG plasmática só será inferior à capacidade de oxidação deste substrato pelo músculo durante o exercício de alta intensidade (< 70% VO$_2$máx), quando há redução significativa deste parâmetro (de 0,6 mM, em condições de jejum, para 0,2 mM a 0,3 mM). Assim, nestas condições, a infusão de Intralipid e heparina gera um aumento da concentração de AG para 1 mM, o que resulta numa maior preservação dos depósitos de glicogênio intramusculares. Contudo, a oxidação do lipídio administrado não chega àquele valor observado durante o exercício moderado, indicando que outros fatores, além da disponibilidade de AG, influenciam a oxidação lipídica no exercício a 85% da VO$_2$máx.

Lapachet et al. (1996) utilizaram uma DRL (79% do valor calórico total ingerido) associada a uma suplementação com carboidratos três dias antes do esforço exaustivo em ratos submetidos ao treinamento em esteira por oito semanas. Os resultados demonstraram que essa estratégia foi capaz de aumentar o tempo para instalação da fadiga, reduzindo a utilização de glicogênio pelas fibras musculares. Os autores ressaltam, no entanto, que há uma estreita relação entre a suplementação com a DRL e o aumento da deposição de gordura no tecido adiposo dos animais estudados, e comentam que o consumo prolongado de dietas ricas em lipídios está associado à instalação de vários quadros patológicos.

Ácidos graxos de cadeia média

Os AGCM são muito mais solúveis que os de cadeia longa, fato que facilita a ação da lipase, requerendo menor quantidade de sais biliares. O AGCM não é reesterificado no enterócito e é transportado diretamente através da circulação portal, mais rápida que a linfática, ligado à albumina e não requer carnitina para permear a mitocôndria. Além disso, são mais prontamente oxidados que os AGCL e não se acumulam no tecido adiposo. Altas concentrações de glicose não diminuem a oxidação desse substrato como fazem com a de AGCL. Há, no entanto, desvantagens no consumo de altas quantidades deste tipo de AG, ainda segundo a revisão de Linscheer e Vergroesen (1988), que promovem cetose e, quando não ligados à albumina, podem atravessar a barreira hematoencefálica e induzir o coma.

Em estudos em que foram testadas dietas ricas em AGCM comprovou-se sua alta disponibilidade metabólica (cerca de 70% do AG ingerido foi oxidado), tendo sido observado um indesejável aumento na concentração de lactato após a dieta. Foi ainda relatado um aumento de desempenho (atribuído à indução de enzimas mitocondriais) em ratos submetidos a um protocolo de natação após duas semanas de suplementação (dose 80 g/kg). Outros autores relatam ausência de efeito da suplementação sobre o conteúdo de glicogênio muscular, mesmo quando a quantidade máxima tolerada (29 g a 30 g) desse substrato foi ministrada por três dias, em conjunto ou não com carboidratos (quando, então, não há inibição do esvaziamento gástrico), em humanos pedalando a 50% da $VO_2máx$.

O benefício da suplementação com dietas ricas em lipídios ou a infusão de emulsões lipídicas como o Intralipid para o desempenho não está ainda, portanto, bem estabelecido, uma vez que são relatados resultados bastante controversos. Apesar de haver implemento de alguns parâmetros quando da suplementação, existem vários argumentos para contraindicá-la, como a forte associação do excesso de gordura com diversas doenças. Cabe ao profissional pesar os prejuízos e benefícios advindos de tal prática e utilizá-la com a cautela necessária.

Suplementação com carnitina e utilização de ácidos graxos de cadeia longa

A carnitina foi descoberta no início deste século, por Gulewich e Krimberg (1905), e duas décadas depois sua estrutura química foi determinada. Somente na década de 1950 esse composto foi reconhecido como um nutriente essencial para uma espécie de verme (*Tenebrio molitor*). Nessa época, a carnitina era conhecida também como vitamina B_T. Foi quando, então, Friendman e Fraenkel (1955) estudaram seu metabolismo e Fritz mostrou que a carnitina estimulava a oxidação de ácidos graxos no homogenato de fígado. Estes estudos levaram à descoberta de que a carnitina carreava ácidos graxos ativados através da membrana mitocondrial.

A L-carnitina é uma amina quaternária (ácido butírico β-hidroxi-ytrimetil-amina) presente na maioria dos tecidos dos mamíferos, de peso molecular 161,2:

$$(CH_3)_3N^+ — CH_2 — \underset{OH}{CH} — CH_2 — COO^-$$

Ela é sintetizada no organismo a partir de dois aminoácidos essenciais: lisina e metionina. Além deles, ascorbato, niacina e vitamina B_6, assim como ferro reduzido são necessários para sua síntese, que, em humanos, ocorre principalmente no fígado e rim. Na verdade, tanto fígado, rim, coração e músculo esquelético humanos convertem trimetil-lisina originada da digestão intestinal de proteínas e/ou de um passo de metilação da lisina livre para y-butirobetaína, mas apenas fígado, rim e cérebro convertem esse composto em carnitina. Os tecidos como o músculo esquelético e o miocárdio, que dependem da oxidação de ácidos graxos e requerem carnitina, são altamente dependentes do transporte de carnitina dos principais sítios de síntese. A concentração total de carnitina no músculo humano, que representa o reservatório onde estão concentrados mais de 90% da carnitina corporal, é resistente a mudanças induzidas pelo exercício de alta intensidade e resistência.

A concentração de carnitina varia segundo a espécie em diferentes tecidos. No músculo, por exemplo, pode variar entre 1 mM em ratos, a 3 mM e 4 mM em humanos e atinge valores ainda maiores em ruminantes. A concentração de carnitina plasmática total em humanos em repouso varia de 41,3 mM a 64,3 mM, sendo que a carnitina livre representa entre 70% e 85% do total. Da fração de carnitina esterificada, no repouso, cerca de

40% a 50% está na forma acetilada. O total de carnitina estocada num indivíduo adulto, em média (30 kg de massa muscular), pode ser estimado em 20 g a 25 g. A excreção diária de carnitina é de 100 µmol a 300 µmol ou 15 mg a 50 mg.

Em geral, a quantidade de carnitina encontrada em alimentos de origem vegetal é menor que aquela encontrada nos de origem animal. Ela aparece nos alimentos na forma de carnitina livre e ésteres de ácidos graxos de cadeias longa e curta de carnitina. A carnitina é absorvida pelo intestino delgado tanto por um processo ativo sódio dependente como por um processo passivo. Em um indivíduo normal, a perda de carnitina se dá quase exclusivamente por excreção renal.

A concentração de carnitina livre em humanos depende da dieta, do sexo e da idade. Sabe-se que pessoas mais velhas sofrem uma redução na excreção de carnitina. O metabolismo da carnitina também parece estar relacionado à atividade física. Suzuki et al. mostraram que houve aumento na excreção de carnitina pela urina em três estudantes de educação física depois da realização de um exercício intenso de corrida.

A concentração de carnitina num dado sítio é resultado de vários processos metabólicos, incluindo a captação e a síntese de carnitina, seu transporte para dentro e para fora do tecido e sua eliminação. Pelo fato de muitos tecidos possuírem uma concentração de carnitina maior que a concentração plasmática, depreende-se que uma captação ativa está acontecendo. De acordo com Brooks e McIntosh (1975), o tempo de circulação da carnitina é menor para o rim e o fígado (0,4 h e 1,3 h, respectivamente) que para o músculo esquelético (105 h) e para o cérebro (220 h). A taxa máxima de captação da L-carnitina pelo músculo esquelético é três vezes menor que para o fígado. A L-carnitina é captada por um sistema de transporte ativo mediado por carreadores. A afinidade parece ser maior para o músculo vermelho que para o branco, possivelmente uma decorrência do grande volume de densidade mitocondrial no primeiro.

A L-carnitina é importante na regulação do metabolismo e proporciona o uso mais eficiente dos AGCL; modula também o metabolismo da coenzima A (COA) e a cetogênese, bem como melhora o metabolismo nitrogenado, estimulando a oxidação de aminoácidos de cadeia ramificada no músculo.

O isômero D-carnitina, apesar de ser captado com menor eficiência, é eliminado do organismo mais rapidamente. A suplementação de grandes doses de D-carnitina causa depleção de seu isômero biologicamente ativo, a L-carnitina, no músculo cardíaco e esquelético, proporcionando uma técnica útil para os estudos das consequências fisiológicas e bioquímicas da deficiência de carnitina.

Nos tecidos de mamíferos, o transporte de ácidos graxos de cadeia longa para a matriz da mitocôndria é realizado através de uma etapa dependente desta amina. Três componentes enzimáticos estão envolvidos: carnitina palmitoil transferase I (CPT I), carnitina palmitoil transferase II (CPT II) e carnitina acilcarnitina translocase. Após ativação pela acil-CoA sintetase, gerando acil-CoA, o ácido graxo de cadeia longa é transesterificado à acilcarnitina através da ação catalítica da carnitina palmitoil transferase I. A carnitina-acilcarnitina translocase age sequencialmente, transferindo o complexo carnitina-acil CoA para a segunda carnitina palmitoil transferase que, então, regenera a carnitina e o acil-CoA graxo (Figura 5.8). A CPT I hepática encontra-se firmemente ligada à face interna da membrana mitocondrial externa, enquanto que a CPT II liga-se à face interna da membrana mitocondrial interna. CPT I e II são proteínas distintas, sintetizadas a partir de RNAm específicos. A CPT I está sujeita à inibição promovida por diversos fatores, como malonil-CoA. A inibição por malonil-CoA representa uma das formas de regular, em condições fisiológicas ou patológicas, a atividade da CPT I e, portanto, a oxidação de ácidos graxos. CPT I e II têm propriedades cinéticas distintas, com valores de Km (constante de Michaels-Menten) diferentes. Quando a CPT I de diferentes tecidos é comparada, verifica-se que, para uma mesma espécie, a enzima hepática tem maior peso molecular que a forma muscular e cardíaca. Ocorrem diferentes isoformas no organismo, relacionadas à sensibilidade distinta ao malonil-CoA.

Aceita-se presentemente que a CPT I representa o principal sítio de controle da oxidação de ácidos graxos. Três mecanismos de regulação são descritos para essa enzima: a) mudanças na atividade máxima da enzima; b) variação da concentração de malonil-CoA; c) alteração na sensibilidade da enzima à inibição por malonil-CoA. As propriedades cinéticas e regulatórias da CPT I mudam conforme o estado nutricional e o quadro hormonal do animal. Durante o jejum, por exemplo, há marcado aumento da atividade da CPT I, que se reduz após a ingestão de alimento, verificando-se uma mudança da ordem de 2,5 vezes na atividade da enzima, em função de modificações na sensibilidade ao malonil-CoA. Thumelin et al. não observaram, contudo, alteração da atividade da CPT II sob as mesmas circunstâncias. A insulina, o glucagon, o estrogênio, os hormônios tiroideanos são hormônios que regulam a atividade da CPT I.

Os mecanismos de regulação da atividade da CPT II têm sido estudados recentemente, e alguns fatores parecem estar relacionados ao controle dessa enzima, como hormônios sexuais e o treinamento físico de resistência (65% VO$_2$máx).

Muitos são os trabalhos empenhados em garantir a importância da carnitina como fator limitante da oxidação de ácidos graxos durante uma situação de estresse como o exercício físico. Pensando no papel dessa amina no transporte de AG para o interior da mitocôndria, muitos experimentos foram feitos com o intuito de retardar a instalação da fadiga. Estudos recentes reportam que a administração da L-carnitina pode reduzir a concentração sanguínea de lactato durante o exercício intenso. No entanto, os valores de pico de lactato e das taxas de desaparecimento são iguais depois do exercício, com ou sem a administração de L-carnitina. Esse fato indiretamente depõe contra o papel prático da carnitina suplementada como "armadilha temporária de acetil". Vários autores, como Gorostiaga et al. (1989), sustentam a ideia de que o aumento na oxidação de AG e do ciclo da carnitina durante a atividade física poderia ser um fator redutor da concentração da carnitina, ou seja, o exercício seria capaz de produzir uma deficiência do aminoácido tanto em ratos como em humanos normais, e que a suplementação de L-carnitina poderia então ser capaz de aumentar o poder oxidativo, resultando no aumento do estoque de glicogênio muscular e, portanto, em melhora do desempenho do atleta.

Contudo, outros autores acreditam que a concentração de carnitina não é um fator limitante no processo oxidativo de AG durante o repouso ou no exercício aeróbio, e que o aumento no metabolismo lipídico pelo exercício pode ser sustentado por níveis endógenos de carnitina. Alguns trabalhos se propuseram a determinar se a suplementação de L-carnitina resultaria na preservação do glicogênio muscular em decorrência do aumento da oxidação lipídica durante o exercício. A suplementação exerceria, então, uma influência positiva, aumentando a capacidade de tamponamento de piruvato e reduzindo o acúmulo do lactato muscular, o que reduziria a fadiga central. No entanto, a administração de L-carnitina não modificou o metabolismo energético durante o exercício num estado de depleção de glicogênio, mesmo quando a taxa de oxidação lipídica era duas vezes maior que a observada no estado normal. Mesmo que a concentração muscular de L-carnitina seja aumentada (40%) ou reduzida (60%), não ocorre alteração na taxa de glicogenólise muscular durante o exercício de longa duração e baixa intensidade. A redução em 48% da concentração de carnitina, por exemplo, não afetou nem a oxidação de palmitato, nem a capacidade de sustentar o exercício, nem tampouco o balanço nitrogenado em ratos.

A suplementação de L-carnitina, portanto, não parece ser fator determinante do aumento na oxidação e transporte de AG durante atividade física, uma vez que esta é elemento metabolicamente reciclável. A regulação da atividade do complexo CPT parece ser mais importante na determinação da capacidade oxidativa que o aumento da concentração de carnitina durante a atividade física. Esse sistema enzimático é altamente regulado por fatores como hormônios e prostaglandinas, também alterados durante o exercício. Outro elemento vai de encontro à importância da suplementação de L-carnitina, são os trabalhos que mostram que mesmo com o aumento plasmático de carnitina após suplementação não há maior concentração muscular desta, devido, provavelmente, à limitação dos transportadores de carnitina para o músculo que, durante o exercício, podem estar saturados. Assim, sabendo que a suplementação prolongada de L-carnitina (17 semanas) aumentava o conteúdo muscular, Vukovich et al.mostraram o efeito da suplementação aguda (7 a 14 dias), que resultou no aumento da concentração de carnitina no plasma, mas não no músculo. Logo, parece muito improvável que a L-carnitina esteja influenciando quantitativamente a oxidação de gorduras durante o exercício em indivíduos saudáveis, embora haja indícios de que a suplementação com L-carnitina possa influenciar o metabolismo de aminoácidos.

De fato, a manipulação de dietas com ácidos graxos e/ou potenciais estimuladores do metabolismo lipídico podem não necessariamente proporcionar os efeitos sobre o metabolismo, e sim induzir mudanças na expressão gênica de várias proteínas relacionadas à lipólise e oxidação, principalmente no tecido hepático, as quais possivelmente ocasionarão os efeitos sobre a homeostase corporal (Figura 5.8).

Controle da lipólise no tecido adiposo

A concentração de AG no plasma é o resultado de um equilíbrio entre a lipólise no TA, a captação pelo fígado e a oxidação pelo músculo, coração, fígado e outros tecidos. Assim, uma má regulação da lipólise pode significativamente afetar as concentrações plasmáticas de AG. A diminuição da atividade lipolítica pode levar ao acúmulo dos estoques de TA. A chave para o controle do peso corporal é o balanço energético. Quando o gasto energético é igual

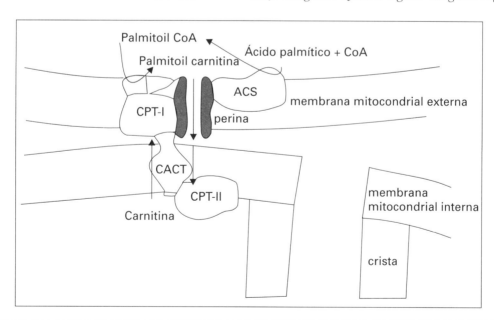

FIGURA 5.8 Transporte mitocondrial de ácidos graxos de cadeia longa. (r) sítio de ligação ao malonil CoA; (c) sítio catalítico da CPT I voltado para o citossol; ACS: acil CoA sintetase; CPT I: carnitina palmitoil transferase; CACT: carnitina acil-carnitina translocase; CPT II: carnitina palmitoil transferase II.
Adaptado de: Yamashita et al., 2008.

à ingestão energética, teoricamente o peso corporal é mantido; no entanto, para promover a perda de peso, é necessário criar um desequilíbrio que leve a um *déficit* energético. Acerca disto, o exercício físico contribui para a criação de um *déficit* energético, aumentando o gasto energético total, e este pode promover a perda de peso. No entanto, apesar de o exercício ser uma intervenção importante na perda de peso, é necessário compreender a magnitude dessa contribuição.

Mcgarr et al. (1976) encontraram aumento da LSH (3 vezes) no tecido adiposo de animais treinados quando comparado a animais sedentários, acompanhado da diminuição do tamanho do adipócito. Richterova et al. mostraram que, apesar de o treinamento aeróbio em mulheres obesas não alterar a quantidade de receptores adrenérgicos β2 e α2, houve uma melhora da resposta do tecido adiposo a um estímulo adrenérgico, que pode ser explicado por mecanismo pós-receptor (Figura 5.9). Enevoldsen et al. (2000) demonstraram que a aplicação do protocolo crônico de exercício moderado aumentou a atividade e a expressão proteica da LSH no tecido adiposo retroperitoneal e mesentérico de ratos. Estudos *in vitro* em adipócitos do tecido adiposo subcutâneo de humanos e parametrial e epididimal de ratos, mostraram que o treinamento aeróbio moderado foi eficiente em aumentar a taxa lipolítica. Num estudo *in vivo*, foi demonstrado que o treinamento aeróbio moderado aumentou a taxa de lipólise estimulada pela adrenalina tanto no TA intra-abdominal (retroperitonial, parametrial e mesentérico) como no subcutâneo, porém este último com um menor aumento.

Além do LSH, as perilipinas desempenham um papel importante na regulação da lipólise. As perilipinas pertencem a uma família de fosfoproteínas hidrofóbicas que são fosforiladas pela proteína quinase A (PKA) (Figura 5.9). Estas proteínas são específicas dos adipócitos e estão intimamente associadas com a gotícula lipídica. A função das perilipinas é impedir a lipólise em condições basais, favorecendo a deposição dos lipídios. Quando LSH transloca à superfície da gotícula lipídica, as perilipinas, que atuam como uma barreira à ação da enzima, são fosforiladas pela PKA e perdem a sua capacidade de bloqueio. As perilipinas são necessárias para maximizar o armazenamento de TAG no tecido adiposo.

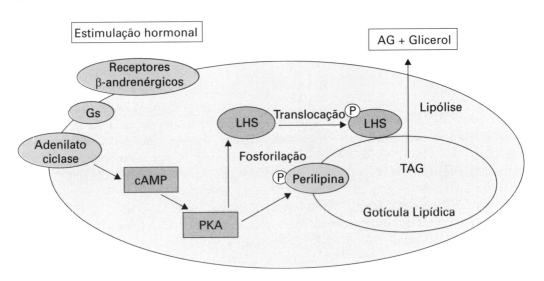

FIGURA 5.9 Modelo da lipólise no adipócito iniciada pela estimulação adrenérgica, ativação da guanilato ciclase (Gs) e adenilato ciclase, induzindo aumento nas concentrações de cAMP. Ativada, a PKA fosforila (P), então, ambos LHS (lipase hormônio sensível) e perilipina. LHS transloca-se para a superfície e hidrolisa os TAG da gotícula lipídica, liberando moléculas de ácidos graxos (AG) e glicerol.

Exercício intermitente e possíveis estimuladores

Diferentes estratégias vêm sendo exploradas na intenção de maximizar o gasto energético direcionando a perda de peso. Dentre tais estratégias destaca-se o treinamento intermitente, o qual é caracterizado pela execução de repetidas sessões de curtos ou longos períodos, preferencialmente de alta intensidade (aproximadamente 100% do VO$_2$máx), intercaladas por pausas (recuperação passiva) ou períodos de menor intensidade (recuperação ativa), visando à recuperação do indivíduo. Comparando-se ao treinamento aeróbio contínuo de intensidade moderada, os treinamentos ditos intermitentes também levam a alterações fisiológicas e metabólicas semelhantes.

Estudos realizados utilizando modelo intermitente têm mostrado que a variação de intensidade, duração do trabalho e os períodos de recuperação podem levar a diversas adaptações metabólicas. Esse tipo de treinamento é frequentemente utilizado nos esportes de alto desempenho, como atletismo, futebol, basquete e tênis.

Modalidades esportivas praticadas atualmente na sociedade são caracterizadas como exercícios intermitentes. Segundo Bergeron et al. (2007) o tênis é uma modalidade caracterizada como exercício intermitente devido aos *sprints* de variadas intensidades e numerosos períodos de recuperação; no entanto, segundo o autor, o entendimento de suas demandas energéticas e metabólicas permanecem obscuras por causa dos poucos estudos realizados com esse esporte. Além do tênis, o futebol é outra modalidade muito praticada na sociedade ocidental e também é marcado por períodos de alta intensidade seguidos de caminhadas durante as partidas. Diversos autores defendem o aumento na prática de atividades regulares na sociedade como solução no combate ao sedentarismo, uma vez que a prática de atividades competitivas semelhantes às modalidades esportivas geralmente é acompanhada de maior entusiasmo e engajamento.

A dificuldade para caracterizar o tipo de atividade realizada durante a prática fez com que diversos autores utilizassem estratégias para mimetizar o esforço aplicado nas várias modalidades. Contudo, devido à variedade de protocolos empregados, sabe-se pouco sobre treinamentos que utilizam exercícios intermitentes de alta intensidade caracterizado em várias modalidades e sua relação com o metabolismo de lipídios. Essen demonstrou que o treinamento intermitente (112% do VO$_2$máx durante 60 minutos, com relação exercício/recuperação de 15 segundos) impediu a depleção dos estoques de glicogênio, em decorrência de uma maior contribuição de lipídios, quando comparado com o exercício contínuo (102% VO$_2$máx mantido entre 4 min a 6 min), ambos realizados à mesma velocidade. Segundo o autor, após 60 minutos do treinamento intervalado, as fibras tipo I (oxidativas) e II (predominantemente glicolíticas) contribuíram de modo semelhante na oxidação de substratos, enquanto que no exercício contínuo a depleção de glicogênio foi maior nas fibras tipo II.

Chilibeck et al. (1998), aplicando protocolo de treinamento composto de exercícios intermitentes e contínuos em roedores por 12 semanas, demonstraram que os treinos intervalados e contínuos aumentaram a razão de oxidação de ácidos graxos nas mitocôndrias subsacolermais e intermiofibrilares, comparando os dois protocolos com o grupo controle. A oxidação de palmitoil foi significantemente maior no grupo submetido ao treinamento intermitente quando comparado com o treinamento contínuo. De acordo com Tremblay et al., vinte indivíduos treinados de forma intermitente e a alta intensidade mostraram elevação na concentração das enzimas 3-hidroxiacil CoA desidrogenase e malato desidrogenase relacionadas com a beta-oxidação e ciclo de Krebs, respectivamente, demonstrando maior atividade em indivíduos treinados com exercícios intermitentes quando comparados com o treinamento contínuo. Além disso, o treinamento intermitente levou a uma maior redução nas medidas das dobras cutâneas.

Talanian et al. (2007) submeteram oito mulheres a sessões diárias de 4 minutos de exercício (ciclo ergômetro) a 90% do VO$_2$máx, com intervalos de 2 minutos de recuperação durante duas semanas e relataram aumento nas proteínas beta-hidroxi-acil-CoA desidrogenase, LHS e FABP, em comparação com os valores encontrados antes das duas semanas de treinamento.

Burgomaster et al. (2008) dividiram 20 jovens saudáveis em dois grupos e aplicaram um protocolo de exercício moderado (40 min a 60 min/ 60% VO$_{2máx}$/ 5 x semana/ 2250 Kj/sem.) ou intermitente de alta intensidade (4 a 6 tiros de 30 segundos: 4 min de intervalo/ 100% VO$_{2máx}$/ 3 x semana/ 225 Kj/sem.), durante seis semanas, e demonstraram a mesma taxa de oxidação de carboidratos e lipídios durante as sessões. O grupo concluiu que o grupo intermitente mostrou-se *time-efficient*, em comparação ao grupo contínuo, ou seja, resultados semelhantes podem ser alcançados em um menor tempo de atividade realizada a altíssimas intensidades. A autora citada acima faz parte do grupo liderado pelo professor Martin Gibala, o qual defende amplamente, em vários trabalhos, essa estratégia como solução para a "falta de tempo" na sociedade ocidental.

Outra estratégia que vem sendo adotada no intuito de promover a perda de peso é a suplementação com guaraná. O guaraná é usado na indústria farmacêutica e na fabricação de refrigerantes, xaropes, sucos, pó e bastões. São atribuídos ao guaraná, entre outras, as seguintes propriedades: estimulante, afrodisíaco, ação tônica cardiovascular, combate a cólicas, nevralgias e enxaquecas e ação diurética e febrífuga.

O consumo do guaraná (Paullinia cupana, planta nativa da Amazônia) tem aumentado em todo mundo. Isso acontece, em parte, pela sua inclusão na composição de diferentes produtos de suplementação dietética, e também em medicamentos adjuvante na promoção da redução de peso.

Sale et al. (2006) ressaltam que uma única dose de guaraná induz pouco ou nenhum efeito sobre aumento no gasto energético e/ou redução do peso corporal. Boozer et al. verificaram que uma preparação de plantas com Ma Huang (efedrina) e guaraná como os principais ingredientes ativos, administrada com dieta associada ao treinamento físico, promoveu significante perda de peso e gordura corporal em sujeitos com sobrepeso quando comparado ao grupo tratado com placebo. A perda de peso e adicionais benefícios observados em indivíduos tratados com mistura de plantas foram acompanhados por efeitos estimulantes, característica da efedrina e cafeína.

Acerca disto, estudo conduzido em nosso laboratório observou que os efeitos sobre o metabolismo lipídico muscular em animais suplementados com guaraná foram abolidos quando se retirou o conteúdo de cafeína deste suplemento. Esses resultados demonstram que os efeitos do guaraná são dependentes da cafeína presente em seu conteúdo.

Papel endócrino do tecido adiposo

O TA é visto tradicionalmente como uma célula primariamente envolvida no armazenamento energético. Entretanto, já está claro que ele exerce outras funções, e apresenta função endócrina importante, a qual é desempenhada tanto pelos adipócitos como por outros tipos celulares que compõem os 5% da massa celular não composta por lipídios, tais como pré-adipócitos, fração estromal vascular e macrófagos. Sabe-se que a célula adiposa recebe a influência de vários sinais, como insulina e catecolaminas, e, em resposta, secreta peptídeos bioativos, chamados de "adipocinas" (Figura 5.10). Essas adipocinas agem de maneira autócrina, parácrina e endócrina, participando da regulação da ingestão alimentar e do balanço energético, atuando no sistema imune, na sensibilidade à insulina, na angiogênese e na regulação da pressão arterial e do metabolismo lipídico. Algumas dessas adipocinas, como o fator de necrose tumoral (TNF-α), interleucinas 6 e 10 (IL-6 e IL-10), apresentam papel fundamental sobre o metabolismo durante e após exercício físico agudo e crônico.

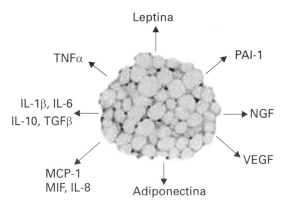

FIGURA 5.10 Tecido adiposo como órgão secretor de hormônios. TNF-α: fator de necrose tumoral alfa, IL-1β: interleucina 1 beta, IL-6: interleucina 6, IL-10: interleucina 10, TGFβ: fator de transformação de crescimento beta, MCP-1: proteína quimioatraente de monócitos 1, MIF: fator de inibição de migração de macrófagos, IL-8: interleucina 8, VEGF: fator de crescimento do endotélio vascular, NGF: fator de crescimento neuronal, PAI-1: inibidor do ativador do plasminogênio 1.

Adaptado de Trayhurn e Beattie, 2001.

Durante o exercício de intensidade moderada de longa duração, o músculo esquelético aumenta sua capacidade de produção de IL-6 em até 100 vezes. A IL-6 é conhecida hoje como a primeira miocina (citocina secretada pelo músculo esquelético). O efeito anti-inflamatório induzido pelo exercício provém do aumento primeiramente da IL-6 e, em seguida, do aumento da IL-1ra e da IL-10. Temos que ressaltar que a IL-6 é considerada uma citocina imunomodulatória.

O efeito anti-inflamatório da IL-6 é também demonstrado pelo fato de estimular a produção da IL-1ra e da IL-10. O aparecimento da IL-10 e da IL-1ra na circulação após exercício também contribui para o efeito anti-inflamatório induzido pelo mesmo.

Em 1989, Fiorentino et al. observaram que um fator produzido por células T ativadas foi capaz de inibir a produção de citocinas pró-inflamatórias. Este fator foi nomeado de interleucina 10 (IL-10).

Estudos têm demonstrado que a IL-10 tem sua produção aumentada no tecido adiposo em processos inflamatórios, exercendo uma função predominantemente imunomoduladora nessas condições. Essa linha de raciocínio sugere que a IL-10 atuaria como um mecanismo de retroalimentação negativa ao excesso de adipocinas pró-inflamatórias, como, por exemplo, o TNF-α. Juge-Aubry et al. (2005) demonstraram que o tecido adiposo é uma fonte importante de IL-10, e sua secreção está aumentada em indivíduos obesos quando comparados com magros. A produção da IL-10 no tecido adiposo de indivíduos obesos parece ser estimulada pelo TNF-α. Os autores sugerem ainda que este aumento seja um mecanismo de retroalimentação, na tentativa de minimizar os efeitos deletérios causados pelo TNF-α. A IL-10 atua, em uma variedade de tipos celulares, inibindo a produção de várias pró-citocinas, tais como: TNF-α, IL-1β e IL-6, e estimulando a sua própria produção. A IL-10 inibe ainda a geração de espécies reativas do oxigênio (intermediários) e aumenta a liberação dos receptores solúveis do TNF (TNFRs), os quais podem antagonizar os efeitos do TNF-α.

O efeito crônico do exercício (treinamento) sobre a produção de citocinas pró-inflamatórias tem sido recentemente estudado. O tecido adiposo mesentérico de ratos submetidos ao protocolo de treinamento aeróbio crônico (8 semanas, 5 vezes por semana, 60% do VO$_2$máx) apresentou aumento na concentração de TNF-α, e um aumento ainda superior da IL-10, quando comparados ao grupo sedentário. Acreditamos que o aumento do TNF-α relaciona-se a um possível papel modulador sobre o metabolismo lipídico, proporcionando lipólise em tecidos adjacentes. O aumento ainda mais exarcebado da concentração da IL-10 ocorreria, por sua vez, para bloquear os possíveis efeitos deletérios causados pelo TNF-α. Este raciocínio fica mais evidente quando apresentamos o balanço IL-10/TNF-α, aumentado no grupo treinado em relação ao grupo sedentário.

REFERÊNCIAS BIBLIOGRÁFICAS

- Ahlborg G, Felig P, Hagenfeldt L, et al. J. Clin Invest. 1974;53:1080-90.
- Albers R, Wielen RP, Brink EJ, et al. Eur J Clin Nutrition. 2003;57:595-603.
- Alsted TJ, Nybo L, Schweiger M et al. Am J Physiol Endocrinol Metab. 2009;296:E445-53.
- Andersson LO. Plasma proteins. In: Blomback B, Hanson LA. editors. New York: John Wiley and Sons, 1979.
- Arner P, Kriegholm E, Engfeldt P et al. J Clin Invest. 1990;85:893-8.
- Arner P. N Engl J Med. 1995;333:382-3.
- Ayre KJ, Hulbert AJ. J App Phisiol. 1996; 80: 464-71.
- Babineau C, Léger L. Int. J. Sports Med. 1997; 18:13-9.
- Bangsbo J, Norregaard L, Thorso F. Can. J. Sport Sci. 1991;16:110-6.
- Banni S. Current Opinion in Lipidology. 2002; 13:261-6.
- Banu J, Bhattacharya A, Rahman M, et al. Lip Heal Dis. 2006;23:5-7.
- Bass NM. Chem Phys Lipids. 1985;38:95-114.
- Belmonte MA, Aoki MS, Tavares FL, et al. Med Sci Sports Exerc. 2004;36:60-7.
- Belury MA, Mahon A, Banni S. J Nutr. 2003; 133:257S-60.
- Bergeron MF, Maresh CM, Kraemer WJ, et al. Int. J. Sports Med. 1991;5:474-9.
- Bergeron MF. New Dir. Youth Dev. 2007;115: 27-41.
- Bhattacharya A, Rahman MM, Sun D, et al. J Nutr. 2005;135:1124-30.
- Billat LV. Sports Med. 2001;31:13-31.
- Bjorntorp P. Food, nutrition and sports performance. In: Williams C, Devlin JT. editors. London, 1992.
- Bjorntrop P. Obesity Research. 1993;1:206-22.
- Bonen A, Luiken JJ, Arumugam Y, et al. J Biol Chem. 2000;275:14501-8.
- Bonen A, Parolin ML, Steinberg GR, et al. FASEB J. 2004;18:1144-6.
- Boozer CN, Nasser JA, Heymsfield SB, et al. Int J Obes Relat Metab Disord. 2001;25:316-24.
- Borgstrom B, Dahlqvist A et al. J Clin Invest. 1957;36:1521-36.
- Borgstrom B. In: Rommell K, Goebel H, Bohmer R. editors. Baltimore, University Park Press, 1976.
- Botelho AP, Santos-Zago LF, Reis S, et al. Rev Nutr. 2005;18:561-5.
- Bouchard C, Després JP, Mauriêge P. Endocrine Ver. 1993;14:72-93.
- Braun B, Horton T. Exerc. Sports Sci. 2001;29: 149-54,.
- Bremer J. J Biol Chem. 1963;238:2774-9.
- Bremer J. Physiol Rev. 1983;63:1420-68.
- Brooks DE, McIntosh JEA. Biochem J. 1975;148: 439-45.
- Bukowiecki L, Lupien J, Follea N, et al. Am J Physiol. 1980;239:E422-9.
- Burgomaster KA, Howarth KR, Phillips SM, et al. J. Physiol. 2008;586:151-60.
- Caldas ED, Machado LL. Food Chem Toxicol. 2004;42:599-603.
- Carlson MG, Snead WL, Hill JO et al . Am J Phisiol. 1991;E815-20.
- Carmen GY, Víctor SM. Cell Signal. 2006;18: 401-8.
- Cerretelli P, Marconi C. Int J Sports Med. 1990;11:1-14.
- Chapados NA, Seelaender M, Levy E, et al. Horm Metab Res. 2009;41:287-93.
- Chillibeck PD, Bell GJ, Farrar RP, et al. Can. J. Physiol. Pharmacol. 1998;76:891-4.

- Choi Y, Kim YC, Han YB, et al. J Nutrition. 2000; 130:1920-4.
- Clavel S, Farout L, Briand M, et al. Eur J Appl Physiol. 2002;87:193-201.
- Cook GA, Gamble MS. J Biol Chem. 1987;262: 2050.
- Coppack SW. Proc Nutr Soc. 2001;60:349-56.
- Crampes F, Beauville M, Riviere D, et al. J Appl Physiol. 1986;61:25-9.
- Crampes F, Riviere D, Beauville M, et al. Eur J Appl Physiol Occup Physiol. 1989;59:249-55.
- Daftarian PM, Kumar A, Kryworuchko M, et al. J Immunol. 1996;157:12-20.
- Declercq PE, Falck JR, Kuwagima M, et al. J Biol Chem. 1990;265:10714-9.
- Decombaz I. Deriaz O, Acheson K, et al. Med Sei Sports Exerc. 1993;25:733-40.
- Desprãs JP, Bouchard C, Savard R et al. J App Phisiol. 1984;56:1157-61.
- Desprãs JP, Bouchard C, Savard R, et al. J App Phisiol 1984;56:1157-61.
- Donghia PS. [tese]. São Paulo: Uni¬versidade de São Paulo, Instituto de Ciências Biomédicas; 2007.
- Eekel RH. N Engl J Med. 1989;320:1060-7.
- Enevoldsen LH, Stallknecht B, Fluckey JD, et al. Am J Physiol Endocrinol Metab. 2000;279: E585-92.
- Enevoldsen LH, Stallknecht B, Langfort J, et al. J Physiol. 2001;536:871-7.
- Esposito K, Giugliano G, Scuderi N, et al. Plast Reconstr Surg. 2006;118:1048-57.
- Essén B. Acta Phisiol. Scand. 1978;454:1-32.
- Ferrari R, Bachetti T, Confortini R, et al. Circulation. 1995;15:1379-82.
- Friedlander AF, Casazza GA, Horning M A et al. J. Appl. Physiol. 1998;85:1175-86.
- Friendman S, Fraenkel G. Arch Biochem Biophys. 1955;59:491-501.
- Fritz IB, Yue KT. J Lipid Res. 1963;4:279-88.
- Fritz IH. Acta Physiol Scand. 1955;34:367-85.
- Fushiki T, Matsumoto K, lnoue K et aI. Nutrition. 1995;531-9.
- Gaitanos GC, Williams C, Boobis LH, et al. J. Appl. Physiol. 1993;75:712-9.

- Gamble MS, Cook GA. J Biol Chem. 1985;260: 9516.
- Gibala M. Appl Physiol Nutr Metab. 2009;34: 428-32.
- Gibala MJ, Little JP, Van Essen M, et al. J. Physiol. 2006;575:901-11.
- Gibala MJ, Mcgee SL. Exerc. Sport Sci. Rev. 2008;36:58-63.
- Gibala MJ. Appl. Physiol. Nutr. Metab. 2009;34: 428-32.
- Gibala MJ. Sports Med. 2007;37:337-40.
- Glaister M. Sports Med. 2005;35:757-77.
- Glatz JF, Vusse GJ. Prog Lipid Res. 1996;35:243-82.
- Gorostiaga EM, Maurer CA, Eclache JP. Int J Sports Med. 1989;10:169-74.
- Greenberg AS, Egan JJ, Wek SA, et al. J Biol Chem. 1991;266:11341-6.
- Greenberger NJ, Franks JJ, lsselbaeher KJ. Proc Soc Exp Biol Med. 1965;120:468-72.
- Greenberger NJ, Rodgers JB, Isselbaeher KJJ. Clin lnvest. 1966;45:217-27.
- Gulewitch VS, Krimberg RZ. Physiol Chem. 1905;45:326-30.
- Guzmán M, Geelen MJH. Biochim Biophys Acta. 1993;1167:227-41.
- Hackney AC, Mccraken-compton MA, Ainsworth B. Int. J. Sport. Nutr. 1994;4:299,.
- Haemmerle G, Zimmermann R, Hayn M et al. J Biol Chem. 2002;277:4806-15.
- Haller CA, Duan M, Benowitz NL, et al. J Anal Toxicol. 2004;28:145-51.
- Han XX, Chabowski A, Tandon NN, et al. Am J Physiol Endocrinol Metab. 2007;293:E566-75.
- Hargreaves M, Kiens B, Richter EA. J Appl Physiol. 1991;70:194-201.
- Havel RJ. Atherosclerosis VI. In: Sehettler G, Gotto AM, Middelhoff G et al. eds. Berlin: Springer Verlag, 1983.
- Heinonen OJ. Takala J. Pediatr Res. 1994;36: 288-92.
- Heriksson J. Proc Nutr Soe. 1995;54:125-38.
- Hodgetts V, Coppack SK, Frayn KN et al. J App Phisiol. 1991;71:445-51.

- Holloszy JO, Booth FW. Ann Rev Physiol. 1976;38:273-91.
- Holloway GP, Luiken JJ, Glatz JF, et al. Acta Physiol (Oxf). 2008;194:293-309.
- Holloway GP, Luiken JJ, Glatz JF, et al. Acta Physiol (Oxf). 2008;194:293-309.
- Ip C, Dong Y, Ip MM, et al. Nutrit Canc. 2002; 43:52-8.
- Jakicic JM, Otto AD. Am J Clin Nutr. 2005;82: 226S-9.
- Jeukendrup AE, Saris WHM, Brouns F, et al. Metabolism. 1996;45:915-21.
- Jeukendrup AE, Saris WHM, Schrauwen P, et al. J App Phisiol. 1995;79:756-62.
- Juge-Aubry CE, Somm E, Pernin A, et al. Cytokine. 2005;29:270-4.
- Kamphuis MM, Lejeune MP, Saris WH, et al. Int J Obes. 2003;27:840-7.
- Kim Y, Tamura T, Iwashita S, et al. Biochem Biophys Res Comm. 1994;202:519-26.
- Kirwan JP, Costill DL, Flynn MG, et al. Int J Sports Med. 1990;11:479-82.
- Klein S, Coyle EF, Wolfe RR. J App Physiol. 1995;78:2201-6.
- Kritchevsky D, Tepper SA, Wright S, et al. Nutri Res. 2002;22:1275-9.
- Lapachet RAB, Miller WC, Arnall DA. J App Physiol. 1996;80:1173-9.
- Li J, Stillman JS, Clore JN et al. Metabolism. 1993;42:451-6.
- Lima WP, Carnevali LC Jr, Eder R, et al. Clin Nutr. 2005;24:1019-28.
- Linscheer WG, Vergroesen AJ. Lipids. In:. Shils ME & Young VR editors. Modern nutrition in health and disease. Philadelphia: Lea & Febiger, 1988.
- Lira FS, Koyama CH, Yamashita AS, et al. Cell Biochem Funct. 2009;27:458-61.
- Lira FS, Rosa JC, Yamashita AS, et al. Cytokine. 2009;45:80-5.
- Lira FS, Tavares FL, Yamashita AS et al. Cell Biochem Funct. 2008;26:701-8.
- Lira FS, Yamashita AS, Carnevalli JR L, et al. Horm and Met Res. (in press).
- Lira FS, Zanchi NE, Lima-Silva AE et al. Eur J Appl Physiol. 2009;107:203-10.
- Liu S, Baracos VE, Quinney HA, et al. J App Physiol. 1996;80:1219-24.
- Londos C, Brasaemle DL, Schultz CJ, et al. Ann N Y Acad Sci. 1999;892:155-68.
- Luiken JJ, Coort SL, Willems J, et al. Diabetes. 2003;52:1627-34.
- Luiken JJ, Willems J, Coort SL, et al. Biochem J. 2002;367:881-7.
- Macdonald HB. J Amer Col Nutrition. 2000;19: 111S-8.
- Magkos F, Patterson BW, Mohammed BS, et al. Am J Physiol Endocrinol Metab. 2007;292:E1568-74.
- Magkos F, Tsekouras YE, Prentzas KI et al. J Appl Physiol. 2008;105:1228-36.
- Magkos F. Prog Lipid Res. 2009;48:171-90.
- McGarr JA, Oscai LB, Borensztajn J. Am J Physiol. 1976;230:385-8.
- McGarry JD, Mannaerts GP, Foster DW. J Clin Invest. 1987; =60:265-70.
- McGarry JD, Woeltje KF, Kuwajima M, et al. Diab Met Rev. 1989;5:271-84.
- Mishkin S, Stein L, Gatmaitan Z, et al. Biochem Biophys Res Commun. 1972;47:997-1003.
- Molé PA, Oscai LB, Holloszy JO. J Clin Invest. 1971;50:2323-30.
- Mondon CE, Dolkas CB, Tobey T, et al. J Appl Physiol. 1984;57:1466-71.
- Moore K, O'garra A, De Waal Malefyt R, et al. Annu Rev Immunol. 1993;11:165-90.
- Mourão DM, Monteiro JB, Costa NMB, et al. Rev Nutr. 2005;18:391-9.
- Mozaffarian D, Abdollahi M, Campos H, et al. Eur J Clin Nutr. 2007;61:1004-10.
- Mozaffarian D, Aro A, Willett WC. Eur J Clin Nutr. 2009;63:S5-21.
- Mozaffarian D, Clarke R. Eur J Clin Nutr. 2009;63:S22-33.
- Murthy MSR, Pande S. Biochem J. 1987b;248: 727-33.
- Murthy MSR, Pande S. Proc Natl Acad Sci USA 1987a;84:378-82.
- Nagao K, Inouse N, Wang YM, et al. Bioc Bioph Res Comm. 2003;310:562-6.
- Nemeth P, Rosser BWC, Choski RM, et al. Am J Physiol. 1992:C282-286, 1992 .

- Nozaki N, Yamaguchi S, Yamaoka M, et al. Moll. Cell. Cardiol. 1998;30:2003-12.
- Oscai LB, Essig DA, Palmer WK. J App Phisiol. 1990;69:1571-7.
- Pariza MW, Park Y, Cook ME. Progress in Lipid Research. 2001;40:283-98.
- Pariza MW. Diabetes Tech Therap. 2002;4:335-8.
- Pelsers MM, Stellingwerff T, Loon LJ. Sports Med. 2008;38:387-99.
- Petersen AM, Pedersen BK. J Appl Physiol. 2005;98:1154-62.
- Pilegaard H, Ordway GA, Saltin B, et al. Am J Physiol Endocrinol Metab. 2000;279:E806-14.
- Probart CK, Bird PJ, Parker KA. Clin Nutr. 1993; 77:757-72.
- Quintão E. Colesterol e aterosclerose. Rio de Janeiro: Quality mark, 1992.
- Rakobowchuk M, Tanguay S, Burgomaster KA, et al. Am. J. Physiol. Regul. Integr. Comp. Physiol. 2008;295:R236-42.
- Randle PJ. Diabetes Metab Rev. 1998;14:263-83.
- Richterova B, Stich V, Moro C, et al. J Clin Endocrinol Metab. 2004;89:1325-31.
- Risérus U, Berglund L, Vessby B. Int J Obes Relat Met Dis. 2001;5:1129-35.
- Ritzenthaler KL, Mcguire MK, Falen R, et al. Journal of Nutrition. 2001;131(5):1548-54,.
- Romijn JA, Coyle EF, Sidossis LS et al. Am J Physiol. 1993;265-3 Pt-1 E380-1.
- Romijn JA, Coyle EF, Sidossis LS, et al. J Appl Physiol. 1995;79:1939-45.
- Rosa Neto JC, Lira FS, Oyama LM, et al. Eur J Appl Physiol. 2009;106:697-704.
- Rosholt MN, King PA, Horton ES. Am J Phisiol. 1994:R95-101, 1994.
- Saggerson ED, Carpenter CA. Biochem J. 1986; 236:137.
- Sahlin K, Harris RC. Acta Physiol (Oxf). 2008 Dec;194(4):283-91.
- Sale C, Harris RC, Delves S, et al. Int J Obes (Lond). 2006;30:764-73.
- Santos FL, Silva MT, Lana RP, et al. Rev Bras Zootecnia. 2001;30:1931-8.
- Seip RL, Angelopoulos TI. Semenkovich CF. AmJ PhisioI.1995:E229-236, 1995 .

- Seip RL, Semenkovich CF. Exerc Sport Sci Rev. 1998;26:191-218.
- Sidossis LS, Wolfe RR. Am J Physiol. 1996;270: E733-8.
- Silvério R, Caperuto E, Seelaender M. Rev Mack Educ Fís e Esp. 2009;8:135-45.
- Simi B, Mayet MH, Sempore B, et al. Comp Biochem Physiol. 1990;97:543-9.
- Smolander J, Saalo J, Kornhonen O. J App Phisiol. 1991;71:1614-9.
- Spector M. J Lipid Res. 1975;16:165-79.
- Stallknecht B, Simonsen L, Bülow J et al. Am J Phisiol. 1995:E1059-66, 1995 .
- Steensberg A, Van Hall G, Osada T, et al. J Physiol. 2000;529:237-42.
- Storch J, Thumser AE. Biochim Biophys Acta. 2000;1486:28-44.
- Storlien LH, Jenkins AB, Chisholm DJ, et al. Diabetes. 1991;40:280-9.
- Suzuki M, Kanaya M, Muramutsu S, et al. J Nutr Sei Vitaminol. 1976;22:169-74.
- Talanian JL, Galloway SD, Heigenhauser GJ, et al. J. Appl. Physiol. 2007;102:1439-47.
- Tarnopolsky MA, Atkinson SA, Phillips SM et al. J. Appl. Physiol. 1995;78:1360-8.
- Thom E, Wadstein J, Gudmundsen O. J Int Med Res. 2001;29:392-6.
- Thrcotte Lp, Richter EA, Kiens B. Am J Phisiol. 1992;E791-9.
- Thumelin S, Esser V, Charvy D, et al. Biochem J. 1994;300:583-7.
- Trayhurn P, Beattie JH. Proc Nutr Soc. 2001;60: 329-39.
- Tremblay A, Buemann B. Int J Obes. 1995;19: 79-86.
- Tremblay A, Simoneau J A, Bouchard C. Metabolism. 1994;43:814-8.
- Tremblay A, Simoneau JA, Bouchard C. Metabolism. 1994;43:814-8.
- Tsekouras YE, Magkos F, Kellas Y, et al. Am J Physiol Endocrinol Metab. 2008;295:E851-8.
- Turcotte Lp, Kiens B, Richter EA. FEBSLett. 1991;279:327-29
- Tureotte Lp, Hespel P, Richter EA. J App Physiol. 1995;78:1266-72.

- Vukovich MD, Costill DL, Fink WJ. Med Sci Sports Exerc. 1994;26:1122-9.
- Vukovich MD, Costill DL, Hickey MS, et al. J App Physiol. 1993;75:1513-8.
- Wahrenberg H, Engfeldt P, Bolinder J et al. Am J Phisiol. 1987;253:E383-90.
- Watkins BA, Seifert MF. J Amer Col Nutri. 2000;19:478S-86.
- Watt MJ, Steinberg GR. Biochem J. 2008;414: 313-25.
- Weinstein I, Cook GA, Heimberg M. Biochem J. 1986;237:593.
- Whigham LD, Higbee A, Bjorling DE, et al. Am J Physio Regul Integ Comp Phys. 2002;282: R1104-12.
- Yamashita AS, Lira FS, Lima WP, et al. Rev Bras Med Esporte. 2008;14:150-4.
- Zimmermann R, Strauss JG, Haemmerle G et al. Science. 2004;306:1383-6.
- Zonderland M, Bär PR, Reijneveld JC, et al. Eur J Appl Physiol Occup Physiol. 1999;79:391-6.

CAPÍTULO 6

Integração Metabólica

autores

MARCELO LUIS MARQUEZI
ANTONIO HERBERT LANCHA JUNIOR

Introdução

O processo de contração muscular envolve, entre outros fatores, propagação de estímulos nervosos (através de sucessivas despolarizações decorrentes do transporte de íons entre os compartimentos intra e extracelulares) e transferência de energia (a partir da degradação de fosfagênios de alta energia, como o trifosfato de adenosina; ATP).

Sob o ponto de vista energético, a manutenção da atividade muscular durante o exercício depende do equilíbrio dinâmico entre as taxas de degradação e ressíntese de ATP, em consequência da reduzida concentração intracelular deste fosfagênio. Deste modo, a demanda energética necessária para ressíntese de ATP é suprida através da atividade integrada de sistemas metabólicos distintos (imediato glicolítico e oxidativo), com predominância de um determinado sistema relativamente aos outros, em função da capacidade de atendimento à demanda.

A contribuição de cada sistema para a manutenção energética, no entanto, é limitada pela disponibilidade de substratos energéticos, quantidade de metabólitos produzidos, estado nutricional e estimulação neuro-hormonal. De fato, a redução da capacidade de desempenho observada ao longo do exercício intermitente de alta intensidade, por exemplo, é proporcional à depleção do substrato energético utilizado (fosfaril creatina – CP) e inibição da atividade metabólica predominante.

Além disso, os mesmos fatores que determinam a atividade metabólica também regulam a utilização dos diferentes substratos energéticos (carboidratos, lipídios e proteínas, bem como fosfaril creatina – CP) durante e após o exercício. Com relação ao metabolismo lipídico, alterações do estado nutricional e suplementação de agentes que estimulam a oxidação de ácidos graxos têm sido utilizadas como estratégias para alterar a composição corporal. Entretanto, a utilização de lipídios pelos músculos esqueléticos é extremamente sensível à disponibilidade de carboidratos e intensidade do exercício por exemplo.

O objetivo deste capítulo é discutir, a partir dos modelos atualmente aceitos, os mecanismos de regulação da atividade metabólica energética e oxidação de substratos durante a atividade física.

Metabolismo energético

Durante o exercício, a demanda energética do tecido muscular esquelético aumenta, consumindo uma quantidade maior de trifosfato de adenosina (ATP). Sob o ponto de vista metabólico, a manutenção da atividade muscular durante o exercício depende do equilíbrio dinâmico entre as taxas de degradação e ressíntese de ATP, em consequência da reduzida concentração intracelular deste fosfagênio (Close, 1972; Pette, 1985; Mcardle, Katch e Katch, 2008).

A atividade integrada de sistemas metabólicos distintos (imediato, glicolítico e oxidativo) supre a demanda energética necessária para a ressíntese de ATP. Efetivamente, a ação destes sistemas ocorre sempre simultaneamente, embora exista a predominância de um determinado sistema relativamente aos outros, dependendo de fatores como: intensidade e duração do esforço, quantidade de reservas disponíveis em cada sistema (potência e capacidade energéticas), proporções entre os tipos de fibras musculares, presença de enzimas específicas e principal capacidade física envolvida com a atividade.

Pelo fato de cada um dos sistemas apresentar potências e capacidades energéticas diferentes, seu papel enquanto fonte energética limita-se a determinados tipos de atividades. Nas atividades que envolvem força e/ou potência (corrida de 100 metros, por exemplo), a maior parte da energia total necessária é produzida pelo sistema imediato, através da degradação de fosfaril creatina – CP. Isto não significa, entretanto, que os sistemas glicolítico e oxidativo não estejam ativos ou contribuindo para a manutenção energética. Significa apenas que o sistema imediato é preferencialmente utilizado ou que sua contribuição para a produção de energia é predominante (Brooks et al., 2000; Gastin, 2001; Mcardle et al., 2008).

Deste modo é possível afirmar, considerando a principal capacidade física envolvida com o exercício, que atividades de força e/ou potência apresentam predominância do metabolismo energético imediato, enquanto que as atividades de velocidade apresentam predominância do metabolismo energético glicolítico e as de resistência, predominância do metabolismo energético oxidativo. De modo semelhante, também é possível afirmar que, considerando agora a duração do exercício, atividades com duração de até 10 segundos e intensidade próxima ao VO_2 máximo apresentam predominância do metabolismo energético imediato, enquanto que as atividades com duração entre 30 segundos a 2 minutos, próxima ao segundo limiar, apresentam predominância do metabolismo energético glicolítico e as com duração acima de 5 minutos, entre o primeiro e o segundo limiar, predominância do metabolismo energético oxidativo (Tabela 6.1 e Figura 6.1) (Brooks et al., 2000).

Considerando as informações da Tabela 6.1 e a interpretação correta da Figura 6.1, conclui-se que durante a corrida de 100 metros, atividade que envolve força e/ou potência, aproximadamente 85% da demanda energética é suprida pelo sistema imediato, 10% pelo sistema glicolítico e 5% pelo sistema oxidativo. Em atividades com estas características (duração de até 10 segundos

TABELA 6.1 Contribuição energética relativa dos diferentes sistemas de acordo com a duração do exercício.

Duração do esforço	Contribuição relativa (% energia gerada)		
	Sistema imediato	Sistema glicolítico	Sistema oxidativo
5 segundos	85	10	5
10 segundos	50	35	15
30 segundos	15	65	20
1 minuto	8	62	30
2 minutos	4	50	46
4 minutos	2	28	70
10 minutos	1	9	90
30 minutos	desprezível	5	95
1 hora	desprezível	2	98
2 horas	desprezível	1	99

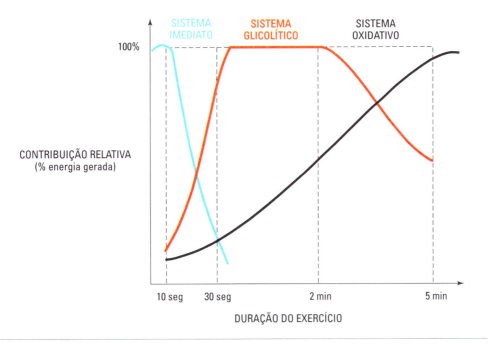

FIGURA 6.1 Atividade e contribuição energética relativa dos diferentes sistemas de acordo com a duração do exercício.

e que envolvam força e/ou potência), o perfil metabólico energético é semelhante: utilização preferencial e maior contribuição na produção de energia do sistema imediato.

Entretanto, a contribuição de cada sistema para a manutenção energética varia ao longo da atividade realizada, em função do tempo de duração do exercício. Durante uma corrida de 30 minutos, de acordo com a Figura 6.1, ocorrem sucessivas alterações do perfil metabólico energético: nos 10 primeiros segundos, o sistema predominante é o imediato; entre 30 segundos e 2 minutos, passa a ser o glicolítico, e a partir dos 5 minutos, o oxidativo (Brooks et al., 2000; Gastin, 2001).

Como discutido anteriormente, a utilização preferencial de cada sistema é determinada pela atividade realizada, pelo fato de cada um deles apresentar características metabólicas (potência e capacidade energética, entre outras) distintas. Durante atividades intermitentes de alta intensidade, como voleibol e handebol, por exemplo, a redução da capacidade de desempenho – determinada pela diminuição da atividade do sistema imediato – ocorre em proporção à depleção de fosfaril creatina – CP. Porém, com a ressíntese de fosfaril creatina – CP observa-se recuperação da atividade do sistema imediato e, em consequência, do desempenho (Wyss e Kaddurah-Daouk, 2000).

Diversos estudos demonstraram que a ressíntese de fosfaril creatina – CP ocorre durante os períodos de repouso ou esforços de baixa intensidade, por meio da energia gerada pelo sistema oxidativo (Balsom et al., 1994; Balsom et al., 1994; Bogdanis et al., 1996; Tabata et al., 1997; Wyss e Kaddurah-Daouk, 2000). Deste modo, nos períodos de maior esforço (ou intensidade) a degradação de fosfocreatina e atividade do sistema imediato são predominantes; nos períodos de menor esforço, a atividade oxidativa predomina e gera energia para a ressíntese de fosfaril creatina – CP. Isto não significa, entretanto, que o sistema glicolítico não esteja ativo ou contribuindo para a manutenção energética nestes dois períodos. Significa apenas que ele não é o sistema preferencialmente utilizado.

Oxidação de substratos

Além da fosfaril creatina – CP, outros substratos energéticos, como carboidratos (CHO) e lipídios (LIP), também são utilizados durante o exercício. A contribuição relativa de cada substrato para a manutenção da demanda energética é regulada pela intensidade e duração do esforço (Romijn et al., 1993; Odland et al., 1998; Van Loon et al., 2001), estado de treinamento (Coggan et al., 2000; Van Loon et al., 2003), estado nutricional (Samra et al., 1996; Jensen et al., 2001; Stannard, et al., 2002) e ação hormonal (Galbo et al., 1979).

Durante o exercício de intensidade moderada, próximo ao primeiro limiar, por exemplo, a demanda energética é suprida através da degradação preferencial LIP, na forma de ácidos graxos (AGs), por meio de mecanismos oxidativos (ciclo dos ácidos tricarboxilícos – CAT – e cadeia respiratória). No entanto, a produção de energia por estes mecanismos é dependente da contínua conversão de glicogênio a oxaloacetato (OAA) (Lancha Jr et al., 1994). A condensação de quantidades proporcionais de OAA e acetil-CoA em citrato (CIT), regulada pela enzima citrato sintase, controla diretamente a atividade do CAT e, em consequência, a oxidação do acetil-CoA derivado tanto do piruvato como dos AGs (Figura 6.2) (Newsholme e Leech, 1988).

Entretanto, o CAT apresenta como característica a geração de precursores e produtos com a liberação de dióxido de carbono e metabólitos, como citrato e glutamina. Há, portanto, uma perda contínua de esqueletos de carbono (cataplerose) que precisa ser reposta. A síntese de oxaloacetato é a etapa de inserção de novas moléculas no ciclo (Lancha Jr. et al., 1994; Curi, et al., 2003). Os principais substratos utilizados na reposição (anaplerose) dos intermediários do CAT durante o exercício são o piruvato e aminoácidos (Figura 6.2) como aspartato, asparagina e glutamato (Owen et al., 1998; Odland et al., 2000; Marquezi et al., 2003).

As adaptações metabólicas que determinam a utilização de LIP pelos músculos esqueléticos envolvem, além do aumento da mobilização de AGs do tecido adiposo, fatores como: transporte através da corrente sanguínea, passagem pelas membranas plasmática e mitocondrial, β-oxidação, atividade do CAT e cadeia respiratória (Brooks e Mercier, 1994; Curi et al., 2003). A mobilização de AGs, em particular, é estimulada pela ação

CAPÍTULO 6 ▪ Integração Metabólica   99

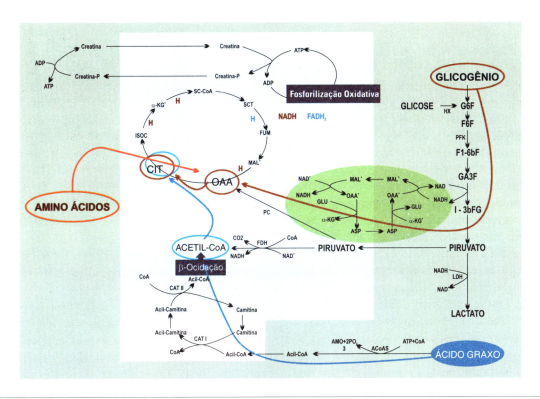

FIGURA 6.2 Conversão de glicogênio a oxaloacetato (OAA) para produção de citrato (CIT) durante o exercício.

de hormônios lipolíticos, como adrenalina mais fortemente e cortisol, glucagon e hormônio do crescimento, em resposta à diminuição das concentrações sanguíneas de glicose e insulina (Samra et al., 1996; Jensen et al., 2001; Stannard et al., 2002; De Bock et al., 2005).

De fato, a secreção destes hormônios está relacionada à glicemia e insulinemia, porém em proporção inversa: à medida que as concentrações sanguíneas de glicose e insulina aumentam, a secreção dos hormônios lipolíticos diminui, e vice-versa.

Por esta razão alguns autores propõem que a ingestão de CHO antes ou durante o exercício possa prejudicar a oxidação de LIP (Montain et al., 1991; Romijn et al, 1993; Turcotte et al., 2002; Achten et al., 2007). Isto é proposto devido, em parte, à elevação da insulina plasmática em resposta à ingestão de CHO e consequente inibição da lipólise no tecido adiposo, com redução da concentração sanguínea e disponibilidade de AGs (Sidossis et al., 1996; Sidossis e Wolfe, 1996; Meek et al., 1999; McConell et al, 2000), e ocorre por pelo menos 4 horas após a ingestão de 140 gramas de CHO com alto índice glicêmico (Montain et al., 1991). Entretanto, tal suposição perde força na medida em que a oxidação de lipídios é dependente do carboidrato na geração do oxaloacetato, como sinalizado anteriormente. Outro ponto importante faz menção à diferenciação de lipólise e oxidação de lipídios (β-oxidação).

Em adição, vários autores sugerem que o aumento da atividade glicolítica, associada ou não à maior ingestão de CHO, regula diretamente a oxidação de LIP no músculo esquelético durante o exercício (Jeukendrup et al., 1999; Turcotte et al., 2002; Jentjens et al., 2004; Achten et al., 2007). De acordo com esses autores, a regulação da oxidação de LIP ocorre da seguinte maneira: a glicose, ao ser metabolizada pela via glicolítica, gera piruvato, o qual forma acetil-CoA através da piruvato desidrogenase. Acetil-CoA condensa-se ao oxaloacetato pela ação da citrato sintase, formando citrato. Este é exportado da mitocôndria ao citoplasma e, pela ação da ATP-citrato liase, gera novamente acetil-CoA, o qual é convertido em malonil-CoA pela acetil-CoA carboxilase. O citrato também é um ativador importante da acetil-CoA carboxilase. Portanto, este metabólito, além de precursor, também ativa a produção de malonil-CoA. O malonil-CoA é um potente inibidor do complexo carnitina aciltransferase, induzindo a uma inibição da oxidação de AGs na mitocôndria. Os AGs que permanecem no citoplasma na forma de acil-CoA são, desta forma, reesterificados em triacilgliceróis, fosfolipídios ou ésteres de colesterol. Este mecanismo de interação entre CHO e LIP leva à redução da oxidação de AGs e o seu acúmulo como macromoléculas lipídicas. Esta situação é decorrente de excesso de substrato em atividades de baixa intensidade (abaixo do primeiro limiar). Na medida em que se eleva a intensidade do exercício, esta "sobra" de substrato não mais ocorre e a consequência é a dependência do metabolismo lipídico da disponibilidade de carboidratos para sua oxidação (Figura 6.3) (Lancha Jr et al., 1994).

Influência do jejum e consumo excessivo de oxigênio após o exercício (EPOC) sobre o metabolismo lipídico

O jejum tem sido utilizado, associado ou não às dietas de restrição de CHO, como estratégia para aumentar a oxidação de LIP durante o exercício e promover alterações da composição corporal em praticantes de atividades físicas. No entanto, a literatura apresenta resultados inconsistentes em relação aos seus efeitos sobre a oxidação de substratos. Enquanto alguns autores observaram aumento da oxidação de LIP e diminuição da oxidação de CHO após diferentes períodos de jejum (Horton e Hill, 2001; Jensen et al., 2001; Van Loon et al., 2003; De Bock et al., 2005), outros verificaram que a diminuição da disponibilidade de CHO limita a oxidação de AGs e aumenta a degradação de proteínas corporais (Figura 6.4) (Turcotte et al., 1994; Coyle et al., 1997; Curi et al., 2003), bem como que a alteração da composição corporal e variações de peso obtidas estão relacionadas, em sua maior parte, à redução da massa magra e perda de água, respectivamente (Wilmore e Costill, 2001; McArdle et al., 2008).

Por outro lado, as adaptações decorrentes do consumo excessivo de oxigênio durante o período de recuperação subsequente à atividade física relacionadas ao metabolismo lipídico, em comparação àquelas resultantes do exercício em jejum, não comprometem a oxidação de AGs ou estimulam a degradação de proteínas corporais, constituindo-se em estratégia mais saudável para a redução da massa gorda e alteração da composição corporal.

A atividade física promove aumento do gasto energético total tanto de forma aguda quanto de forma crônica. A primeira condição refere-se ao próprio gasto energético durante a realização do exercício e durante a fase de recuperação; já a segunda refere-se às alterações da taxa metabólica de repouso (TMR) (Levine et al., 2001). No que diz respeito ao efeito agudo, está bem estabelecido que, após o término do exercício, o consumo de oxigênio (O_2) não retorna aos valores de repouso imediatamente. Essa demanda energética durante o período de recuperação após o exercício é conhecida como consumo excessivo de oxigênio após o exercício (excess post exercise oxygen consumption, EPOC) (Gaesser e Brooks, 1984).

O EPOC é composto de um componente rápido e um componente prolongado. O componente rápido do EPOC ocorre dentro de 1 hora e contribui para a ressíntese de ATP/CP, redistribuição de íons (aumento na atividade da bomba de sódio e potássio), remoção do lactato e res-

CAPÍTULO 6 ▪ Integração Metabólica 101

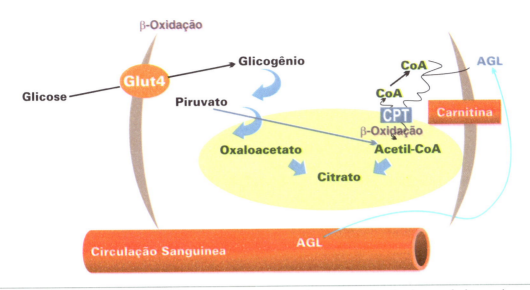

FIGURA 6.3 β-oxidação dos ácidos graxos e geração de oxaloacetato oriundo do metabolismo de carboidratos.

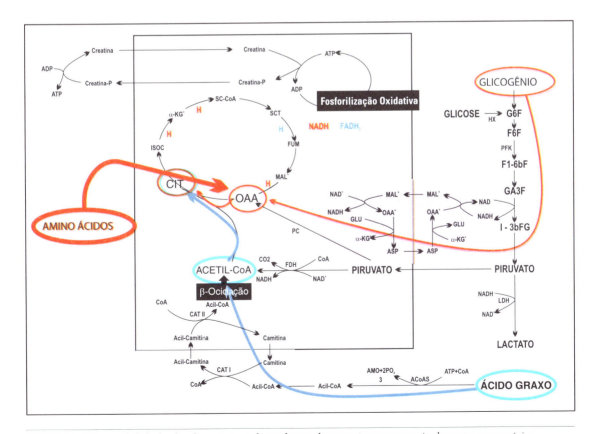

FIGURA 6.4 Disponibilidade de glicogênio e degradação de proteínas corporais durante o exercício.

tauração do dano tecidual, entre outros processos (Gaesser e Brooks, 1984; Bahr, 1992). Por outro lado, durante o componente prolongado, diferentes processos para o retorno da homeostase fisiológica ocorrem continuamente, porém em um nível mais baixo. Esses processos podem incluir aumento da atividade simpática, aumento da respiração mitocondrial pela elevação da concentração de norepinefrina (Borsheim et al., 1994), elevação da atividade do ciclo de Krebs e utilização de AGs (Kuo et al., 2005), entre outros.

Vários estudos verificaram a influência do EPOC sobre o metabolismo lipídico no período pós-exercício, observando aumento da mobilização (a partir do tecido adiposo) e oxidação de AGs, diretamente relacionados à intensidade e duração do exercício realizado (Wolfe et al., 1990; Henderson et al., 2007). Wolfe et al. (1990), por exemplo, observaram elevação do gasto calórico durante o período pós-exercício, em comparação àquele do repouso, em 14% após 4 horas de caminhada a 40% do VO_2máx, enquanto Mulla et al. (2000), assim como Kuo et al. (2005), verificaram que a oxidação de AGs permanece estimulada por até 3 horas do encerramento da atividade, após diferentes períodos de exercício, com intensidade variando entre 40% e 65% do VO_2máx.

Variabilidade interindividual no padrão de oxidação de substratos

De acordo com a literatura, as diferenças interindividuais do padrão de oxidação de substratos, tanto em repouso como durante o exercício, independem dos estados de treinamento (Wibom et al., 1992; Bergman e Brooks, 1999; Sahlin et al., 2007) e nutricional (Helge et al., 1999; Goedecke et al., 2000; Sahlin et al., 2007), e estariam provavelmente relacionadas às características do músculo esquelético (proporção de fibras do tipo I) (Wade et al., 1990; Helge et al., 1999; Goedecke et al., 2000; Sahlin et al., 2007).

O músculo esquelético é composto por diferentes fibras, classificadas bioquimicamente (de acordo com o conteúdo de enzimas oxidativas/glicolíticas e características metabólicas) em tipos I e II, já descritas no capítulo 1 (Close, 1972; Hollloszy e Coyle, 1984; Pette, 1985; Leary et al., 2003). As fibras do tipo I apresentam elevada atividade oxidativa, lenta velocidade de contração e maior capacidade de utilização de LIP como substratos energéticos, tanto em repouso como durante o exercício. As fibras do tipo IIb, ao contrário, apresentam elevada atividade glicolítica, alta velocidade de contração e oxidam glicogênio e glicose. As fibras do tipo IIa (ou intermediárias) apresentam moderada atividade glicolítica e baixa atividade oxidativa, sendo capazes de oxidar tanto glicogênio/glicose (predominantemente) como LIP.

Durante o exercício de baixa intensidade (< 40% do VO_2máx), por exemplo, caracterizado pelo recrutamento predominante de fibras musculares do tipo I e elevada atividade oxidativa, o fluxo de substratos através da via glicolítica é limitado pelos produtos finais da degradação de LIP, principalmente citrato e ATP. A demanda energética, em consequência, é satisfatoriamente suprida por mecanismos oxidativos (CAT e fosforilação oxidativa), através da degradação preferencial de AGLs (Skinner e Mclellan, 1980; Bonen et al., 1989; Wasserman et al., 1994; Hollloszy et al., 1998).

Aumentos de intensidade ao longo do exercício elevam o recrutamento de fibras do tipo II, a atividade do sistema nervoso autonômico simpático, a demanda energética e, em consequência, maiores concentrações de ADP, AMP, π e NH^{4+}, o que estimula a atividade glicogenolítica e glicolítica (Brooks e Mercier, 1994). Nas intensidades entre 40% a 75% do VO_2máx, a oxidação de AGLs em relação à oxidação de glicogênio/glicose diminui, inibida, principalmente, pelo aumento do recrutamento de fibras do tipo II e elevação da atividade glicolítica e, parcialmente, pela maior produção e acumulação de íons H^+.

Acima de 75% do VO_2máx, a oxidação de glicogênio/glicose aumenta acentuada e progressivamente, assim como a esterificação de AGLs

(Skinner e McLellan, 1980; Bonen et al., 1989; Wasserman et al., 1994; Holloszy et al., 1998). Após a transição exercício moderado-intenso (~75% do VO$_2$máx), a demanda energética passa a ser suprida predominantemente pela glicogenólise hepática/muscular e glicólise muscular (Skinner e McLellan, 1980; Brooks e Mercier, 1994; Wasserman et al., 1994; Holloszy et al., 1998), sendo que a subsequente acumulação sanguínea de lactato e íons H$^+$ indica o aumento da atividade destas vias (Bonen et al., 1989; Katz e Sahlin, 1990; Wilson, 1994).

De acordo com esses autores, a alteração do padrão de recrutamento de fibras musculares ao longo do exercício promoveria modificações na utilização e oxidação de substratos. Alguns estudos, de fato, observaram relações entre padrão de recrutamento de fibras musculares e/ou proporção de fibras do tipo I com variações interindividuais do padrão de oxidação de substratos, tanto no repouso como durante o exercício.

(Helge et al., 1999), ao avaliarem a relação entre proporção de fibras musculares, oxidação de substratos durante o exercício (60 min em cicloergômetro a 55% do VO$_2$máx, após jejum noturno de 12 horas) e acúmulo de gordura corporal, em sujeitos ativos não treinados, observaram correlação significativa entre quantidade de fibras do tipo I e adiposidade corporal, sugerindo a influência da heterogeneidade interindividual na proporção dos tipos de fibras musculares sobre a etiologia da obesidade, assim como outros autores em estudos semelhantes (Wade, Marbut e Round, 1990; Tanner et al., 2002).

(Goedecke et al., 2000), ao avaliarem o padrão de oxidação de substratos, após jejum noturno de 12 horas em 61 ciclistas treinados, durante o repouso e períodos de exercício em cicloergômetro (10 min de duração) com diferentes intensidades (25%, 50% e 70% da carga máxima, em watts), observaram grande variabilidade interindividual no RER (razão de troca respiratória), sugerindo como principais determinantes destas variações os conteúdos de glicogênio muscular e fibras do tipo I.

(Sahlin et al., 2007) investigaram a relação entre oxidação de LIP (a partir da atividade mitocondrial), estado de treinamento e proporção de fibras musculares em sujeitos treinados (VO$_2$máx ≥ 55 ml/kg/min) e moderadamente ativos (n = 9; VO$_2$máx < 45 ml/kg/min), durante períodos de exercício em cicloergômetro (5 min de duração) com diferentes intensidades (0 W, 40 W, 80 W e 120 W), no estado alimentado. Os autores observaram variações interindividuais do padrão de oxidação e relação direta entre oxidação de LIP e quantidade de fibras do tipo I. Entretanto, assim como em outros estudos (Wibom et al., 1992; Bergman e Brooks, 1999), não foram encontradas diferenças significativas para RER e atividade mitocondrial entre os estados de treinamento.

Recentemente, Marquezi e colaboradores (2008) avaliaram a influência do jejum noturno (duração de 8 horas), seguido ou não da ingestão de CHO (2 g/kg de maltodextrina em solução a 6%, 30 min antes do início da atividade), sobre a oxidação de substratos em sujeitos ativos não treinados, durante 60 min de exercício em cicloergômetro na intensidade do primeiro limiar (LAn1; ~ 30% VO$_2$pico). Os autores não observaram diferenças significantes para RER ou oxidação de CHO e LIP entre os estados nutricionais (tratamentos JJ – jejum e MT – maltodextrina), entretanto os resultados obtidos demonstraram grande variabilidade interindividual no padrão de oxidação (Figura 6.5).

Os sujeitos 1 e 2, por exemplo, apresentaram RER e taxas de oxidação de CHO (~4% e ~30%, respectivamente; p<0,05) maiores durante o tratamento JJ, ao contrário dos demais. Por outro lado, não houve variação dos padrões de oxidação dos sujeitos 3 e 4 entre os tratamentos e somente os sujeitos 5 e 6 apresentaram adaptações metabólicas classicamente descritas pela literatura (diminuição do RER e aumento da oxidação de LIP, durante o tratamento JJ).

Entretanto, a variabilidade interindividual no padrão de oxidação de substratos verificada neste estudo, apesar de corroborar observações descritas na literatura, provavelmente não está associada exclusivamente às características bioquímicas do músculo esquelético. Outras variáveis intervenientes, tais como conteúdos de glicogênio muscular e padrões alimentares individuais, como

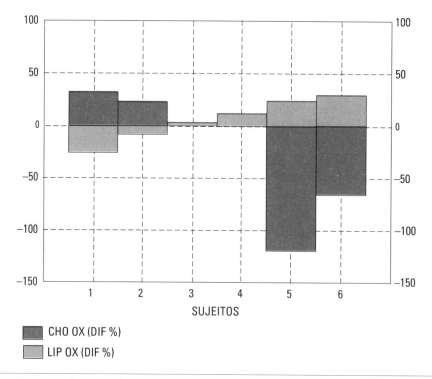

FIGURA 6.5 Diferenças relativas individuais entre os tratamentos (JJ x MT) para oxidação de CHO e LIP.

descrito por Crouter et al. (2006), podem ter influído nos resultados obtidos e constituem-se em fatores limitantes do trabalho.

A Figura 6.6 ilustra a integração do metabolismo de carboidratos, lipídios e aminoácidos no músculo e no fígado durante a atividade física moderada prolongada (próxima ao segundo limiar anaeróbio).

Considerações finais

Sob o ponto de vista metabólico, a manutenção da demanda energética durante o exercício é suprida através da atividade integrada de sistemas metabólicos distintos (imediato, glicolítico e oxidativo). A contribuição de cada sistema para a manutenção energética, no entanto, é regulada pela disponibilidade de substratos, quantidade de metabólitos produzidos, estado nutricional e estimulação neuro-hormonal.

Os mesmos fatores que determinam a atividade metabólica também regulam a utilização dos diferentes substratos energéticos (CHO, LIP e proteínas, além da fosfocreatina) durante e após o exercício. Com relação ao metabolismo lipídico, alterações do estado nutricional e suplementação de agentes que estimulam a oxidação de AGs têm sido utilizadas como estratégias para alterar a composição corporal. Entretanto, a utilização de lipídios pelos músculos esqueléticos é extremamente sensível à disponibilidade de CHO e intensidade do exercício, por exemplo.

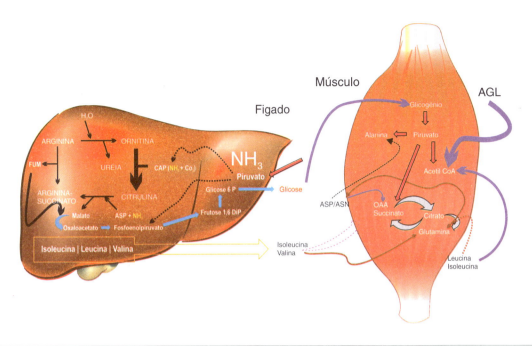

FIGURA 6.6 Integração do metabolismo durante atividade moderada e prolongada próxima ao segundo limiar.

REFERÊNCIAS BIBLIOGRÁFICAS

- Achten J, Jentjens RL, Brouns F, Jeukendrup AE. Exogenous oxidation of isomaltulose is lower than that of sucrose during exercise in men. Journal of Nutrition. 2007;137:1143-8.
- Bahr R. Excess postexercise oxygen consumption: magnitude, mechanisms and practical implications. Acta Physiologica Scandinavica Supplementum. 1992; 605:1-70.
- Balsom PD, Gaitanos GC, Ekblom B, Sjödin B. Reduced oxygen availability during high intensity intermittent exercise impairs performance. Acta Physiologica Scandinavia. 1994;152:279-85.
- Balsom PD, Ekblom B, Sjödin B. Enhanced oxygen availability during high intensity intermittent exercise decreases anaerobic metabolite concentrations in blood. Acta Physiologica Scandinavia. 1994;150:455-6.
- Bergman BC, Brooks GA. Respiratory gas-exchange ratios during graded exercise in fed and fasted trained and untrained men. Journal of Applied Physiology. 1999;86(2):479-87.
- Bogdanis GC, Nevill ME, Boobis LH, Lakomy HK. Contribution of phosphocreatine and aerobic metabolism to energy supply during repeated sprint exercise. Journal of Applied Physiology. 1996;80(3):876-84.
- Bonen A, Mcdermott JC, Hutber CA. Carbohydrate metabolism in skeletal muscle: an update of current concepts. International Journal of Sports Medicine. 1989;10:385-401.
- Borsheim E, Bahr R, Hansson P, Gullestad L, Hallén J, Sejersted OM. Effect of beta-adrenoceptor

- blockade on post-exercise oxygen consumption. Metabolism. 1994;43(5):565-71.
- Brooks GA, Fahey TD, White TP, Baldwin KM. Exercise physiology: human bioenergetics and its applications. 3rd ed. New York: Macmillan Publishing Company, 2000.
- Brooks GA, Mercier J. Balance of carbohydrate and lipid utilization during exercise: the "crossover" concept. Journal of Applied Physiology. 1994;76:2253-61.
- Close RI. Dynamic properties of mammalian skeletal muscles. Physiological Reviews. 1972;52(1):129-97.
- Coggan AR, Raguso CA, Gastaldelli A, Sidossis LS, Yeckel CW. Fat metabolism during high-intensity exercise in endurance-trained and untrained men. Metabolism. 2000;49:122-8.
- Coyle EF, Jeukendrup AE, Wagenmakers AJM, Saris WHM. Fatty acid oxidation is directly regulated by carbohydrate metabolism during exercise. American Journal of Physiology. 1997;273(36):E268-75.
- Crouter SE, Antczak A, Hudak JR, Dellavalle DM, Haas JD. Accuracy and reliability of the ParvoMedics TrueOne 2400 and MedGraphics VO2000 metabolic systems. European Journal of Applied Physiology. 2006;98(2):139-51.
- Curi R, Lagranha CJ, Rodrigues Júnior JG, Pithon-Curi TC, Lancha Júnior AH, Pellegrinotti EL, et al. Ciclo de Krebs como fator limitante na utilização de ácidos graxos durante o exercício aeróbico. Arquivos Brasileiros de Endocrinologia & Metabologia. 2003;47(2):135-43.
- De Bock K, Richter EA, Russell AP, Eijnde BO, Derave W, Ramaekers M, et al. Exercise in the fasted state facilitates fibre type-specific intramyocellular lipid breakdown and stimulates glycogen resynthesis in humans. Journal of Physiology. 2005;564(2):649-60.
- Gaesser GA, Brooks GA. Metabolic bases of excess post-exercise oxygen consumption: a review. Medicine and Science of Sports Exercise. 1984;16(1):29-43.
- Galbo H, Holst JJ, Christensen NJ. The effect of different diets and of insulin on the hormonal response to prolonged exercise. Acta Physiologyca Scandinavia. 1979;107:19-32.
- Gastin PB. Energy system interaction and relative contribution during maximal exercise. Sports Medicine. 2001;31(10):725-41.
- Goedecke JH, Gibson AC, Grobler L, Collins M, Noakes TD, Lambert EV. Determinants of the variability in respiratory exchange ratio at rest and during exercise in trained athletes. American Journal of Physiology. 2000;279:E1325-34.
- Helge JW, Fraser AM, Kriketos AD, Jenkins AB, Calvert GD, Ayre KJ, et al. Interrelationships between muscle fibre type, substrate oxidation and body fat. International Journal of Obesity. 1999;23:986-91.
- Henderson GC, Fattor JA, Horning MA, Faghihnia N, Johnson ML, Mau TL, et al. Lipolysis and fatty acid metabolism in men and women during the postexercise recovery period. Journal of Physiology. 2007;584(3): 963-81.
- Holloszy JO, Kohrt M, Hansen PA. The regulation of. carbohydrate and fat metabolism during and after exercise. Frontiers in Bioscience. 1998;3:d1011-27.
- Horton TJ, Hill JO. Prolonged fasting significantly changes nutrient oxidation and glucose tolerance after a normal mixed meal. Journal of Applied Physiology. 2001;90:155-63.
- Jensen MD, Ekberg K, Landau BR. Lipid metabolism during fasting. American Journal of Physiology. 2001;281:E789-93.
- Jentjens RLPG, Moseley L, Waring RH, Harding LK, Jeukendrup AE. Oxidation of combined ingestion of glucose and fructose during exercise. Journal of Applied Physiology. 2004;96:1277-84.
- Jeukendrup AE, Wagenmakers AJM, Stegen JHCH, Gijsen AP, Brouns F, Saris WHM. Carbohydrate ingestion can completely suppress endogenous glucose production during exercise. American Journal of Physiology. 1999;276(39):E672–83.
- Katz A, Sahlin K. Role of oxygen in regulation of glycolysis and lactate production in human skeletal muscle. Exercise and Sports Science Reviews. 1990;18:1-28.
- Kuo CC, Fattor JA, Henderson GC, Brooks GA. Lipid oxidation in fit young adults during postexercise recovery. Journal of Applied Physiology. 2005;99:349-56.
- Lancha Júnior AH, Recco MB, Abdalla DS, Curi R. Pyruvate carboxilase activity in the heart and ske-

- letal muscles of the rat. Evidence for a stimulating effect of exercise. International Journal of Biochemistry and Molecular Biology. 1994;32:483-9.
- Leary SC, Lyons CN, Rosenberger AG, Ballantyne JS, Stillman J, Moyes CD. Fiber-type differences in muscle mitochondrial profiles. American Journal of Physiology. 2003;285:R817-26.
- Levine J, Melanson EL, Weslertep KR, Hill JO. Measurement of the components of nonexercise activity thermogenesis. American Journal of Physiology. 2001;281:670-5.
- Marquezi ML, Roschel HA, Costa AS, Sawada LA, Lancha Júnior AH. Effect of aspartate and asparagine supplementation on fatigue determinants in intense exercise. International Journal of Sports Nutrition and Exercise Metabolism. 2003;13(1):65-75.
- Marquezi ML, Duarte LT, Schwartz J, Sousa PCR. Padrões de oxidação de substratos durante o exercício: comparação jejum x ingestão de carboidrato. Revista de Educação Física – UNESP. 2008;14(2):S61.
- Mcardle WD, Katch FI, Katch VL. Fisiologia do exercício: energia, nutrição e desempenho humano. 6 ed., Rio de Janeiro: Guanabara Koogan, 2008.
- Mcconell GK, Canny BJ, Daddo MC, Nance MJ, Snow RJ. Effect of carbohydrate ingestion on glucose kinetics and muscle metabolism during intense endurance exercise. Journal of Applied Physiology. 2000;89:1690-8.
- Meek SE, Nair SK, Jensen MD. Insulin regulation of regional free fatty acid metabolism. Diabetes. 1999;48:10-4.
- Montain SJ, Hopper MK, Coggan AR, Coyle EF. Exercise metabolism at different time intervals after a meal. Journal of Applied Physiology. 1991;70(2):882-8.
- Mulla NA, Simonsen L, Bülow J. Postexercise adipose tissue and skeletal muscle lipid metabolism in humans: the effects of exercise intensity. Journal of Physiology. 2000;524(3):919-28.
- Newsholme EA, Leech AR. Biochemistry for the medical sciences. 2nd ed. New York: John Willey, 1988.
- Odland LM, Heigenhauser GJF, Spriet LL. Effects of high fat provision on muscle PDH activation and malonyl-CoA content in moderate exercise. Journal of Applied Physiology. 2000;89:2352-8.
- Odland LM, Heigenhauser GJF, Wong D, Hollidge-Horvat MG, Spriet L. Effects of increased fat availability on fat-carbohydrate interaction during prolonged exercise in men. American Journal of Physiology. 1998;274(43):R894-R902.
- Owen OE, Smalley KJ, D'alessio DA, Mozzoli MA, Dawson EK. Protein, fat, and carbohydrate requirements during starvation: anaplerosis and cataplerosis. American Journal of Clinical Nutrition. 1998;68:12-34.
- Pette D. Metabolic heterogeneity of muscle fibres. Journal of Experimental Biology. 1985;115:179-89.
- Romijn JA, Coyle EF, Sidossis LS, Gastaldelli A, Horowitz JF, Endert E, et al. Regulation of endogenous fat and carbohydrate metabolism in relation to exercise intensity and duration. American Journal of Physiology. 1993;265(28):E380-91.
- Sahlin K, Mogensen M, Bagger M, Fernström M, Pedersen PK. The potential for mitochondrial fat oxidation in human skeletal muscle influences whole body fat oxidation during low-intensity exercise. American Journal of Physiology. 2007;292:E223-30.
- Samra SJ, Clark ML, Humphreys SM, Macdonald IA, Frayn KN. Regulation of lipid metabolism in adipose tissue during early starvation. American Journal of Physiology. 1996;271(34):E541-6.
- Sidossis LS, Wolfe RR. Glucose and insulin-induced inhibition of fatty acid oxidation: the glucose-fatty acid cycle reversed. American Journal of Physiology. 1996;270(33):E733-8.
- Sidossis LS, Stuart CA, Shulman GI, Lopaschuk GD, Wolfe RR. Glucose plus insulin regulate fat oxidation by controlling the rate of fatty acid entry into the mitochondria. Journal of Clinical Investigation. 1996;98:2244-50.
- Skinner JS, Mclellan TH. The transition from aerobic to anaerobic metabolism. Respiratory Quaterly Exercise and Sport. 1980;51:234-48.
- Stannard SR, Thompson MW, Fairbairn K, Huard B, Sachinwalla T, Thompson CH. Fasting for 72 h increases intramyocellular lipid content in non-diabetic, physically fit men. American Journal of Physiology. 2002;283:E1185-91.
- Tabata I, Irisawa K, Kouzaki M, Nishimura K, Ogita F, Miyachi M. Metabolic profile of high intensity intermittent exercises. Medicine and Science in Sports and Exercise. 1997;29(3):390-5.

- Tanner CJ, Barakat HA, Dohm GL, Pories WJ, Macdonald KG, Cunningham PRG, et al. Muscle fiber type is associated with obesity and weight loss. American Journal of Physiology. 2002;282:E1191-6.
- Turcotte LP, Hespel PJL, Graham TE, Richter EA. Impaired plasma FFA oxidation imposed by extreme CHO deficiency in contracting rat skeletal muscle. Journal of Applied Physiology. 1994;77(2):517-25.
- Turcotte LP, Swenberger JS, Yee AJ. High carbohydrate availability increases LCFA uptake and decreases LCFA oxidation in perfused muscle. American Journal of Physiology. 2002;282:E177-83.
- Van Loon LJC, Greenhaff PL, Constantin-Teodosiu D, Saris WHM, Wagenmakers AJM. The effects of increasing exercise intensity on muscle fuel utilization in humans. Journal of Physiology. 2001;536(1):295-304.
- Van Loon LJC, Koopman R, Stegen JH, Anton CH, Wagenmakers AMJ, Keizer HA, et al. Intramyocellular lipids form an important substrate source during moderate intensity exercise in endurance-trained males in a fasted state. Journal of Physiology. 2003;553 (2):611-25.
- Wade AJ, Marbut MM, Round JM. Muscle fibre type and aetiology of obesity. Lancet. 1990;335:805-8.
- Wasserman K, Hansen JE, Sue DY, Whipp BJ. Principles of exercise testing and interpretation. 2nd ed., Philadelphia: Lea and Febiger, 1994.
- Wibom R, Hultman E, Johansson M, Matherei K, Constantin-Teodosiu D, Schantz PG. Adaptation of mitochondrial ATP production in human skeletal muscle to endurance training and detraining. Journal Applied Physiology. 1992;73:2004-10.
- Wilmore JH, Costill DL. Fisiologia do esporte e do exercício. 2nd ed., São Paulo: Manole, 2001.
- Wilson DF. Factors affecting the rate and energetics of mitochondrial oxidative phosphorylation. Medicine and Science in Sports and Exercise. 1994;26:37-43.
- Wolfe RR, Klein S, Carraro F, Weber JM. Role of triglyceride-fatty acid cycle in controlling fat metabolism in humans during and after exercise. American Journal of Physiology. 1990;258(21):E382-9.
- Wyss M, Kaddurah-Daouk R. Creatine and creatinine metabolism. Physiological Reviews. 2000;80(3): 1107-213.

CAPÍTULO 7

Suplementos nutricionais

autores

Patrícia S. Rogeri
Patrícia L. Campos-Ferraz
Antonio Herbert Lancha Junior

Introdução

O termo "suplementos nutricionais" pode ser definido conforme descrito por Carvalho e Araújo (2008), utilizando a portaria correspondente da ANVISA:

> "suplementos são alimentos que servem para complementar a dieta diária de uma pessoa saudável, em casos onde sua ingestão, a partir da alimentação, seja insuficiente ou quando a dieta requerer suplementação. Devem conter um mínimo de 25% e no máximo até 100% da Ingestão Diária Recomendada (IDR) de vitaminas e ou minerais, na porção diária indicada pelo fabricante, não podendo substituir os alimentos, nem serem considerados como dieta exclusiva".

Por definição, suplementos nutricionais não são considerados *doping*, pois este se caracteriza pela utilização de substâncias ou métodos capazes de aumentar artificialmente o rendimento esportivo. No entanto, alguns suplementos nutricionais são estudados com vistas a verificar se possuem efeito ergogênico. Segundo Barros Neto (2001),

> "agentes ergogênicos nutricionais caracterizam-se pela aplicação de estratégias e pelo consumo de nutrientes com grau de eficiência extremamente variável. Os consumidores de suplementos nutricionais geralmente utilizam estas substâncias em doses muito acima do recomendável, o que também se constitui em uma preocupação, apesar de

grandes controvérsias quanto aos eventuais problemas à saúde consequentes ao abuso".

É importante salientar que suplementos nutricionais podem ter uma ação específica na complementação de ingestões deficitárias de vários ou um único nutriente. Embora haja um consumo indiscriminado de suplementos nutricionais por atletas e praticantes de atividade motora, há carência de informação científica sobre seus efeitos no rendimento esportivo.

Neste capítulo, daremos um panorama geral dos suplementos mais utilizados nessa área e seus prováveis ou comprovados efeitos.

Suplementação de proteínas e aminoácidos na atividade motora

As proteínas são macronutrientes compostos de carbono, nitrogênio, hidrogênio e oxigênio, importantes na nossa alimentação, pois fornecem o que chamamos de aminoácidos essenciais. Todas as proteínas são compostas pelos mesmos 20 aminoácidos. A metade deles é chamada aminoácidos essenciais porque seus arcabouços de carbono, os α-cetoácidos correspondentes, não podem ser sintetizados pelo homem. Os aminoácidos essenciais, que devem ser supridos pela dieta, com necessidades diárias individuais mínimas de 0,5 a 1,5 g $\cdot$ kg^{-1} de peso corporal são: treonina, metionina, valina, leucina, isoleucina, fenilalanina, tirosina, triptofano, lisina e, nas crianças pequenas, histidina.

Em situações de alta demanda metabólica (por exemplo, crianças em crescimento, mulheres grávidas, pacientes em processo de recuperação) as necessidades diárias de proteínas podem ser duas vezes maior, atingindo até 1,5 a 2,0 g $\cdot$ kg-1 de peso corporal.

As necessidades proteicas dos indivíduos que aderem a um programa de exercícios com pesos podem aumentar em 50% a 75% (1,2 a 1,8 g $\cdot$ kg^{-1} $\cdot$ d^{-1}) quando comparadas às necessidades de indivíduos não ativos, relacionado ao fato de que a suplementação proteica se torna necessária no início do treinamento com pesos e que, após esse período, as necessidades voltariam a ser supridas pelas recomendações da RDA (*Recommended Dietary Allowance*).

Contudo, quando a ingestão proteica de proteínas da dieta aumenta de 0,86 para 1,4 g.kg^{-1} $\cdot$ d^{-1}, a síntese proteica aumenta em homens submetidos ao treinamento com peso, mas quando a ingestão é superior a 2,4 g.kg^{-1} $\cdot$ d^{-1}, nenhuma diferença significativa é encontrada. Quando a síntese de proteína muscular é avaliada através de dose-resposta por meio de infusão de aminoácidos, parece que somente uma pequena concentração de aminoácidos é necessária para o estímulo da síntese proteica no músculo (30 g a 40 g de proteína). Isso desmistifica o conceito de que uma dieta excessiva em proteínas melhora a síntese proteica muscular.

Geralmente, recomenda-se o consumo de 0,8 g proteína. kg^{-1} de peso corporal/dia para indivíduos normais. Pessoas fisicamente ativas podem necessitar de mais proteína que o recomendado, porém quantidades consideradas excessivas não são garantia de maior ganho de massa muscular.

Pessoas com necessidades maiores de proteína certamente são (1) os atletas de resistência, especialmente aqueles que têm baixa ingestão de carboidratos; (2) pessoas que se submetem a dietas hipocalóricas, uma vez que parte dessa proteína será utilizada para gerar energia; (3) pessoas destreinadas iniciando uma atividade física e (4) atletas adolescentes em crescimento.

Assim, uma pessoa com 80 kg de peso necessitará de aproximadamente 80 g de proteínas diárias na dieta. Mas o que representa isso em alimentos? E em suplementos alimentares? Abaixo mostramos uma tabela comparativa (Tabela 7.1) utilizando alimentos comuns e quantidade de proteína fornecida:

Isso quer dizer que se consumirmos 130 g de peito de frango assado no almoço, alcançaremos somente com esse alimento 50% da proteína recomendada para um indivíduo de 60 kg de peso. Isso sem incluir alimentos como arroz, pão, oleaginosas que, embora não tenham grandes quantidades de proteína por grama, acabam con-

TABELA 7.1 Quantidade de proteína de alguns alimentos por porção.

Fonte	PRO (g) /porção (g)
Clara de ovo (uma clara)	3,5
Ovo inteiro (uma unidade)	6
Leite Desnatado (240 ml)	8
Queijo Cottage (1/2 copo)	15
Hambúrguer (120 g)	30
Peito de Frango Assado (120 g)	35
Feijão Rosinha Cozido (1/2 copo)	6
Tofu firme (100 g)	11

Adaptado de: Clark, Nancy, . Sports Nutrition Guidebok. 8, p.139.)

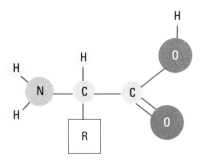

FIGURA 7.1 Estrutura geral dos aminoácidos.

Extraído de: http://www.protocolsupplements.com/Sports-Performance-Supplements/wp-content/uploads/2009/06/amino-acid-mcat1.png

tribuindo pela quantidade total ingerida numa dieta. Portanto conclui-se que não é difícil atingir a quantidade de proteínas necessária através dos alimentos.

Os principais suplementos proteicos utilizados são: *whey protein* (proteína do soro do leite), proteína de soja, caseína (proteína do leite) e albumina (proteína da clara de ovo), todas com alto valor biológico, ou seja, com proporções adequadas de aminoácidos essenciais e velocidades diferentes de absorção.

Suplementos proteicos, quando necessários, devem ser ministrados após a atividade motora, para que não sejam utilizados como fonte de energia durante o exercício. Sempre com avaliação criteriosa da ingestão dietética.

Por outro lado, alguns aminoácidos são comumente utilizados como suplementos tanto por praticantes de atividade física como para atletas por várias alegações, que vão desde melhora da imunidade à diminuição da perda de massa muscular. Sua fórmula estrutural genérica se encontra representada na Figura 7.1. Vejamos alguns deles:

- **Glutamina**: aminoácido essencial em algumas condições clínicas. Utilizada em grande quantidade por células de divisão rápida como enterócitos, células tumorais e linfócitos. Sua administração a atletas de exercícios de longa duração como triatletas e maratonistas está relacionada com melhora da função imune e, de modo geral, síntese e degradação de proteínas musculares e aumento de síntese de glicogênio pós-exercício. Por ser processada em grande parte pelas células intestinais, seu consumo na forma de aminoácido não determina maior disponibilidade circulante; a forma de dipeptídeo, por sua vez, promove elevação nas concentrações plasmáticas de glutamina.
- **BCAA**: aminoácidos essenciais (leucina, isoleucina e valina) metabolizados diretamente no tecido muscular. Atuam como fonte energética muscular e podem ser substratos para neoglicogênese. Alguns autores relacionam sua ingestão à melhora da fadiga; no entanto, esta não está correlacionada à melhora de desempenho. Suas vias de degradação estão mostradas na Figura 7.2.
- **Aspartato e Asparagina**: aminoácidos glicogênicos, precursores de oxaloacetato (intermediário do Ciclo dos Ácidos Tricarboxílicos), participam da lançadeira malato-aspartato (transporte de NADH para o interior da mitocôndria), mostrado na Figura 7.3. Sua suplementação durante o exercício está relacionada à menor produção de lactato e

112 NUTRIÇÃO E METABOLISMO Aplicados à Atividade Motora

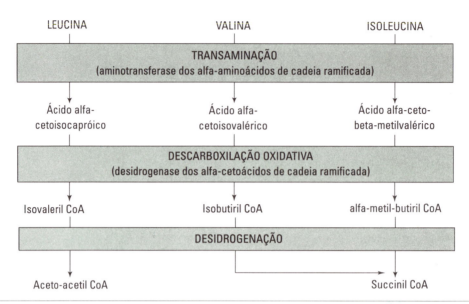

FIGURA 7.2 Metabolismo dos BCAA.
Adaptado de: Champe et al., 2006.

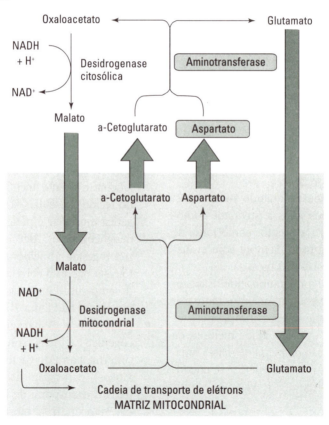

FIGURA 7.3 Lançadeira Malato-Aspartato.
Adaptado de: Champe et al., 2006.

à maior economia de glicogênio muscular e hepático, diminuindo a disponibilidade dos íons H⁺ no citossol e a formação de lactato a partir do piruvato.

Suplementação de lipídios na atividade motora

Os lipídios são substâncias compostas de carbono, oxigênio e hidrogênio, que têm como característica comum a insolubilidade em água. Existem vários tipos de lipídios, mas destacamos neste capítulo os triacilgliceróis e os ácidos graxos por apresentarem características nutricionais importantes. Os ácidos graxos são ácidos monocarboxílicos que contêm majoritariamente uma cadeia com número par de carbonos. O triacilglicerol ou triglicerídeo é composto por três moléculas de ácidos graxos esterificados a uma molécula de glicerol e respondem por 90% dos lipídios da dieta; juntamente com os ácidos graxos, podem compor os suplementos alimentares.

Os triglicerídeos e ácidos graxos têm sido usados como suplementos sob as mais diferentes alegações listadas a seguir (adaptado de: Jeukendrup e Aldred, 2004):

a) **Triglicerídeos de Cadeia Média (TCM) ou Longa (TCL)**: 1 a 4 horas antes do exercício, para redução da glicogenólise e melhora de desempenho aeróbico;
b) **Ácido linoleico conjugado (CLA)**: uso crônico para redução do peso e da gordura corporais;
c) **Ácido eicosapentaenoico (EPA) e docosaesaenoico (DHA) contidos no óleo de peixe**: aumento do consumo máximo de oxigênio e redução da deformidade das hemácias.

A suplementação de TCL antes da atividade física aeróbia é uma tentativa de reduzir a quebra do glicogênio por meio do aumento da oxidação de ácidos graxos. Contudo, ao contrário dos carboidratos, os lipídios alcançam a circulação muito lentamente. Isto ocorre por vários motivos: seu potente efeito inibidor sobre o esvaziamento gástrico, sua digestão e absorção mais lentas e a necessidade de resterificação dos ácidos graxos e glicerol hidrolisados no enterócito, para posterior lançamento na circulação linfática, na forma de quilomícrons. Somente depois de passar pela circulação linfática, os quilomícrons alcançam a circulação sanguínea, de três a quatro horas após sua ingestão.

Além do longo tempo necessário para estarem disponíveis para utilização após seu consumo, os TCL chegam ao músculo esquelético carreados por quilomícrons. Acredita-se que a hidrólise de triglicérides ligados a quilomícrons durante os exercícios é muito baixa e contribui muito pouco para o gasto energético. Portanto, mesmo se administrada com um grande intervalo (3h a 4h) antes do início da atividade, a suplementação de TCL parece não oferecer nenhuma vantagem para o desempenho em atividades aeróbias.

Já os TCM, por terem uma disponibilidade maior, são utilizados em alguns trabalhos antes do exercício, sobretudo conjugados a soluções de carboidratos, em concentrações de 30% e 70%, respectivamente. Os TCM, ao contrário dos TCL, não provocam inibição do esvaziamento gástrico. Apesar de ser reportado o aumento da oxidação de TCM com a sua suplementação em taxas equivalentes a sua ingestão, sua influência no desempenho de atividades de longa duração é discutível.

O CLA, por sua vez, é representado por um conjunto de isômeros do ácido linoleico (18:2 n=6), sendo considerado por alguns autores como um "agente antiobesidade" por suas propriedades moduladoras do metabolismo lipídico. Estudos com animais mostram que, quando estes são suplementados com CLA, independentemente da quantidade e do tipo de gordura da dieta, perdem gordura corporal e ganham massa magra. Em humanos, os resultados são menos promissores, mas os mecanismos de ação do CLA podem ser listados a seguir:

1. aumento da lipólise e da beta-oxidação e redução de deposição de ácidos graxos no tecido adiposo;

2. aumento da atividade da lípase hormônio-sensível e da carnitina-palmitoil-transferase;
3. aumento da ação das catecolaminas, sobretudo nos adipócitos do tecido adiposo abdominal visceral;
4. possível efeito termogênico através do aumento da síntese de proteínas desacopladoras (UCPs) (verificados no tecido adiposo marrom de ratos diabéticos);
5. diminuição da expressão gênica dos PPARs, receptores de ativação e proliferação de peroxissomas, que são fatores de transcrição que controlam as vias de beta oxidação, as vias de transporte de ácidos graxos e diferenciação de adipócitos.

Há ainda os ácidos graxos ômega 3, que são bastante populares, e que estão relacionados a uma menor incidência de doenças cardiovasculares graças ao seu potencial redutor da reação inflamatória, inibindo o metabolismo do ácido araquidônico (n = 6). Há informação que a suplementação de ômega-3 (Figura 7.4) seria interessante para atletas de elite por reduzir a broncoconstrição induzida pelo exercício (BIE).

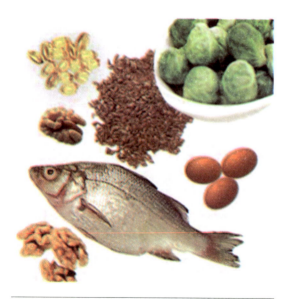

FIGURA 7.4 Alimentos nos quais encontramos Ômega-3.
Extraído de: http://blogs.funiber.org/nutricao/files/2009/11/01-omega3.jpg

Suplementação de minerais e vitaminas na atividade motora

Os micronutrientes (minerais e vitaminas) desempenham importância crucial no metabolismo, não pela geração direta de energia na forma de ATP, mas pela ação de coenzimas, entre outras, relacionadas às reações metabólicas. Além disso, minerais ainda têm papel estrutural, promovem o equilíbrio ácido-básico e contribuem para a transmissão dos impulsos nervosos, entre outras ações.

A literatura ainda é carente de estudos que mostram a influência da suplementação de micronutrientes sobre o desempenho de atletas. Apesar disso, a utilização de suplementos com grande quantidade de minerais e vitaminas é muito intensa, tanto por atletas de rendimento quanto por aqueles que praticam atividade física por lazer.

Os principais micronutrientes usados como suplementos na atividade física são:

1) Minerais:
   - **Cálcio**: sua principal função é estrutural (99% nos ossos e dentes). Possui também importante função na contração muscular. Há estudos que mostram que uma adequada ingestão de Cálcio é capaz de auxiliar na prevenção do aparecimento de fraturas por estresse comuns em atletas com baixa densidade mineral óssea (Figura 7.5). Além disso, a suplementação de Cálcio se mostra eficiente na prevenção e no tratamento de osteoporose e osteopenia em mulheres amenorreicas. Mostra-se eficiente também como estratégia na prevenção e no tratamento das perdas de massa mineral óssea, causadas por tratamentos com corticosteroides. Esses ganhos são potencializados quando a suplementação ocorre concomitantemente à prática de exercícios com carga compressiva. Vale ressaltar que estudos sugerem que a suplementação de cálcio, quando associada à atividade física, pode influenciar de maneira positiva

CAPÍTULO 7 ▪ Suplementos nutricionais 115

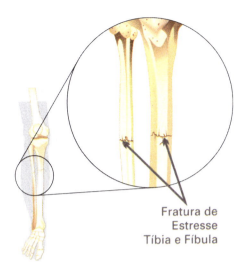

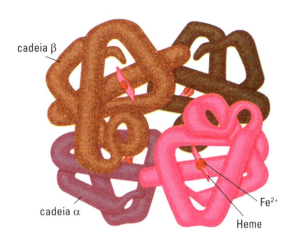

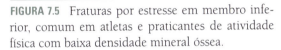

FIGURA 7.5 Fraturas por estresse em membro inferior, comum em atletas e praticantes de atividade física com baixa densidade mineral óssea.

FIGURA 7.6 Estrutura molecular da hemoglobina.
(Extraído de: http://www.ptclinic.com/medlibrary/images/v2/a6a.gif))

a agregação de cálcio nos ossos; inclusive atletas de modalidades de baixo impacto, como ciclistas e nadadores, podem se beneficiar de uma suplementação desse mineral, uma vez que há uma perda comprovada de Cálcio no suor (100 mg/hora), o que acarreta perda de densidade óssea e índices menores que em indivíduos sedentários. O mecanismo seria esse: Cálcio excretado através da pele => diminuição de cálcio sérico => aumento nas concentrações de Paratormônio => aumento na degradação óssea => diminuição da densidade óssea e liberação de cálcio.

- **Ferro**: possui papel importante na produção de energia, seja como carreador de oxigênio na hemoglobina (Figura 7.6) e na mioglobina, seja como parte estrutural dos citocromos. Essencial no processo de transporte de elétrons, o qual resulta na produção de ATP. Sua deficiência ocasiona o quadro de anemia, sobretudo em mulheres, crianças e gestantes.

O ferro é um elemento crítico para o desempenho atlético e casos de deficiência em atletas não são raros. A anemia produz menor captação de oxigênio e maior concentração de lactato sanguíneo, pelo aumento da atividade anaeróbia, que cessa após a suplementação. Apesar de estar bem estabelecida a melhora do desempenho atlético após a suplementação de ferro em indivíduos anêmicos, o mesmo não pode ser dito em relação aos indivíduos com deficiência subclínica desse mineral.

- **Magnésio**: está envolvido em mais de 300 reações metabólicas essenciais. Na glicólise, por exemplo, o magnésio se faz necessário para a atividade das três enzimas alostéricas que controlam a velocidade da via: hexoquinase, fosfofrutoquinase e piruvato quinase. Além disso, participa da enzima adenilato ciclase, que converte ATP em AMP cíclico e está envolvida no processo de transdução de sinal estimulado por hormônios do tipo segundo mensageiro. Os estudos mostram que a suplementação de magnésio não traz benefícios ao desempenho a menos que haja redução na concentração desse mineral no organismo. A maioria dos trabalhos publicados também mostra que atletas com dieta calórica adequada para a manutenção do peso possuem níveis adequados de

ingestão de Magnésio e estes parecem não obter nenhum benefício no desempenho com a suplementação desse mineral.
- **Zinco**: atua como cofator de enzimas específicas que promovem a defesa do organismo contra os radicais livres. Alguns estudos mostram que a atividade física ocasiona diminuição das concentrações plasmáticas desse mineral. Vinte a vinte e cinco por cento dos atletas de esportes de longa duração apresentam esse quadro. Poucos estudos associam melhora de desempenho à suplementação de zinco, a não ser quando tratam da atividade de enzimas como lactato-desidrogenase e anidrase carbônica, as quais auxiliam respectivamente no metabolismo anaeróbico das fibras musculares tipo IIA e na maior eliminação de dióxido de carbono, facilitando a respiração celular. A suplementação de zinco deve ser criteriosa, pois há efeitos adversos como diminuição do HDL e competição com outros minerais; o recomendado é assegurar ingestão desse mineral próxima às recomendações dietéticas.
- **Cobre**: sua importância biológica está relacionada à atividade de cuproenzimas ou enzimas cobre-dependentes, como a superóxido dismutase, a citocromo oxidase, (enzima da cadeia respiratória responsável indireta pela produção de ATP), tirosinase, enzimas responsáveis pela fosforilação oxidativa, inibição de radicais livres, formação de melanina, além de atuar na transferência do ferro da transferrina para o interior da hemoglobina, entre outras. Não há estudos que relacionam suplementação desse mineral à melhora de desempenho físico.
- **Cromo**: seu efeito consiste em potencializar a ação da insulina, aumentando a sensibilidade dos receptores perante esse hormônio. A deficiência de cromo está associada à resistência periférica a insulina, intolerância a glicose, hiperinsulinemia e sintomas clínicos como compulsão por carboidratos, fadiga, aumento de peso e diabetes tipo II.

Alguns estudos sugerem que a suplementação de cromo poderia aumentar a massa muscular e reduzir a gordura corporal em atletas, mas esses resultados são controversos. Além disso, não há uma recomendação (DRI) estabelecida de cromo na dieta, mas há indícios de que a dieta ocidental não atinge o AI (ingestão adequada, do inglês *adequate intake*) para esse mineral.

b) **Vitaminas**:
- **Ácido Ascórbico ou Vitamina C**: em relação à prática esportiva, têm-se atribuído à vitamina C inúmeras funções, provavelmente relacionadas com a melhora da força física e aeróbica, aumentando a resistência e o tempo à fadiga; no entanto, sua ação mais conhecida pelos atletas é da melhora imunitária. O mecanismo primário de ação está relacionado (1) ao aumento da glicemia e mobilização de ácidos graxos livres através da síntese de epinefrina; (2) à melhora na absorção do ferro que, atrelado aos seus benefícios antioxidantes, resulta no aumento da resistência imunológica. Contudo, faltam estudos que comprovem diretamente o efeito de sua suplementação na melhora do desempenho físico.
- **Cianocobalamina ou Vitamina B12**: atua como cofator em duas enzimas: metionina sintase e L-metilmalonil-CoA. O consumo adequado de B12 é essencial para a formação dos glóbulos vermelhos, para o metabolismo de carboidratos e lípides, bem como para o crescimento e a atividade neurológica. Entretanto, não há estudos que comprovem que a suplementação dessa vitamina em atletas seja de valia para melhora de desempenho. Indivíduos vegetarianos restritos, que consomem apenas alimentos de fontes vegetais, são os mais propensos a apresentar deficiência dessa vitamina, pois a vitamina B12 é exclusivamente encontrada em alimentos de origem animal.
- **Vitamina A**: uma das suas funções é contribuir para a manutenção do sistema imune, agindo na proliferação e diferen-

ciação das células de resposta ao estímulo, antigênico mantendo o nível adequado de células *Natural Killer* (atividade antiviral e antitumoral) circulantes, aumentando a produção de IL-1 e outras citocinas (importantes mediadores inflamatórios), estimulando a produção de células B e T, bem como o crescimento, a diferenciação e a ativação de células B. A vitamina A não mostrou qualquer efeito ergogênico após suplementação no homem e também nenhum mecanismo claro ou fundamentalmente lógico para a potencialização do desempenho foi demonstrado. Não se recomenda a suplementação com vitamina A, não apenas pela falta de efeitos ergogênicos, mas também pela sua toxici (irritabilidade, hipatopatias, cabelos ásperos, alopecia, edema periférico, dor e perda óssea fraqueza naúsea e vômito, entre outros).

- **Vitamina D**: suas principais funções são (1) contribuir para a homeostase de cálcio e fósforo no plasma, que está diretamente relacionada à maior absorção desses minerais no intestino delgado, junto com o aumento da reabsorção tubular renal destes e pela regulação da atividade dos osteoclastos e osteoblastos; (2) atuar como fator de regulação em diferentes locais do organismo (ex.: secreção de insulina, síntese e secreção de hormônios da tiroide e paratireoide); (3) participar em funções neuromusculares; e (4) relacionar-se ao metabolismo e à síntese proteica. Estudos mostram que atingir as necessidades de vitamina D é mais difícil do que parece. Mesmo em países como o nosso, com alto nível de insolação, encontra-se deficiência dessa vitamina. Halsted (2008) aponta que não é possível atingir uma concentração sanguínea de vitamina D adequada para prevenir fraturas, apenas com a sua recomendação atual, tanto para indivíduos sedentários quanto para praticantes de atividade física. Entretanto, nenhum estudo que

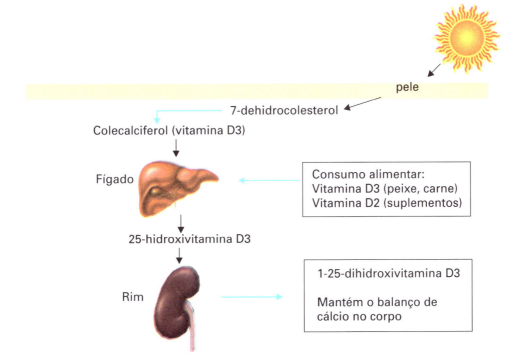

FIGURA 7.7 Metabolismo da Vitamina D.
Adaptado de: http://www.scientificpsychic.com/health/vitamins.html

correlacione desempenho e suplementação de vitamina D foi encontrado. Um esquema do funcionamento no organismo dessa vitamina pode ser encontrado na Figura 7.7.

- **Vitamina E**: da família dos tocoferóis (α, β, Δ, γ), é uma vitamina lipossolúvel de alta importância no esporte por participar da defesa, não enzimática, antioxidante do organismo. Também é responsável por estabilizar a membrana das hemácias e evitar que essas rompam (hemólise), além de participar da síntese de tecido epitelial e de prostaglandinas. Estudos sobre o tema antioxidante e exercício mostrou que a maioria dos artigos se referia a atividade das vitaminas E e C. Os autores identificaram 20 artigos que relatavam redução do estresse oxidativo, 23 que não comprovavam nenhum efeito positivo e quatro que relatavam maior ocorrência desse fenômeno. Nos estudos que mostravam algum efeito com suplementação dessa vitamina, a forma mais efetiva de ministrar esse nutriente foi durante oito semanas quando comparado a quatro semanas. Alguns estudos mostram que a suplementação com vitamina E pode ser benéfica a um restrito grupo de atletas que sofrem os efeitos de altas altitudes, na condição de hipóxia, quando estão com o limiar aeróbico aumentado, e que quantidades que variam de 400 a 800 UI não parecem apresentar malefícios. Apenas para efeito de curiosidade, apresentamos no quadro a seguir (Tabela 7.2) a quantidade de vitamina E encontrada nos principais alimentos-fonte.

TABELA 7.2 Quantidade de Vitamina E encontrada em alguns alimentos.

Alimentos	Vitamina E (mg α TE/100 g)
Óleo de gérmem de trigo	191,0
Óleo de girassol	51,4
Avelã	27,0
Óleo de milho	21,3
Amendoim	6,7
Atum em óleo	2,5
Marisco no vapor	2,0
Acelga cozida	1,9
Molho de tomate-	1,5
Manga	1,2
Mamão papaia	1,1
Espinafre cozido	0,9
Uva	0,7

Creatina

A creatina, ou ácido α-metil guanidino acético, é uma amina de ocorrência natural encontrada principalmente no músculo esquelético (95%) e sintetizada endogenamente por órgãos como fígado, rins e pâncreas, a partir dos aminoácidos glicina, metionina e arginina. Também pode ser obtida via alimentação, especialmente pelo consumo de carne vermelha e de peixes ou via suplementação.

Desde que foi demonstrada que a suplementação de creatina (20 g/dia por 5-7 dias) promove aumento de até 20% nas concentrações de creatina muscular, diversos pesquisadores passaram a investigar o efeito dessa suplementação no rendimento esportivo. Atualmente, são bem documentados seus efeitos em atividades intermitentes de alta intensidade e curta duração, fazendo com que a creatina passasse a ser classificada como um ergogênico. Também existem fortes evidências de que a ingestão de creatina pode trazer benefícios para pacientes com certas doenças neuromusculares, como as miopatias inflamatórias, as citopatias mitocondriais e a distrofia muscular.

Além de ser encontrada no organismo na sua forma livre, a creatina também pode estar na forma fosforilada, formando creatina fosfato, especialmente quando armazenada no músculo esquelético, mas também no coração, músculos lisos, cérebro e testículos. A adenosina trifosfato (ATP) é a fonte imediata de energia disponível para a manutenção da homeostase da célula muscular e de sua função contrátil. Entretanto, sua concentração absoluta no músculo esquelético é extremamente limitada, sendo insuficiente para suprir a demanda energética durante o exercício. A manutenção da oferta de energia e, portanto, a continuidade do exercício, ocorre através da ressíntese de ATP por meio de diferentes sistemas, entre os quais a via ATP-CP, ou seja, a mobilização de fosfagênios. Ela ocorre através de uma reação que não requer a utilização de oxigênio e pode ser escrita da seguinte forma:

$$CP + ADP + H^+ \rightleftharpoons ATP + creatina$$

A creatina consumida oralmente é absorvida intacta pelo epitélio intestinal, entrando na circulação sem sofrer qualquer ação dos ácidos estomacais. Depois de absorvida, é distribuída, através da circulação, para vários tecidos, principalmente para a musculatura esquelética. O transporte da creatina para a célula muscular ocorre por um processo ativo, saturável, sódio-dependente específico, seguido pelo aprisionamento da creatina dentro do músculo, por meio de sua fosforilação. Cerca de 1,6% do conteúdo total de creatina é convertido diária e espontaneamente, ou seja, de maneira não enzimática, em creatinina. Essa segue pela circulação até os rins, de onde é excretada juntamente com a urina (Figura 7.8).

Em 1999 foi publicada uma revisão de todos os trabalhos relevantes com relação aos protocolos de suplementação de creatina. O mais utilizado para promover aumento na concentração de creatina é a partir da ingestão diária de 20 g a 30 g desse suplemento em quatro doses iguais de 5 g a 7 g dissolvidas em 250 ml de solução ao

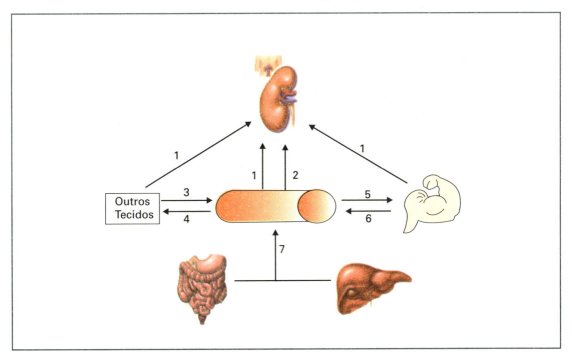

FIGURA 7.8 Determinantes da concentração de creatina e creatinina: 1. Síntese e degradação renal de creatinina; 2. Eliminação renal de creatina; 3. Liberação de creatina de tecidos (exceto músculo) no espaço vascular / interstício; 4. Consumo de creatina por tecidos que não o músculo; 5. Liberação de creatina do músculo para o espaço vascular / interstício; 6. Consumo de creatina pelo músculo; 7. Formação e ingestão de creatina. Cr = creatina, Crn = creatinina; PCr = fosfocreatina.
Adaptado de: http://img210.imageshack.us/img210/240/creatine15pl.png

longo do dia, a cada seis horas, por um período de cinco a sete dias. Quando com base no peso corporal, 0,3g.kg-1 por um período de 5 a 7 dias parece ser o mais eficiente. Além do benefício já bem estabelecido da suplementação de creatina no exercício intermitente de alta intensidade e curtíssima duração, acompanhado de intervalos de recuperação acima de 60 segundos, a força e a hipertrofia também são aumentadas em decorrência desse suplemento, principalmente quando combinada ao treinamento de força.

Embora o tempo de cozimento dos alimentos em altas temperaturas possa alterar a disponibilidade da creatina dietética, o alto consumo de carnes e peixes em combinação com a produção endógena de creatina podem ser suficientes para aumentar sua incorporação e quantidade no músculo, o que explicaria o porquê de muitos atletas de força e potência acreditarem que o alto consumo de carnes aumenta o desempenho.

O aparecimento de possíveis efeitos colaterais decorrentes do uso de creatina como náusea, cefaleia e sede são constantemente refutados por diferentes estudos científicos. Entretanto, existe grande controvérsia acerca dos efeitos da suplementação de creatina sobre a função renal. Enquanto alguns pesquisadores se posicionam cautelosamente ao uso dessa substância, estudos longitudinais, que embora possuam sérias limitações metodológicas, indicam, em sua maioria, a segurança da suplementação de creatina.

A controvérsia começou em 1998 com um estudo publicado por um grupo de pesquisadores britânicos que relaciona a suplementação de creatina à insuficiência renal. Embora todos os marcadores de função renal estivessem normais, a creatinina sérica, que sabidamente aumenta em indivíduos que consomem creatina em função do metabolismo natural desse substrato, estava alterada, sendo esse dado suficiente para que os pesquisadores afirmassem que a creatina pode causar danos renais. O estudo foi repercutido por um periódico não científico francês (L'equipe) sob um prisma sensacionalista, o que gerou um clima de desconfiança e preocupação na sociedade. Estudos realizados por nosso próprio grupo de pesquisa, incluindo um estudo longitudinal, duplo-cego, randomizado e controlado por placebo, não encontraram efeitos deletérios sobre a função renal em decorrência do uso de creatina. Cabe salientar que a creatina é convertida espontaneamente em creatinina na única reação não enzimática do organismo. Assim, para avaliar o impacto da suplementação de creatina, outros marcadores que não a creatinina devem ser utilizados. Em nossos estudos realizamos o *clearence* de Cistatina C e mais recentemente, em estudo de caso de indivíduo com apenas um rim, utilizamos o padrão ouro de avaliação da função renal, *clearence* de EDTA. Em nenhum deles foi demonstrado qualquer efeito sobre o rim com suplementação de creatina. (Gualano et al., 2010 e Gualano et al., 2008.)

Carboidratos

A suplementação com carboidratos, um dos maiores grupos de compostos orgânicos encontrados na natureza e a mais abundante e econômica fonte de energia para o homem, tradicionalmente está associada a atividades aeróbicas. Entretanto a glicose, produto final de todos os carboidratos assimilados pelas células do trato digestório, é o açúcar mais importante no fornecimento de energia, sendo estocada no fígado e no músculo esquelético na forma de glicogênio para suprir as necessidades de energia diária. Como o treinamento com pesos reduz significativamente os estoques de glicogênio, alguns estudos também demonstraram que praticantes dessas modalidades também se beneficiariam dessa suplementação.

A suplementação com carboidratos talvez seja uma das mais fáceis de ser planejada, pois pode ser realizada em três momentos distintos:

1. **Pré-atividade**:
   Efeitos ergogênicos do consumo de carboidratos antes da prática de atividades aeróbias e anaeróbias têm sido amplamente demonstrados. Quando consumidos com um intervalo que permita sua digestão e absorção (três a

quatro horas antes do início da atividade), refeições ricas em carboidratos podem promover maior acúmulo de glicogênio muscular e que este, como já demonstrado por diversos estudos, está fortemente relacionado ao tempo de tolerância ao esforço.

Nos casos em que o intervalo entre a refeição pré-atividade e o início do exercício é muito curto, como uma hora ou menos, o uso de suplementos de carboidratos também pode ser útil, mas deve-se tomar cuidado com os possíveis desconfortos gastrintestinais decorrente desse consumo. Além disso, carboidratos de mais alto índice glicêmico provocam aumento da glicemia e da insulinemia. Com o início do exercício, no entanto, há uma redução rápida da glicemia, que se deve ao efeito combinado da hiperinsulinemia (provocada pelo consumo dos carboidratos) e da maior captação de glicose pelo músculo em contração, e também ao efeito inibitório do exercício sobre a liberação de glicose pelo fígado. Isso acontece apesar da absorção de carboidratos continuar ocorrendo. Existem até alguns estudos que mostram que, nestas circunstâncias, o maior uso de glicose como fonte de energia também pode provocar maior degradação de glicogênio muscular, o que resultaria em fadiga precoce. Embora este efeito não tenha sido observado em todos os estudos sobre o assunto, é importante ressaltar que o consumo prévio de carboidratos pode inibir a oxidação de lipídios, via inibição, mediada pela insulina, da liberação de ácidos graxos livres pelo tecido adiposo. A fim de evitar ou minimizar esses efeitos metabólicos resultantes do consumo de carboidratos antes da atividade, recomenda-se o uso de carboidratos com baixo ou médio índice glicêmico que possuem menor impacto sobre a glicemia e a insulinemia.

2. **Durante a atividade**:
   Exercícios aeróbios de longa duração, bem como atividades intensas, provocam a redução acentuada do glicogênio muscular. Caso não haja o consumo de carboidratos durante a atividade, o glicogênio muscular poderá ser praticamente esgotado, o que resulta em diminuição da intensidade do exercício e até fadiga, uma vez que os ácidos graxos não conseguem fornecer energia no mesmo ritmo dos carboidratos.

   O consumo de carboidratos durante a atividade prolongada (acima de 1 hora de duração) é essencial para a melhora do desempenho, uma vez que o carboidrato ingerido provoca aumento da glicemia e o músculo exercitado passa a captar mais glicose plasmática sem depender somente da glicose resultante da glicogenólise. Com maior disponibilidade de glicose plasmática, o glicogênio muscular é poupado, a intensidade do exercício pode ser mantida e o desempenho é, portanto, aumentado. Já exercícios com duração menor do que 1 hora, intermitentes ou contínuos, não se beneficiam da suplementação de carboidratos durante a atividade.

   Protocolos que apontam melhora do desempenho sugerem o consumo de 30 g a 60 g de carboidrato por hora de atividade, sendo que quantidades maiores não apresentam benefício adicional, uma vez que excedem a capacidade de oxidação do organismo e ainda podem provocar desconforto gastrintestinal. De qualquer forma, a suplementação a ser utilizada durante as provas deve ser previamente testada para que se possa escolher a melhor estratégia nutricional a ser utilizada, evitando-se a frutose, pois este é o carboidrato que possui maior potencial em causar desconforto gastrintestinal. Sugere-se que, para atender às quantidades de 30 g a 60 g de carboidrato por hora, se deva consumir de 600 ml a 1200 ml de fluido com 4% a 8% de carboidrato, com intervalos de 10 a 30 minutos. A suplementação também pode ser feita na forma de gel, com o adequado consumo simultâneo de água.

3. **Pós-atividade**:
   O glicogênio muscular é o combustível primário durante a atividade prolongada de intensidade moderada a alta e a fadiga presente durante essa atividade está relacionada

à depleção dos estoques de glicogênio. Dependendo da intensidade do exercício e da reposição com carboidrato, a ressíntese completa de glicogênio geralmente ocorre em 24 horas.

Estudos sugerem que a suplementação deva ser realizada a cada 30 minutos após a atividade, levando-se em consideração o tempo de esvaziamento gástrico.

Compensadores

A fim de minimizar as consequências de um exercício prolongado e melhorar a reposição de nutrientes logo após o exercício físico, foram desenvolvidos compostos de carboidratos, aminoácidos isolados e gorduras em proporções adequadas para praticantes de atividade física, chamados compensadores. Estes podem ser divididos em duas principais categorias: hipercalóricos e substitutos de refeições, além de uma subcategoria de reduzido teor calórico denominada hipocalóricos.

São classificados como alimentos compensadores os produtos formulados que obedecem aos seguintes requisitos:

- **Carboidratos**: abaixo de 90%;
- **Proteínas**: pelo menos 65% devem corresponder à proteína de alto valor biológico;
- **Gorduras**: 1/3 gordura saturada, 1/3 monoinsaturada e 1/3 poli-insaturada;
- **Vitaminas e minerais**: não obrigatórios, até o limite de 7,5% a 15% da IDR em 100 ml e de 15% a 30% da IDR em 100 g, desde que o consumo diário não ultrapasse a 100% da IDR em qualquer situação.

Os substitutos de refeições podem ser classificados como compensadores. No entanto, os produtos desenvolvidos com baixo teor energético e, por muitas vezes, utilizados por praticantes de exercício, podem ser mal utilizados devido a sua classificação tanto como compensadores, quanto como alimentos para emagrecimento.

Geralmente apresentados na forma de pós, os substitutos de refeições costumam ser ricos em proteína, moderados em carboidratos e pobres em gordura. Alguns destes se tornam bastante densos quando prontos (graças à presença de espessantes), enquanto alguns têm a consistência mais aquosa. Normalmente são artificialmente adoçados e, consequentemente, possuem um baixo conteúdo de açúcar, mesmo quando possuem um substancial conteúdo de carboidrato.

Na maior parte destes produtos se utiliza a proteína integral, mas também são encontrados produtos com uma mistura de proteína isolada, concentrada e/ou hidrolisada. Alguns combinam a proteína integral com caseína e albumina para promover uma absorção mais lenta da mistura de aminoácidos, além de outros compostos como imunoglobulinas, glicomacropeptídeos, estimulantes de IGF-1 e lactoferrina. Diversos produtos são também adicionados de uma variedade de nutrientes relacionados à melhora de desempenho esportivo como cromo, glutamina, taurina, tirosina, monoidratos de creatina, aminoácidos de cadeia ramificada, hidroximetilbutirato (HMB) e alfa-cetoglutarato. Algumas substâncias moduladoras do metabolismo lipídico também são constantemente adicionadas como ácido hidroxicítrico, lecitina, colina, inositol, carnitina e quitosanas. A adição de vários destes itens é, entretanto, condenada pela legislação brasileira, por considerá-las substâncias ilegais em suplementos alimentares.

A utilização mais recomendada é a substituição de refeições intermediárias (lanches), sobretudo no momento anterior à prática de exercício físico, pois os substitutos de refeição têm rápida digestibilidade, normalmente baixa osmolaridade e índice glicêmico reduzido. Estes, no entanto, criam uma monotonia da refeição, não sendo aceitos por longos períodos de tempo.

Diferentemente da maioria dos substitutos de refeição, os hipercalóricos têm como principal objetivo atender a uma demanda calórica aumentada e/ou a reposição de energia durante uma sessão de exercício muito prolongada, superior a três horas de duração. Esses produtos costumam apresentar uma composição nutricional mais rica em carboidratos e restrita em proteínas, quando comparado aos substitutos de refeições. Normalmente prescritos em função do volume calórico que se pretende adicionar à dieta, estes não são facilmente digeridos por todos os atletas e alguns indivíduos podem apresentar incômodos gastrintestinais e refluxo gastresofágico. Além disso, é comum os atletas apresentarem náuseas, mesmo quando a suplementação é feita somente no momento logo após o exercício.

A inclusão da rotina do exercício com intuito de emagrecimento está muito associada à utilização de um compensador de baixo valor calórico que possa acelerar a redução do conteúdo de gordura corporal de forma mais eficiente. A partir deste princípio, foram desenvolvidas formas hipocalóricas de compensador. Também conhecidos como substitutos de refeição de baixo valor calórico, se caracterizam por, pós adicionados em água ou leite desnatado ou de soja e substituir uma ou mais refeições ao longo do dia, reduzindo assim o aporte calórico e, consequentemente, de nutrientes da dieta.

Esse suplemento, apesar de considerado como um complemento nutricional, não deveria ser utilizado para atletas com a finalidade de aumento de desempenho esportivo ou como manobra de emagrecimento, pois estes produtos possuem um baixo conteúdo de carboidratos quando comparado ao volume de proteínas, apesar de muitas vezes eles se apresentarem em concentrações semelhantes. Além disso, esses suplementos não apresentam concentrações suficientes de vitaminas e minerais para atender às demandas aumentadas de praticantes de exercício. Os hipocalóricos costumam fornecer cerca de 200 kcal a 300 kcal por refeição, já adicionados ao leite, e com isto proporcionam um déficit energético que pode chegar a 1000 calorias/dia. O consumo por um período prolongado destes produtos tem sido associado, no indivíduo sedentário, a uma redução no conteúdo de tecido adiposo, acompanhado de um importante comprometimento das reservas de glicogênio, o que acentua a possibilidade de catabolismo proteico, quando o indivíduo é praticante de exercício.

De modo geral, os substitutos de refeição, exceto os hipocalóricos, conseguem, de maneira muito eficiente, atender às necessidades calóricas e de macronutrientes de um indivíduo adulto em uma típica refeição brasileira (arroz, feijão, filé de frango, salada de alface e tomate, e brócolis), tanto igualando o seu balanço energético com melhor conteúdo nutricional, quanto aumentando o seu valor calórico, sem grande aumento de volume, ou seja, de distensão gástrica, o que seria prejudicial à prática de um exercício subsequente.

Lipolíticos

Os lipídios ou as gorduras são estocados em nosso corpo, no tecido adiposo, e usados para o fornecimento de energia apenas quando a demanda metabólica é muito aumentada. Esse estoque energético, embora facilmente armazenado, é de difícil mobilização, uma vez que o triacilglicerol, forma como os lipídios são armazenados, precisa ser hidrolisado, ou seja, sua estrutura, formada por três moléculas de ácidos graxos e uma molécula de glicerol (Figura 7.9), deve ser quebrada, liberando uma molécula de ácido graxo por vez do tecido adiposo. Para ser transportado e oxidado, o ácido graxo livre precisa estar na forma ativa, ou seja, precisa se associar a uma molécula de coenzima A; essa molécula de acil-CoA precisa então passar para a mitocôndria celular para finalmente sofrer oxidação.

Essa é uma explicação muito resumida do processo, mas que mostra o quão trabalhoso é para o organismo oxidar, ou seja, consumir a gordura armazenada, eliminando os indesejados "pneuzinhos". Por isso, cada vez mais pessoas buscam fórmulas ou substâncias capazes de acelerar esse processo, chamadas de lipolíticos ou *fat burners*. A lista desses produtos é bastante grande, mas pode ser resumida nos seguintes princípios ativos:

- **Carnitina**: além de sintetizada endogenamente, a L-3-hydroxitrimetilaminobutanoato pode ser encontrada em carnes e laticínios, sendo armazenada principalmente no coração e no músculo esquelético. A car-

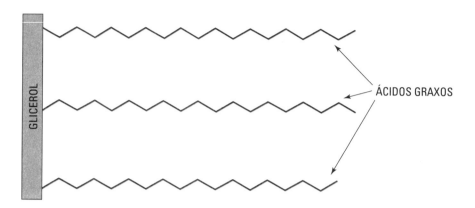

FIGURA 7.9 Estrutura química de um triglicerídeo.
(Extraído de: http://sci.waikato.ac.nz/farm/images/triglyceride%20image.jpg)

nitina é fundamental para o metabolismo de ácidos graxos por transferir radicais acil para dentro da mitocôndria, sugerindo que a suplementação de carnitina poderia promover aumento no transporte e oxidação de ácidos graxos. No entanto, discute-se muito a eficácia da suplementação de carnitina, uma vez que não é consenso que o transporte de ácidos graxos pela membrana mitocondrial seja etapa limitante no processo de oxidação lipídica. Além disso, concentrações normais de carnitina no músculo esquelético já parecem ser suficientes para a atividade máxima das enzimas responsáveis pelo transporte do acil-CoA para a mitocôndria. E os estudos com suplementação oral de carnitina mostram que os efeitos sobre a sua concentração no músculo esquelético, local onde poderia ter a ação ergogênica alegada, parecem ser pequenos ou nulos.

- **Piruvato**: é um composto formado por três carbonos, resultante da glicólise e convertido a acetil-CoA, em condições aeróbias, dentro da mitocôndria, onde é condensado com o oxaloacetato, iniciando o Ciclo de Krebs. As alegações de que o piruvato favorece a perda de peso foram baseadas em estudos produzidos por um único laboratório (Stanko et al., 1992). Estudos posteriores também encontraram perda de peso e de massa gorda, porém apenas quando utilizadas doses muito altas (até 44 g) o que torna questionável sua viabilidade. As doses recomendadas pelos fabricantes de suplementos de piruvato atualmente comercializados variam de 3 g a 6 g por dia e os estudos que utilizaram essas doses possuem resultados pouco esclarecedores.

- **Fibras**: o consumo adequado de fibras alimentares está associado a diversos benefícios à saúde, como tratamento e prevenção da obstipação intestinal e menor risco de câncer colorretal. Uma alimentação equilibrada com quantidades adequadas de frutas, hortaliças, leguminosas, grãos, cereais e pães integrais fornece a quantidade diária recomendada de fibras, que varia entre 20 g e 35 g. As fibras alimentares podem ser classificadas em solúveis e insolúveis, de acordo com suas propriedades fisiológicas. De maneira geral, as insolúveis aumentam o trânsito intestinal, reduzindo a obstipação, enquanto as fibras solúveis afetam a absorção de glicose e lipídios no intestino delgado, principalmente porque são viscosas e formam géis. Por isso, tem sido divulgado que as fibras solúveis seriam capazes de promover a perda de peso, especialmente de gordura corporal. Estudos têm mostrado que, de fato, populações com um consumo adequado de fibras possuem um IMC menor do que aquelas com um consumo insuficiente. Os mecanismos pelos quais as fibras teriam esse efeito incluem a diminuição da eficiência de absorção de nutrientes no intestino delgado e o aumento da saciedade. Goma-guar e quitosana são exemplos de fibras com potencial efeito lipolítico.

- **Cafeína**: graças a seu efeito estimulador (efeito central), estudos sobre os potenciais efeitos ergogênicos da cafeína são bastante antigos. Além do sistema nervoso central, a cafeína afeta quase todos os sistemas do organismo, aumentando a oxidação de gordura, a frequência cardíaca, o metabolismo e a diurese, entre outros efeitos. Aparentemente, os efeitos ergogênicos da cafeína ocorrem independentemente do momento de consumo (antes ou durante a atividade física). A maioria dos estudos encontrou efeitos ergogênicos da cafeína com doses entre 3 e 9 mg.kg^{-1} de peso corporal, ou 400 mg a 600 mg, sugerindo que estas sejam doses ótimas na promoção da melhora do desempenho físico. Indivíduos não habituados à cafeína (ingestão diária < 50 mg) apresentam efeitos ergogênicos mais evidentes do que em pessoas habituadas (ingestão diária > 300 mg). Entretanto, a cafeína pode causar efeitos adversos que variam de agitação locomotora, taquicardia, diurese, insônia, irritabilidade e ansiedade até crises convulsivas e arritmias, em doses altas. Além disso, são observadas crises de abstinência com a interrupção do uso contínuo de cafeína e isso pode ocorrer mesmo quando o consumo é feito cronicamente em baixas dosagens. Um grave problema da cafeína, entretanto, é seu consumo simultaneamente ao da efedrina, como explicado a seguir.
- **Efedrina**: substância análoga a anfetamina, porém com efeitos mais fracos, é comumente encontrada em diferentes formas de administração de Mahuang (*Ephedra sp*) quando adicionada a suplementos nutricionais. No passado, a efedrina foi utilizada para o tratamento de asma, mas atualmente ela só é encontrada na forma de pseudoefedrina em algumas poucas formulações. De fato, o uso de efedrina como agente farmacológico ou como suplemento nutricional é proibido pela ANVISA, em decorrência de seus efeitos colaterais, principalmente sobre o sistema cardiovascular, tendo sido relatado um aumento no número de mortes por acidente vascular cerebral e infarto do miocárdio em pessoas que faziam uso regular de efedrina. Estudos mostraram que apenas o uso combinado da efedrina com a cafeína, e não da efedrina isolada, causa efeitos ergogênicos consideráveis. Entretanto, o consumo combinado de cafeína e efedrina também foi relacionado a muitas mortes por causas cardiovasculares, embora estas pareçam estar ligadas à efedrina e não à cafeína, pois os efeitos da efedrina no sistema cardiovascular ficam aumentados com o uso concomitante da cafeína. Além de proibida pela ANVISA, a efedrina é atualmente considerada *doping* pelos organismos nacionais e internacionais ligados aos esportes.

Tamponantes

A fadiga é um dos principais fatores que limitam o desempenho físico em quase todas as modalidades esportivas, sendo o acúmulo de lactato considerado sua principal causa. O argumento teórico clássico que sempre sustentou a relação causa-efeito entre lactato e fadiga é o fato de que a produção de lactato seria acompanhada da produção de íons H$^+$, que diminuiria o pH intracelular e causaria acidose. Com base na ideia de que ocorre produção de ácido láctico ao invés de lactato, foi levantada a hipótese de que a dissociação do ácido no meio aquoso (citosol), resultando em lactato$^-$ e H$^+$, seria a causa da queda do pH intramuscular e, consequentemente, da fadiga. Essa hipótese justifica-se, ainda, pelo baixo pK do ácido láctico (~3,8) em relação ao pH intracelular. Um estudo de 2004, porém, refuta essa alegação, afirmando que a maioria dos trabalhos que relaciona produção e acúmulo de lactato com a fadiga muscular se baseou apenas em evidências e construtos teóricos, e não em dados que comprovassem diretamente essa relação. Entre os argumentos apresentados nesse estudo, estão (1) o de que ácido lático é, dentre os "intermediários ácidos" da via glicolítica, aquele que apresenta o pK mais elevado; (2) os ácidos se apresentam em nosso organismo como sais, em função do meio aquoso no qual eles se encontram, impossibilitando a produção de ácido láctico, mas de lactato, não havendo dissociação de ácido lático, tampouco produção de H^+.

Ainda de acordo com o mesmo estudo, a real causa da acidose verificada em exercícios de alta intensidade e curta duração não é a dissociação do ácido lático, mas sim a quebra de ATP não mitocondrial. Como resultado dessa hidrólise, há liberação de Pi, ADP, energia e H^+. Quando a demanda energética é baixa, os prótons podem seguir os seguintes destinos: ser tamponados pelos tampões intracelulares; ser transportados para fora da célula por transportadores específicos; ser consumidos em reações de redução como formação de lactato e de creatina fosfato ou ser deslocados ao espaço intermembranoso da mitocôndria para servir de gradiente para a produção de ATP pela ATP sintase. Entretanto, quando a demanda por energia supera a taxa em que a mitocôndria é capaz de supri-la, observa-se um grande aumento da utilização de ATP citosólico e consequente acúmulo de íons H^+ o que, em última análise, causa acidose.

Embora não exista um consenso na literatura sobre as causas exatas da fadiga, esse quadro está geralmente associado à acidose, seja muscular ou sanguínea. Vale lembrar que, como dito anteriormente, os estoques de glicogênio muscular são rapidamente depletados em atividades intensas; associada às demais possíveis causas supracitadas, a fadiga não está relacionada a uma causa específica, mas, sim, é um evento multifatorial.

Para tentar conter o avanço e postergar a instalação da fadiga, pesquisadores têm avaliado os potenciais efeitos ergogênicos da ingestão de substâncias alcalinas (especialmente bicarbonato de sódio) pré-exercício sobre o desempenho anaeróbio, encontrando resultados conflitantes, provavelmente causados pelos diferentes protocolos de suplementação e de exercícios adotados. O uso do bicarbonato parece ser mais eficiente para protocolos de exercícios intermitentes, intercalados por curtos períodos de recuperação, ou para exercícios que durem entre 60 segundos e cinco minutos. À medida que aumenta a duração do exercício, diminui a sua intensidade e seu caráter anaeróbio, reduzindo também a eficácia do bicarbonato.

A dose mínima de bicarbonato de sódio para causar aumento suficiente na concentração plasmática de bicarbonato a ponto de favorecer o desempenho gira em torno de 0,3 g. Kg^{-1} de peso corporal. Doses superiores a essa não são mais efetivas em melhorar o desempenho, mas aumentam as chances de que ocorram perturbações gastrintestinais. Por outro lado, doses iguais ou inferiores a 0,2 g. Kg^{-1} não produzem melhoras tão significativas no desempenho quanto a de 0,3 g. Kg^{-1}. Há evidências de que a ingestão deve ser feita, pelo menos, 90 minutos antes do início da atividade e que após 180 minutos os efeitos da alcalose começam a diminuir.

Enquanto alguns trabalhos observaram significativo aumento do lactato sanguíneo após indução de alcalose, outros encontraram apenas uma tendência não significativa de aumento ou nenhuma diferença entre os tratamentos. É muito provável que, a exemplo das discrepâncias observadas nos efeitos sobre o desempenho, problemas metodológicos e diferenças entre os desenhos experimentais dos estudos tenham sido a principal causa da inconsistência dos dados na literatura.

A partir dos resultados dos trabalhos que investigaram os diversos efeitos da alcalose, produziram-se evidências muito fortes do papel da acidose intramuscular no desenvolvimento da fadiga periférica e da irrelevância do lactato sanguíneo nesta.

REFERÊNCIAS BIBLIOGRÁFICAS

- Artioli GG, et al. A ingestão de bicarbonato de sódio pode contribuir para o desempenho no judô? Rev Bras Med Esporte. 2006;12(6):371-5.
- Artioli GG, et al. Does sodium bicarbonate improve simulated judo performance? Int J Sports Nutr Exerc Metab. 2007;17(2):206-17.
- Barros Neto TL. A controvérsia dos agentes ergogênicos: estamos subestimando os efeitos naturais da atividade física? Arq Bras Endocrinol Metab. Mar/Apr 2001;45(2).
- Barry DW, Khort, WM. Acute effects of 2 hours of moderate-intensity cycling on serum parathyroid hormone and calcium. Calcif Tissue Int. Jun 2007; 80(6):359-65.
- Barry DW, Khort, WM. BMD decreases over the course of a year in competitive male cyclists. J Bone Miner Res. Apr 2008; 23(4):484-91.
- Bassit RA, et al. The effect of BCAA supplementation upon the immune response of triathletes. Medicine and Science in Sports and Exercise. 2000;32:1214-9.
- Birketvedt GS, et al. Long-term effect of fiber supplement and reduced energy intake on body weight and blood lipids in overweight subjects. Acta Med. 2000; 43:129-32.
- Bohn AM, et al. Ephedrine and other stimulants as ergogenic aids. Curr Sports Med Rep. 2003;2:220-5.
- Branch JD. Effect of creatine supplementation on body composition and performance: a meta-analysis. Int J Sport Nutr Exerc Metab. 2003;13(3):198-226.
- Braod EM, et al. Effects of four weeks L-carnitine L-tartrate ingestion on substrate utilization during prolonged exercise. Int J Sport Nutr Exerc Metab. 2005;15 (6):665-79.
- Brass EP. Supplemental carnitine and exercise. Am J Clin Nutr. 2000; 72 Suppl:618S-23S.
- Burke LM, et al. Carbohyadrates and fat for training and recovery. J Sport Sci 2004;22:15-30.
- Carvalho PB, Araujo WMC. Rotulagem de suplementos vitamínicos e minerais: uma revisão das normas federais. Ciênc. saúde coletiva [online]. 2008;13 Suppl:779-791
- Campos PL. Alguns efeitos da suplementação de Aminoácidos de Cadeia Ramificada em ratos em Crescimento [dissertação de mestrado]. São Paulo: Faculdade de Ciências Farmacêuticas, Universidade de São Paulo; 1998.
- Campos PL. Suplementação de Aminoácidos de Cadeia Ramificada e Depleção de Glicogênio em Ratos treinados: implicações sobre as reações anapleróticas [tese de doutorado]. Campinas: Instituto de Biologia da Universidade Estadual de Campinas; 2005.
- Clark N. Nancy Clark´s Sports Nutrition Guidebook.
- Corder KP, et al. Effects of active and passive recovery conditions on blood lactate, rating of perceived exertion, and performance during resistance exercise. Journal of Strenght and Conditioning Research. 2000;14(2):151-6.
- Franchini, E. Tipo de recuperação após a luta, diminuição do lactato e desempenho posterior: implicações para o judô [tese de doutorado em educação física]. São Paulo: EEFE-USP; 2001.
- Garcia PR et al. Determinação de efedrinas em urina por cromatografia em fase gasosa (CG/DNP) para o controle da dopagem no esporte. Rev Bras Cienc Farm. 2005;41(3):351-8.
- Gaullier JM. et al. Supplementation with conjugated linoleic acid for 24 months is well tolerated by and reduces body fat mass in healthy, overweight humans. Am Soc. Nutr. Sciences 2005;778-84.
- Graham TE. Caffeine and exercise. Sports Med. 2001;31(11):785-807.
- Gualano B, Ugrinowitsch C, Novaes RB, Artioli GG, Shimizu MH, Seguro AC, et al. Effects of creatine supplementation on renal function: a rando-

- mized, double-blind, placebo-controlled clinical trial. Eur J Appl Physiol. 2008 May;103(1):33-40.
- Gualano B, Artioli GG, Poortmans JR, Lancha Junior AH. Exploring the therapeutic role of creatine supplementation. Amino Acids. 2009 Mar 1. [Epub ahead of print]
- Gualano B, Ferreira DC, Sapienza MT, Seguro AC, Lancha AH Jr. Effect of Short-term High-Dose Creatine Supplementation on Measured GFR in a Young Man With a Single Kidney. Am J Kidney Dis. 2010 Jan 7. [Epub ahead of print]
- Hall GV et al. Muscle glycogen resynthesis during recovery from cycle exercise: no effect of additional protein ingestion. Appl Physiol. 2000;88:1631-6.
- Halsted CH. Perspectives on obesity and sweeteners, folic acid fortification and vitamin D requirements. Family Practice Advance Access, 30 Sep 2008, 144-9.
- Jentjens RLPG, et al. Effects of pre-exercise carbohyadrate ingestion is not accompanied by higher insulin sensitivity. Int J Sport Nutr Metbol. 2002; 12:444-59.
- Jeukendrup AE, Aldred S. Fat supplementation, health, and endurance performance. Nutrition. 2004;20: 678-88.
- Keisler BD, Armsey TD. Caffeine as an ergogenic aid. Curr Sports Med Rep. 2006;5:215-9.
- Kelly GS. Conjugated linoleic acid: A Review. Altern. Med. Rev. 2001;6(4):367-82.
- Koh-Banerjee PK, et al. Effects of calcium pyruvate supplementation during training on body composition, exercise capacity, and metabolic responses to exercise. Nutrition. 2005; 21:312-9.
- Lancha Junior AH, et al. Efeito da ingestão de substâncias alcalinas pré-esforço sobre os níveis de lactato plasmático. Rev Paul Educ Fís. 1989;5(3):23-6.
- Lancha Junior AH, et al. Effect of aspartate, asparagine and carnitine supplementation in the diet on metabolism of skeletal muscle during a moderate exercise. Physiology and Behavior. 1995;57(2):367-71.
- Lemon PWR. Dietary Creatine Supplementation and Exercise Performance: Why Inconsistent Results? Can J Appl Physiol. 2002; 27(6):663-80.

- **Levenhagen DK et al.** Postexercise nutrient intake timing in humans is critical to recovery of leg glucose and protein homeostasis. Am J Physiol Endocrinol Metab. 2001;280:E982-E993.
- Magkos F, Kavouras SA. Caffeine and ephedrine. Sports Med. 2004;34(13): 871-89.
- Marlett JA, et al. American Dietetic Association. Position of the American Dietetic Association: health implications of dietary fiber. J Am Diet Assoc. 2002; 102(7):993-1000.
- Maugham RJ. Food and fluid intake during exercise. Can J Appl Physiol. 2001; 26 Suppl: S71-8.
- Morrison MA, et al. Pyruvate ingestion for 7 days does not improve aerobic performance in well-trained individuals. J Appl Physiol. 2000;89:549-56.
- Nieman DC. Exercise Immunology: Nutritional Countermeasures. Can J Appl Physiol. 2001;26 Suppl: S45-55.
- Oliveira PV, et al. Correlação entre a suplementação de proteína (HP) e carboidrato (NP) e variáveis antropométricas e de força em indivíduos submetidos a um programa de treinamento com pesos. Rev Bras Med Esporte. 2006;12(1):51-55.
- Olsen S, et al. Creatine supplementation augments the increase in satellite cell and myonuclei number in human skeletal muscle induced by strength training. J Physiol. 2006;573(2):525-34.
- Price TB, et al. Glycogen loading alters muscle glycogen resynthesis after exercise. J Appl Physiol. 2000; 88:698-704.
- Requena B, et al. Sodium bicarbonate and sodium citrate: ergogenic aids? J Strength Cond Res. 2005; 19:213-24.
- Robergs RA, et al. Biochemistry of exercise-induced acidosis. Am J Physiol Regul Integr Comp Physiol. 2004;287:502-16.
- Roberts SB. High-glycemic index foods, hunger, and obesity: is there a conection? Nutr Rev. 2000;58: 163-169.
- Stephens TJ, et al. Effect of sodium bicarbonate on muscle metabolism during intense endurance cycling. Med Sci Sports Exerc. 2002;34:614-21.
- Stanko RT, et al. Body composition, energy utilization and nitrogen metabolism with a 4.25-MJ/d low-energy diet supplemented with pyruvate. Am J Clin Nutr. 1992;56:630-5.

- Terjung RL et al. American College of Sports Medicine roundtable. The physiological and health effects of oral creatine supplementation. Med Sci Sports Exerc. 2000; 32:706-17.
- Tuttle, D. Sport Nutrition Supplements. In: Challem, J. User guide to nutritional supplements. 2003;267-93.
- Urso ML; Clarkson PM. Oxidative stress, exercise, and antioxidant supplementation. Toxicology. Review. Jul. 2003;15,189(1-2):41-54.
- Van Loon LJC, et al. Maximizing postexercise muscle glycogen synthesis: carbohydrate supplementation and the application of amino acid or protein hydrolysate mixtures. American Journal of Clinical Nutrition. 2000;72(1):106-11.
- Westerblad H, et al. Muscle fatigue: lactic acid or inorganic phosphate the major cause? News Physiol Sci. 2002;17:17-21.
- Williams SL, et al. Antioxidant requirements of endurance athletes: implications for health. Review. Nutr Rev. Mar. 2006;64(3):93-108.
- Woodside JV, et al. Micronutrients: dietary intake v. supplement use. Review Proc Nutr Soc. Nov 2005;64 (4):543-53.

LEITURA RECOMENDADA

- Lancha Júnior AH, Campos-Ferraz PL, Rogeri PS. Suplementação Nutricional no Esporte. Rio de Janeiro: Guanabara-Koogan; 2009.

CAPÍTULO 8

Reposição Hídrica

autores

LUCIANA OQUENDO PEREIRA-LANCHA
MARCELO LUIS MARQUEZI
ANTONIO HERBERT LANCHA JUNIOR

Introdução

Alterações do conteúdo hídrico corporal podem ocorrer devido a hemorragias, vômitos, diarreias, uso de diuréticos, sudorese com ou sem exercício físico, entre outros fatores. Pequenas reduções do conteúdo hídrico, mesmo ao redor de 2% da massa corporal pré-exercício, já são capazes de afetar negativamente as adaptações fisiológicas e metabólicas diante do exercício e limitar a capacidade de desempenho (Hoyt et al., 2008).

Desde modo, grande atenção se tem dado às estratégias de reidratação em consequência da prática da atividade motora como forma de manter os fluidos corporais e retardar o processo de fadiga.

Conteúdo hídrico corporal

O conteúdo hídrico total corresponde a aproximadamente 60% da massa corporal e é dividido entre os espaços intra e extracelular, em 40% e 20% respectivamente (Sawka et al., 1984; Sawka e Montain, 1984). O conteúdo hídrico intracelular tem como função manter a integridade e a funcionalidade das células, enquanto o conteúdo extracelular promove manutenção das condições necessárias para a constante funcionalidade destas. O conteúdo extracelular é subdividido em volume intersticial (15%) e volume plasmático (5%) (Sawka et al, 1984; Sawaka e Montain 2000).

A água se move entre os espaços celulares em resposta às alterações na pressão hidrostática e osmótica. Tanto o exercício físico quanto a exposição ao calor influenciam a circulação e a osmolalidade do fluido corporal, acarretando redistribuição da água entre os espaços celulares, modificando a sede e a ingestão de líquidos.

O estado normal de hidratação, ou euidratado, representa a quantidade de água presente em nosso organismo. Hiperidratação ou hipoidratação definem novas condições com respectivo aumento ou redução do conteúdo hídrico corporal. Desidratação se refere ao processo de perda hídrica, que pode ocorrer do estado hiperidratado para o estado euidratado, e a continuação desta perda até atingir o estado hipoidratado. A reidratação é o processo de aumento de água do estado hipoidratado até o euidratado, mas não deve ser usado para o aumento de água corporal do estado euidratado para hiperidratado (Figura 8.1).

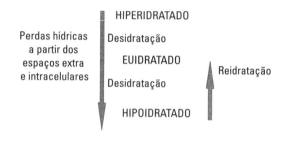

FIGURA 8.1 Diagrama de hidratação.

Mecanismos de termorregulação e perdas hídricas durante o exercício

Durante a contração muscular, cerca de 70% da energia produzida pelo organismo é dissipada na forma de calor e apenas 30% desta energia é utilizada na contração muscular. No repouso, por exemplo, a taxa de produção de calor do corpo é baixa, cerca de 1 kcal/min, mas, em altas intensidades de exercício, a produção de calor metabólico pode exceder 20 kcal/min. Se esta energia não fosse dissipada, a temperatura corporal aumentaria 1 °C a cada cinco minutos, levando a um superaquecimento do corpo e possível colapso.

Para que isso não aconteça, nosso organismo possui mecanismos de termorregulação que facilitam a perda de calor durante a atividade física. Variações de temperatura da ordem de 0,1 °C são suficientes para estimular as glândulas sudoríparas a aumentar a produção de suor, com simultânea vasodilatação periférica (Figura 8.2).

A evaporação do suor contribui com a dissipação do calor metabólico gerado e ambiental absorvido, sendo a principal via de perda de calor do corpo durante o exercício realizado em ambientes quentes. A taxa de suor entre indivíduos varia de acordo com as condições ambientais (temperatura, umidade relativa do ar, velocidade do vento), roupas (permeabilidade), intensidade e duração da atividade física.

A evaporação de um litro de água a partir da pele remove 580 kcal de calor do corpo. Entretanto, durante o exercício físico de alta intensidade (80% VO_2máx) a produção de suor pelas glândulas sudoríparas pode chegar a 30 ml/min, dissipando aproximadamente 20 kcal/min, caso ocorra total evaporação do suor (Mauhan, Noakes, 1991). Deste modo, um indivíduo que corre a maratona em duas horas e 30 minutos, por exemplo, mantém a sua temperatura interna com uma variação de 2 °C a 3 °C daquela de repouso. Considerando que o peso desse indivíduo é de 70 kg, seria necessário evaporar cerca de 1,6 a 2,0 l/h de suor a partir da pele para manter essa variação de temperatura interna. Como consequência, sua perda hídrica através da sudorese acentuada seria de 5 l, correspondendo a quase 7% do seu peso corporal total.

Durante o exercício prolongado, principalmente quando realizado em ambientes quentes e úmidos, as perdas hídricas podem variar entre 6% a 8% da massa corporal pré-exercício implicando em severa hipoidratação (Cleary et al., 2006).

CAPÍTULO 8 ▪ Reposição Hídrica   **133**

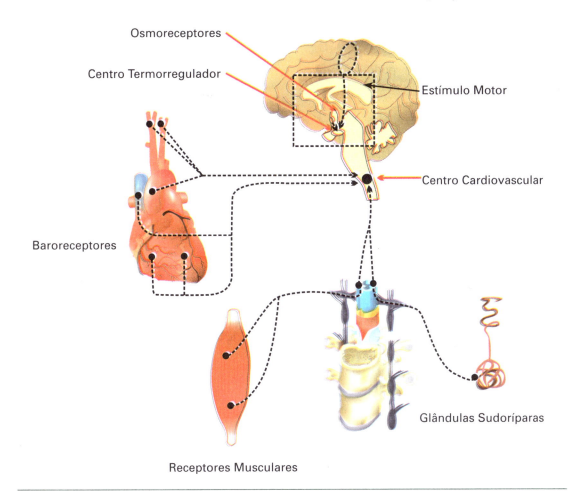

FIGURA 8.2 A elevação da temperatura interna e/ou da pele, detectada por receptores periféricos, aumenta a atividade do centro termorregulador hipotalâmico com conseqüente vasodilatação cutânea e aumento da taxa de sudorese, implicando na dissipação de calor (Shibasaki et al., 2006).

A termorregulação, a partir da evaporação do suor, torna-se mais eficiente quando a umidade relativa do ar é baixa. Entretanto, em ambientes úmidos, o suor na superfície da pele dificilmente é evaporado, favorecendo a elevação da temperatura corporal e, consequentemente, aumentando a perda de água (Figura 8.3).

Quando o suor permanece na superfície da pele se torna excelente condutor de calor. Por ser composto basicamente de água e, em situações em que a temperatura corporal é inferior à do ambiente, existe fluxo de calor do meio para o indivíduo, aumentando a sua temperatura corporal. Este fato intensifica os estímulos para a pro-

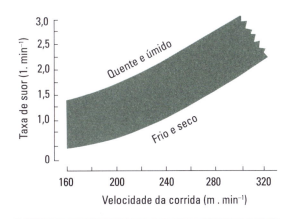

FIGURA 8.3 Taxa de suor por hora.

dução de suor e, em última instância, aumenta a desidratação.

A água perdida no suor pode ser proveniente tanto do volume extracelular como do volume intracelular. Existe variação da porcentagem de líquido que é deslocada destes compartimentos de acordo com a intensidade do exercício, o grau de desidratação e a quantidade de líquido que é reposta.

Morimoto et al. (1981) realizaram estudo para avaliar a redução do líquido corporal e a distribuição nos compartimentos em oito homens após duas horas de exercício no calor e após três horas de recuperação, com ou sem reposição de líquidos. Os sujeitos perderam 27 ml/kg de peso corporal e 23% a 26% desta perda foi proveniente do plasma (Figura 8.4). Ocorreu redução do peso corporal durante as três horas de recuperação por causa do suor residual e da "produção" de urina. Com o período de recuperação, no qual não foi ingerido nenhum líquido, ocorreu redução do volume plasmático perdido para 8% (2,7 ml/kg), enquanto a perda do volume intracelular aumentou de 20% para 44% (6,1ml/kg para 14,8ml/kg), indicando a mobilização deste volume para o interstício e para o plasma (Figura 8.5). A reidratação com água provocou recuperação no volume intracelular de 15% para 13%, enquanto a reidratação com salina provocou alteração de 10% para 8% do mesmo volume. Por sua vez, a recuperação do volume intersticial foi semelhante entre as duas soluções (água e salina). A recuperação do volume plasmático ocorreu de acordo com o grau de reidratação, isto é, quanto maior a reidratação maior a recuperação do volume plasmático.

Costill et al. (1976) observaram que perdas hídricas ao redor de 2%, provocadas pela sudorese, alteram o volume do espaço intersticial (Figura 8.6). Tem sido demonstrado que a partir deste ponto ocorre prejuízo do desempenho. Caso a desidratação atinja 4%, passa a ocorrer alteração de volume do espaço intracelular. Neste ponto, há aguda redução do desempenho, uma vez que as vias de fornecimento de energia para atividades prolongadas, nas quais a probabilidade desta desidratação ocorrer é maior, são dependentes da hidrólise de substratos, ou seja, diretamente dependentes da água intracelular (Hoyt, et al., 2008).

Com o aumento da desidratação ao redor de 7%, a maior quantidade de água perdida será do plasma, prejudicando o volume corporal e, consequentemente, o volume sistólico (VS). Para evitar alterações no débito cardía-

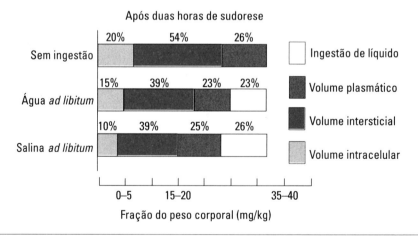

FIGURA 8.4 Redução de peso corporal devido à sudorese com redução do fluido compartimentos e o volume de fluido reposto. Valores obtidos após duas horas de desidratação através do estresse do exercício no calor.
Adaptado de: Morimoto et al., 1981, por Gisolfi e Lamb, 1990.

CAPÍTULO 8 ▪ Reposição Hídrica   135

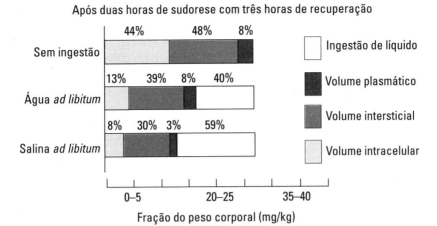

FIGURA 8.5 Distribuição do fluido corporal após duas horas de desidratação e três horas de recuperação: sem ingestão de líquido, ingestão de água ou salina ad libitum.

(Adaptado de: Morimoto, et al., 1981, por Gisolfi e Lamb, 1990).

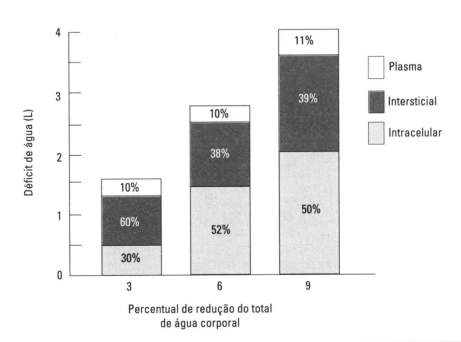

FIGURA 8.6 Distribuição do fluido corporal entre os compartimentos de acordo com várias porcentagens de desidratação.

(Adaptado de: Costill et al., 1976, por Sawka.)

co (DC) e redução da pressão arterial (PA), o organismo promove aumento da frequência cardíaca (FC) (DC = VS x FC). Quando esta taquicardia não for mais suficiente para manter o débito cardíaco haverá a liberação progressiva de hormônios antidiuréticos, *vasopressina* e *angiotensina*, promovendo vasoconstrição periférica a fim de aumentar a resistência periférica (PRT) e manter a pressão arterial estável (PA = DC x PRT). Essa vasoconstrição dificultará a sudorese e, consequentemente, a termorregulação do indivíduo. Logo, quanto mais hipoidratado estiver o indivíduo, menor a eficiência dos mecanismos de termorregulação. É importante ressaltar que a secreção desses hormônios também é modulada pela intensidade do exercício, ou seja, maior intensidade é igual a maior secreção.

Nose et al. determinaram a distribuição da perda de água corporal não somente pelos espaços, mas também pelos diferentes órgãos (Figura 8.7). Em 10% do peso corporal de ratos desidratados, observou-se que 41% da água perdida era proveniente do meio intracelular e 59% do extracelular, incluindo volume intersticial e volume plasmático. Em relação aos órgãos, 40% provinha do tecido muscular, 30% da pele, 14% das vísceras e 14% do tecido ósseo. O cérebro e o fígado não perderam quantidade significativa de água. Este fato evidenciou que a hipoidratação resulta em uma distribuição da água corporal do espaço extracelular para o espaço intracelular, a fim de manter os volumes cerebral e hepático, vitais para o funcionamento do restante do organismo.

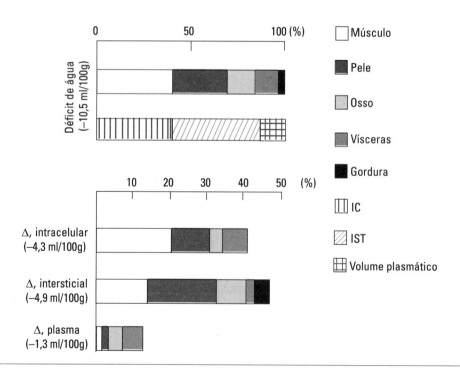

FIGURA 8.7 Distribuição da perda de água corporal entre os espaços (IC – intracelular, IST – intersticial) e diferentes órgãos.
(Adaptado de: Nose, et al., 1994.)

Aclimatação

Indivíduos submetidos ao esforço físico em condições ambientais diferentes das habituais, principalmente com maior temperatura e umidade relativa do ar, sofrem alterações do estímulo para a sede e prejuízo da reposição de líquidos. A aclimatação ao calor, a partir da exposição prolongada e repetida a ambientes quentes, promove adaptações fisiológicas e metabólicas que melhoraram o conforto térmico, reduz a perda de eletrólitos (principalmente de sódio), normaliza o estímulo para a sede e aumenta o tempo de tolerância ao esforço durante o exercício (Chinevere et al., 2008).

Kirb e Convertino (1986) relataram que a aclimatação ao ambiente quente diminui a concentração de sódio no suor, apesar de aumentar em 12% a taxa de sudorese. Nos indivíduos não aclimatados, a perda de sódio é 59% maior em relação ao indivíduo aclimatado. Assim, nos indivíduos aclimatados, graças à menor perda de solutos plasmáticos no suor (suor mais hipotânico), ocorrerá redistribuição da água nos espaços intra e extracelulares e estímulo para sede de forma mais eficaz. A aclimatação melhora a relação entre sede e necessidade de ingerir água (Greenleaf, 1992; Greenleaf et al., 1983).

Armstrong et al. (1989); Armstrong et al. (1989) realizaram estudo no qual 13 indivíduos foram aclimatados durante oito dias em câmara climática, mantida a 41 °C e 39% de umidade relativa do ar (Ura), de acordo com a Figura 8.8. O treino era dividido em nove períodos de corrida a 68% do VO_2máx com duração de cinco, oito ou 10 minutos, intercalados por períodos de repouso, com duração de dois, cinco ou 10 minutos. Nos dias 1 e 8 os indivíduos andavam do primeiro ao quarto período e corriam do quinto ao nono. A água era consumida *ad libitum* (à vontade) durante todas as provas e os sujeitos foram instruídos a consumir grande quantidade de água quando estavam fora da câmara. Antes de qualquer exercício os indivíduos permaneciam 20 minutos em repouso dentro da câmara.

A média de volume consumido aumentou de 960 ml para 1.215 ml, quando comparado o primeiro com o oitavo dia de adaptação, assim como a média de bebida que os indivíduos espontaneamente ingeriam para a prova durante os intervalos.

Acredita-se que o indivíduo aclimatado mantenha o volume plasmático (Kirb e Covertino, 1986) ou tenha menor redução (Sawka et al., 1983; Sawka et al., 1988), em consequência da aclimatação. Contudo, Armstrong et al demonstraram expansão de 5% no volume plasmático durante a aclimatação.

Sawka et al. (1985), realizaram estudo com o objetivo de avaliar o efeito da aclimatação em ambiente quente nas respostas fisiológicas no exercício durante a hipoidratação.

Os sujeitos completavam dois testes em ambiente quente e úmido (35 °C e 79% de Ura),

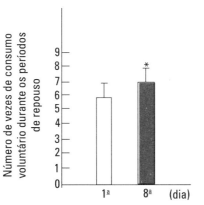 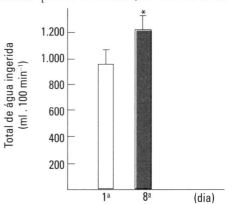

FIGURA 8.8 Efeito da adaptação no exercício intermitente (100 minutos) em ambiente quente no total de água ingerido (ml/100min) e no número de vezes de consumo voluntário (* = P < 0,01). (Armstrong et al., 1986; Armstrong et al., 1989).

quente e seco (49 °C e 20% de Ura) e ambiente confortável (20 °C e 40% de Ura). Os testes eram realizados com os sujeitos euidratados e hipoidratados. Os seis testes foram realizados antes e após a aclimatação. Cada teste era composto de 140 minutos, em quatro repetições de 25 minutos de exercício com 10 minutos de repouso. Durante o exercício, os indivíduos caminhavam em esteira a 1,34 m/s. Durante o repouso eram reidratados com água para manter o peso corporal. Para atingir o estado de hipoidratação, os indivíduos eram submetidos à desidratação voluntária mais exercício leve em ambiente quente (38 °C e 20% de Ura), até atingir o grau de desidratação proposto – redução de 5% do peso corporal total.

A aclimatação ocorreu durante 10 dias consecutivos. Os sujeitos caminhavam em esteira a 1,34 m/s por duas horas – 50 minutos de exercício e 10 minutos de repouso. Durante este período, as condições ambientais quente/úmido e quente/seco foram alternadas. O consumo de água *ad libitum* era estimulado durante as sessões de aclimatação.

Os autores encontraram que a hipoidratação causa elevados valores de frequência cardíaca quando comparada com a euidratação nos testes que precederam o período de aclimatação nas três condições ambientais. Nos testes realizados após a aclimatação, quando os indivíduos estavam hipoidratados, a frequência cardíaca atingiu valores maiores em comparação aos indivíduos euidratados, somente para o ambiente quente e seco.

De fato, a aclimatação reduziu os valores de frequência cardíaca durante a atividade no estado hipoidratado nas três condições ambientais (Tabela 8.1). Os autores acreditam que a redução foi consequência da expansão do volume plasmático após a aclimatação, de acordo com outros estudos (Shapiro et al., 1981).

Assim, a adaptação ao ambiente onde a atividade será praticada se torna importante não apenas para melhorar o desempenho, mas para preservar a saúde do indivíduo. Para que esta adaptação ocorra é necessário que o indivíduo se desloque para o local da competição com um período de antecedência da sua realização. De acordo com Wendt et al. (2007) as principais adaptações fisiológicas, em resposta à aclimatação ao calor, que contribuem com a tolerância ao esforço durante o exercício, se processam entre 3 a 14 dias de exposição em ambientes quentes (Tabela 8.2)

Mecanismo de sede

É bem conhecido que o exercício físico e a exposição ao calor induzem a hipoidratação aumentando a pressão osmótica do plasma (Senay e Christensen, 1965). O suor é uma solução hipotônica quando comparada ao plasma (Shapiro et al., 1982; Kirb e Couvertino, 1986). Contudo, o plasma se torna um meio hiperosmótico quando ocorre hipoidratação derivada da sudorese (Sawka et al., 1988; Buskirk e Puhl 1996; Senay 1979). A osmolalidade do plasma pode aumentar, no repouso, de 283 mosmol/kg, no estado euidratado, para

TABELA 8.1 Alterações da frequência cardíaca (batimentos x minuto-1) no estado hipoidratado nos três ambientes pré e pós-aclimatação

	Pré-	Pós-
Ambiente confortável	108	95
Ambiente quente-úmido	138	117
Ambiente quente-seco	145	124

TABELA 8.2 Intervalo de dias necessários para a ocorrência de diferentes adaptações fisiológicas em resposta à aclimatação de calor.

Adaptações Fisiológicas	Dias de Exposição
Diminuição da frequência cardíaca durante o exercício	3 a 6
Aumento do volume plasmático	3 a 6
Diminuição das concentrações de Na+ e Cl- no suor	5 a 10
Aumento da taxa de sudorese	7 a 14
Aumento da vasodilatação cutânea	7 a 14

valores superiores a 300 mosmol/kg, no estado hipoidratado (Sawka et al., 1985) (Figura 8.9). O sódio, o potássio e seu principal ânion, o cloreto, são os principais responsáveis por elevar a osmolalidade plasmática durante a hipoidratação. Nose et al. (1988) enfatizaram que a hiperosmolalidade plasmática mobiliza fluido do espaço intracelular para o extracelular, a fim de manter o volume plasmático estável no estado hipoidratado.

A hiperosmolalidade do volume extracelular estimula osmorreceptores, enquanto a redução do volume plasmático estimula barorreceptores. Ambos estimulam a sede e a ingestão de líquidos (Greenleaf e Morimoto, 1996).

Muitas células corporais respondem a estímulos osmóticos do volume extracelular. Todavia, alguns osmorreceptores denominados "Verney's", localizados na região hipotalâmica, têm a função específica de transformar a alteração da osmolalidade em estímulo neural e hormonal que podem estar envolvidos com a secreção de *vasopressina* e a ingestão de líquidos (Blake e Lin, 1978).

Existem muitas evidências da existência de osmorreceptores periféricos, extracerebrais, nos tratos orofaringeal e gastrointestinal e sistema êntero-hepático. Estes receptores, quando estimulados, influenciam a ingestão de líquidos. Além disso, ocorre aumento na secreção de vasopressina (Baertschi e Vallet, 1981), favorecendo a atividade renal (ISHIKI et al., 1991) e influenciando a excreção de sódio e água na urina Passo et al., 1973). O estímulo osmótico do sistema porta-hepático para o hipotálamo parece ser mediado pelo cálcio via neurotransmissores colinérgicos localizados no nervo vago (Stoppini e Baertschi, 1984).

Sabe-se que o estímulo dos receptores do trato orofaringeano não é suficiente para controlar a ingestão de água e sua absorção. No entanto, os osmorreceptores localizados no estômago e no duodeno geralmente atuam controlando o esvaziamento do conteúdo intestinal e sua velocidade. Isso acontece via estimulação de mecanorreceptores localizados no estômago e no intestino delgado, que atu-

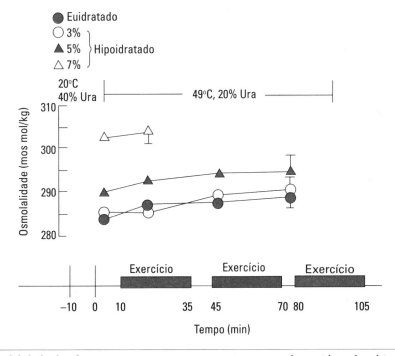

FIGURA 8.9 Osmolalidade do plasma no repouso e no exercício nos estados euidratado e hipoidratado.

am nas contrações da musculatura lisa (Greenleaf et al., 1996).

A estimulação via osmorreceptores constitui-se em potente estímulo para a ingestão de líquidos. Contudo, algumas condições de hipovolemia podem estimular e modificar a ingestão de líquidos, independentemente da ação dos osmorreceptores. A diminuição da perfusão renal, a hiponatremia e a hipoidratação estimulam, através de neurônios β-adrenérgicos, a secreção renal de enzima proteolítica *renina*. Na circulação, esta enzima se liga ao angiotensinogênio alfa-2 globulina, formando a *angiotensina I*. Atravessando o epitélio pulmonar, a angiotensina I (decapeptídeo) sofre a ação da *Enzima Conversora de Angiotensina* (ECA), se transformando em *angiotensina II* (octopeptídeo). Esta forma mais ativa da angiotensina é responsável por diversas alterações fisiológicas, como aumento do apetite e da absorção intestinal de sódio, retenção renal de sódio nos túbulos proximais e consequente retenção de água, redistribuição do fluxo sanguíneo através de vasoconstrição, aumento da secreção de vasopressina (hormônio antidiurético) e estímulo da sede (Greenleaf, 1992).

O aumento da concentração de sódio, pela perda de água durante a atividade, e a descarga adrenérgica que ocorre em situação de estresse, inclusive no exercício físico, também estimulam a sede através dos osmorreceptores. Durante a atividade física, o aumento na concentração de sódio do organismo ocorre quando a perda hídrica é próxima de 2% do peso corporal (um indivíduo de 70 kg perderia aproximadamente 1,4 kg de peso pela sudorese). Os autores consideram este um estímulo tardio, pois a capacidade de esvaziamento gástrico de uma pessoa é de 800 ml água/h, sendo necessária assim mais de uma hora para repor o volume perdido. Nas atividades de longa duração, como triatlo, maratona e ultramaratona, a hidratação pode ser prejudicada, influindo diretamente no desempenho do indivíduo. Dessa forma, a hidratação deve ser iniciada antes do estímulo da sede, pois este é insuficiente e tardio para a manutenção do estado euidratado.

Yamata et al. (1987) realizaram estudo com ratos desidratados em 6% e 11% do peso corporal, com disponibilidade de água e solução salina com 1,8% de NaCl. Nas primeiras duas horas, o consumo de água foi superior ao de salina, mas após este período o consumo de salina se manteve superior. A média do consumo de sal ingerido, que era de 55 mmol nas primeiras duas horas, aumentou para 125 mmol. Esta alteração sugere que a seleção do fluido foi uma resposta regulada, em que a mudança na ingestão de sal ocorreu quando 90% do sódio havia sido perdido e 60% da perda líquida havia sido recuperada. Contudo, o apetite pelo sal foi alterado em ratos desidratados em 6% e 8% do peso corporal, mas não em ratos desidratados a 3% (Kawabata et al., 1993), sugerindo que o limiar de regulação da ingestão de sal se encontra entre 3% e 6% da perda do peso corporal (Greenleaf e Morimoto, 1996). Alguns autores especulam que esta maior ingestão de água no estágio inicial da desidratação tem como função diminuir a concentração plasmática de sódio, causando uma hemodiluição (Buskirk e Puhl, 1996).

Reidratação

A reidratação vai depender do tipo e da intensidade da atividade e do quanto foi perdido de água pelo indivíduo.

Quando a desidratação atinge até 2% do peso corporal, apenas água é suficiente para repor o volume perdido, uma vez que até este valor a perda de eletrólitos é muito pequena e não precisa ser reposta (Adolph e Dill, 1938). Quando a desidratação supera este valor, há necessidade de se repor junto com a água os eletrólitos perdidos. Se neste caso apenas a água for ingerida, o indivíduo poderá sofrer hiponatremia, isto é, haverá uma quantidade de água superior à necessária, diluindo os eletrólitos presentes dentro da célula. Este fato resultará em *swelling* (inchaço) das células (Figura 8.10). A hiponatremia faz com que a célula diminua a capacidade seletiva da mem-

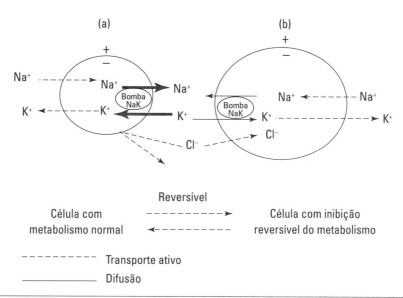

FIGURA 8.10 (A) Metabolismo celular normal com difusão de sódio para o exterior da célula e de potássio para o interior. A elevada quantidade de sódio exportada da célula causa uma captação de potássio suficiente para manter alta a sua quantidade intracelular e baixa a quantidade intracelular de sódio em um estado de equilíbrio. A membrana previne a entrada de cloreto. (B) A célula encontra-se inchada, o que inibe ou interrompe o funcionamento da bomba sódio-potássio, assim o sódio que entra na célula por difusão não consegue ser exportado e o potássio perdido pela célula não pode ser reposto. A membrana da célula diminui o seu potencial, o que permite a entrada do cloreto na célula. O acúmulo de sódio no interior da célula resulta em um aumento da entrada de água, o que provoca um aumento do inchaço da célula.

brana, deixando entrar substâncias que deveriam ficar somente no meio intersticial, como o cloro, e dificultando a saída de produtos resultantes das vias metabólicas de produção de energia, como lactato e piruvato (Leaf, 1956; Leaf, 1959).

A hidratação poderá ser feita a partir de soluções isotônicas que contêm, além da água, glicose, sódio e eletrólitos. A capacidade biológica da ingestão oral de fluidos é determinada pelo esvaziamento gástrico, absorção intestinal, palatabilidade e subsequente retenção do líquido.

O esvaziamento gástrico e a absorção intestinal constituem a primeira barreira contra a disponibilidade dos fluidos ingeridos. Ambos os processos dependem da composição, do volume, da temperatura, da concentração de sódio, do pH e da intensidade do exercício.

Esvaziamento gástrico

A passagem da solução do estômago para o lúmen intestinal é denominada esvaziamento gástrico. Este esvaziamento pode ser acelerado ou retardado, de acordo com algumas características da solução, como temperatura, concentração de carboidrato (Coyle et al., 1978), osmolalidade (Figura 8.11) (Gisolfi e Lamb, 1994; Mitchell, et al. 1988; Neufer et al., 1986).

Neufer et al. (1986) estudaram o efeito de soluções com diferentes concentrações e da atividade moderada (corrida a 50% VO_2máx) no esvaziamento gástrico, em 25 corredores. Os indivíduos ingeriam 400 ml de diferentes soluções a 4 °C, em repouso e durante corrida em esteira. As soluções eram água (A); 5% maltodextrina (M5); 3% maltodextrina + 2% glicose (MG5); 4,5% maltodextrina + 2,6% fru-

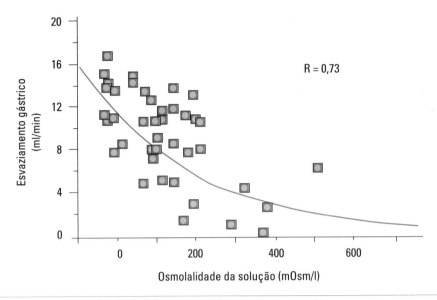

FIGURA 8.11 Efeito da osmolalidade da solução ingerida na taxa de esvaziamento gástrico.
Adaptado por: Gisolfi e Lamb, de Mitchell et al., Neufer et al.

tos (MF7-1); 5,5% maltodextrina + 2% glicose (MG7-5); 5,5% maltodextrina + 2% frutose (MF7-5). Após ingerir a solução, o indivíduo permanecia sentado durante 20 minutos, para aspiração do volume residual do estômago. Imediatamente após a aspiração gástrica, a mesma solução era ingerida na mesma quantidade e os indivíduos corriam em esteira durante 15 minutos, a 60% a 70% do VO$_2$máx. Após cinco minutos de repouso, realizava-se nova aspiração. Os autores concluíram que, ao contrário de outros estudos, houve uma significativa melhora no esvaziamento gástrico da água e das soluções MG5 e MF7-1, para a ingestão seguida de 15 minutos de corrida em comparação com a ingestão seguida de 20 minutos de repouso. Segundo os autores, esta melhoria estava intimamente relacionada ao controle hormonal induzido pelo exercício.

No estudo de Mitchell et al. 1988, o objetivo era determinar se uma solução, com polímero de carboidrato entre 5% e 7,5%, poderia ser esvaziada do estômago rápido o suficiente para manter o fluido corporal e, ao mesmo tempo, fornecer carboidrato exógeno a fim de melhorar o desempenho durante o ciclismo prolongado intermitente.

Foram selecionados oito sujeitos treinados que realizaram teste de VO$_2$máx antes de iniciar o experimento. Três soluções diferentes e água foram testadas (Tabela 8.3).

Cada sujeito testou as quatro soluções, com uma semana de intervalo entre os testes. A avaliação consistia em oito períodos de 12 minutos pedalando, com três minutos de intervalo entre cada período. Nos primeiros sete períodos, o exercício era realizado a 70% do VO$_2$máx controlado eletronicamente. Nos últimos 12 minutos, a intensidade era máxima e controlada pelos próprios indivíduos. As condições ambientais eram de 22 °C e 50% de Ura. As soluções foram consumidas antes do início da atividade e a cada 12 minutos, na quantidade de 8,5 ml/kg/h. Um minuto depois de encerrado o teste era realizada aspiração do volume gástrico durante dois minutos.

Os autores encontraram esvaziamento gástrico menos significativo para a solução com 5% de carboidrato em comparação com a água (Figura 8.12). Não houve, porém, diferença significativa na velocidade de esvaziamento entre água, C6 e C7-5. Os dados de esvaziamento gástrico demonstram que soluções com polímero de glicose na concentração de 7,5%

TABELA 8.3 Descrição das três diferentes soluções consumidas durante o experimento.

	% Carboidrato	Maltodextrina	Glicose	Frutose	Sacarose	Gramas de carboidrato.h-1
Carboidrato-C5	5,0	2,70	2,30	0	0	33,5
Carboidrato-C6	6,0	2,14	0	1,88	1,95	39,4
Carboidrato-C7-5	7,5	5,50	0	2,00	0	50,1
Água	0	0	0	0	0	0

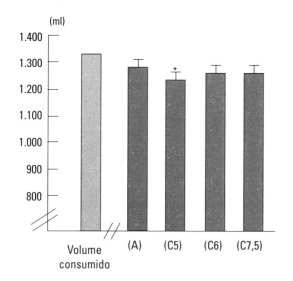

FIGURA 8.12 Volume esvaziado pelo estômago durante exercício submáximo (70% VO_2máx) intermitente. O asterisco indica diferença significante (p < 0,05) (Mitchell et al., 1988).

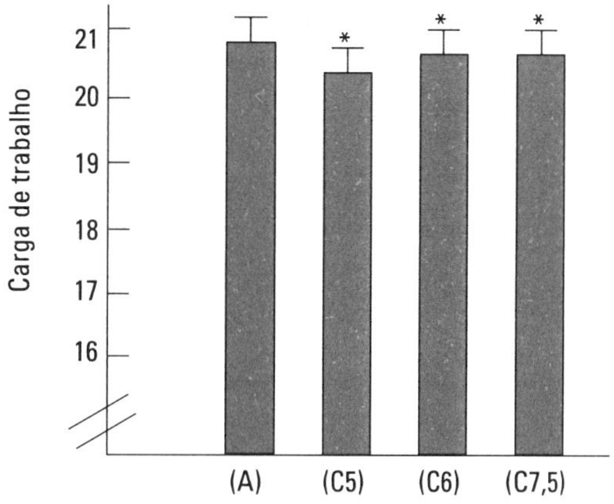

FIGURA 8.13 Carga de trabalho total durante 12 minutos de desempenho. O asterisco indica diferença significante em relação à ingestão de água. (Mitchell et al., 1988).

podem ser esvaziadas rapidamente quando administradas em pequena quantidade, a cada 15 minutos.

A Figura 8.13 demonstra o resultado de desempenho quantificado de acordo com o total de carga obtido nos últimos 12 minutos. Quando ingeridos C5, C6 e C7-5, houve aumento significativo no desempenho, quando comparados com a água; porém não existiu diferença entre o consumo das várias concentrações de carboidrato. A concentração de glicose plasmática foi mais elevada nos grupos C6 e C7-5, o que segundo os autores poderia justificar a melhora do desempenho. A Razão de Troca Respiratória (RER) foi significativamente maior no grupo C7-5, quando comparados com a água.

O consumo das soluções com 6% e 7,5% de carboidrato não prejudicou o esvaziamento gástrico. Contudo, o volume esvaziado com 5% de carboidrato foi significativamente menor do que o encontrado com a ingestão de água. Os autores acreditam que os três minutos de intervalo possam ter acelerado a taxa de esvaziamento, contrariando resultados obtidos por outros autores (Owen et al., 1986).

Owen et al. 1986, selecionaram seis indivíduos treinados que realizaram quatro testes compostos de duas horas de corrida a 65% VO_2máx. Os testes foram realizados em câmara climática, e três deles ocorreram com temperatura de 35 °C e Ura variando entre 30% e 50%. Durante os testes, uma das seguintes soluções foi ingerida: 10% de polímero de glicose (PG - *Polycose*), 10% de glicose (G), ou água (A). O quarto teste ocorreu com uma temperatura de 25 °C e ingestão de água.

A cada 20 minutos foram ingeridos 200 ml a 5 °C, totalizando 1.000 ml. Ao final do teste, realizou-se aspiração dos resíduos gástricos.

A taxa de esvaziamento gástrico foi similar para as soluções a 10% PG e 10%G, sugerindo que o conteúdo calórico predomina sobre a osmolalidade no controle do esvaziamento gástrico. Não houve diferença significativa no volume gástrico residual, na fração de esvaziamento, no percentual de variação do volume plasmático e, consequentemente, na termorregulação entre as três soluções. Os autores concluíram que o estresse ambiental nas corridas possa ter sido suficientemente grande para ocultar a potencial diferença no esvaziamento gástrico destas soluções.

Geralmente, quanto maior a concentração de carboidrato na solução, mais lenta será sua absorção quando comparada com água ou salina. A Figura 8.14 mostra que a taxa de esvaziamento gástrico está inversamente relacionada com a concentração de glicose da solução. Contudo, Costill e Saltin (1974) não encontraram diferença significativa na taxa de esvaziamento gástrico entre água e solução a 2,5% de glicose (139 µmM). Foram administrados aos sujeitos 400 ml de cinco soluções diferentes: água e soluções com 2,5% (139 µmM), 5% (278 µmM), 10% (556 µmM) e 16% (834 µmM) de glicose. A quantidade de glicose encontrada no duodeno após 15 minutos da ingestão das soluções foi a mesma para todas as concentrações de glicose, mostrando que o total calórico esvaziado pelo estômago foi similar (2,13kcal/min).

Este aspecto é muito importante, pelo fato de soluções com esvaziamento muito lento promoverem náuseas, vômitos e dores de cabeça, se ingeridas durante a atividade (Millard-Stafford et al., 1990).

Os efeitos da temperatura sobre o esvaziamento gástrico são muito discutidos na revisão de Maughan e Noakes (1991). Os autores concluíram que bebidas entre 4 °C e 58 °C não apresentam diferenças de velocidade de esvaziamento. Alguns autores sugerem que a quantidade de solução ingerida pode ser alterada pela sua temperatura. A Figura 8.15 mostra o resumo feito por Gisolfi e Lamb 1990, em que alguns trabalhos foram incluídos (Armstrong et al., 1985; Szlyk et al., 1989). Os dados demonstram que a elevação lenta da temperatura da água reduz bruscamente a sua ingestão durante seis horas intercaladas entre trabalho (30 minutos) e repouso (30 minutos). O experimento foi realizado em esteira, simulando condições de deserto.

Neufer et al. (1986) relataram que a hipoidratação reduz a taxa de esvaziamento gástrico durante o exercício moderado no calor. Foi demonstrado que a redução neste esvaziamento pode atingir de 20% a 25% quando a hipoidratação é próxima de 5% do peso corporal.

Absorção intestinal

A absorção do conteúdo presente no lúmen intestinal pelas células que constituem a parede do intestino é denominada absorção intestinal.

A absorção da água ocorre por diferença de osmolalidade entre as células da parede do intestino e o interior do lúmen. Quando é adicionada na solução glicose + sódio, a absorção

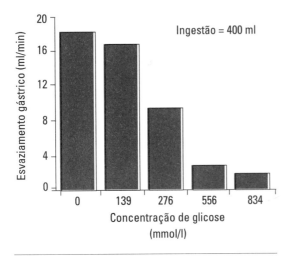

FIGURA 8.14 Relação entre a concentração de glicose das soluções (400 ml) e a taxa de esvaziamento gástrico (m/lmin).

Adaptada de: Costifl e Saltin (1974), por Gisolf e Lamb, 1992.

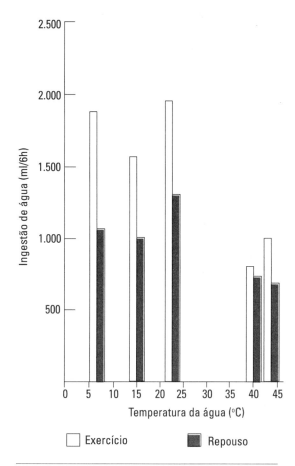

FIGURA 8.15 Efeito do repouso x exercício no total de água ingerida durante 30 minutos de repouso e períodos de exercício.

Adaptado de: Armstrong et al., 1985; Szlyk e Sils, 1989, por Gisolfi e Lamb, 1990.

de água é acelerada, isto porque o transporte de glicose para as células é dependente de sódio (Gisolfi et al., 1995). A entrada de glicose nas células favorece a absorção de sódio, aumentando ainda mais a osmolalidade e o volume de água absorvido, (Sehedl et al., 1994) favorecendo a reidratação. Um exemplo simples é o soro glicofisiológico, utilizado em quadros de desidratação, composto por água, cloreto de sódio a 0,9% e glicose a 5%.

Além de aumentar a captação da água, a glicose também tem outras funções, como a de fornecer substrato energético para a atividade e dar mais sabor à solução, estimulando a ingestão de maiores quantidades de líquidos.

Genericamente, a solução ideal deve conter por volta de 5% a 10% de carboidrato e a relação carboidrato/sódio deve ser por volta de 12:1. Os carboidratos devem possuir baixo índice glicêmico, baixa osmolalidade e minimizar a secreção de insulina (Mahan e EscottStump, 1996).

Palatabilidade e volume

Diversos estudos mostram que o consumo de água *ad libitum* resulta em incompleta reposição de água ou "desidratação voluntária" durante o exercício e/ou a exposição ao ambiente quente (Bar-Or et al., 1980; Buskirk e Beetham, 1960; Hubbard et al., 1984; Millard-Stafford,1992; Pugh et al., 1967). Esta desidratação não é incomum e pode variar de 2% a 8% do peso corporal do indivíduo. Durante o estresse, causado pelo exercício em ambiente quente, apesar de alta quantidade de água disponível para reidratação, diversos autores demonstram a ocorrência da hipoidratação (Bar-Or et al., 1980; Buskirk e Beetham, 1960; Hubbard et al., 1984; Millard-Stafford,1992; Pugh et al., 1967).

Bebidas geladas (Armstrong et al., 1985)e com algum sabor (Morimoto et al., 1981; Hubbard et al., 1984) aumentam a ingestão de líquidos por causa da palatabilidade e podem ajudar a prevenir a desidratação voluntária.

Carter e Gisolfi, (1989) realizaram estudo para verificar se a ingestão de carboidrato e eletrólitos (C+E-4,85% polímero de glicose; 2,65% frutose; 9,2mM Na+; 5mM K+; 2,1mM Ca2+; 2,1mM Mg2+; 9,6mM CI-1; 250mOsm/l) *ad libitum* durante e após o exercício em ambiente quente (31,5°C e 22,3% Ura) minimizam os distúrbios associados à desidratação, quando comparada com água destilada (A).

Os sujeitos pedalaram durante três horas a 60% VO_2máx e, em seguida, foram mantidos sentados por três horas com ingestão *ad libitum*. Cada indivíduo realizou o teste duas vezes, ingerindo a solução e água. Durante o exercício, a ingestão de água foi maior que a ingestão da solução, com tendência a aumentar a temperatura corporal nos 180 minutos nas duas situações. O volume plasmático e os níveis de glicose foram maiores para a solução, não havendo diferença significativa na frequência cardíaca ou na taxa de sudorese.

Em contraste com estes resultados, Hubbard et al., 1984 mostraram que quando os indivíduos andavam 14,5 km em ambientes quentes consumiam mais solução (6% sacarose, ácido cítrico e ácido ascórbico) que água. Esta diferença pode ser consequência da intensidade do exercício. No estudo de Hubbard et al. (1984), os sujeitos andavam 30 minutos e permaneciam em repouso por mais 30 minutos durante seis horas. A ingestão de líquido ocorria nos dois momentos e, apesar da taxa de sudorese ter sido menor no repouso, cerca de 45% da ingestão total de líquido ocorrera neste período.

No experimento de Carter e Gisolfi (1989), a reposição de líquido durante o período de recuperação ocorreu com mais eficiência quando ingerida solução com 7% de carboidrato mais eletrólitos. Neste período, a ingestão da solução foi significativamente maior que a de água, porém não foi determinado pelo estudo se esta diferença foi decorrente da palatabilidade da solução, do conteúdo de carboidrato ou da sua osmolalidade. Com a ingestão da solução, a concentração de potássio foi maior durante o exercício e diminuiu durante a recuperação, refletindo as mudanças opostas ocorridas no volume plasmático. A osmolalidade plasmática e a concentração de sódio tenderam a aumentar durante o exercício. Com a ingestão de água, a osmolalidade plasmática e a concentração de potássio aumentaram durante a primeira hora de exercício e foram reduzindo progressivamente. Ao final do exercício, a osmolalidade plasmática e a concentração de sódio foram significativamente menores em relação à solução. O aumento observado na primeira hora de atividade reflete a diminuição do volume plasmático. Contudo, a reposição realizada com água provoca progressiva diluição plasmática, diminuindo a osmolalidade e a concentração de sódio.

Os autores concluem que a ingestão de solução com 7% de carboidrato previne a hemoconcentração secundária que ocorre tipicamente no início da redução do volume plasmático, graças à maior osmolalidade da solução, provocando a retenção do líquido ingerido no compartimento intravascular. Assim, o volume plasmático foi mantido em níveis elevados quando comparado com a ingestão de água. No entanto, após três horas de reposição com a solução a 7%, o peso corporal dos indivíduos se manteve reduzido 1,32%. A ingestão de solução a 7% *ad libitum* durante três horas de recuperação após o exercício prolongado (3 horas a 60% VO$_2$máx) é insuficiente para a completa reidratação.

O Colégio Americano de Medicina Esportiva (ACSM) sugere que sejam consumidos por volta de 100 ml a 200 ml de água a cada 2 km a 3 km, como forma de evitar a desidratação. Noakes et al. (1988) demonstraram que a ingestão de 0,5 l/h de líquido foi suficiente para evitar a desidratação durante a ultramaratona em baixa intensidade, em clima ameno. Contudo, alguns outros estudos indicam que esta quantidade pode ser insuficiente para a manutenção da hidratação em atividades com alta intensidade, como, por exemplo, o triatlo. No estudo de Millard-Stafford et al., 1990, apesar da reposição de 0,74 l/h, o nível de desidratação chegou a 4% do peso corporal, com perda de 11% do volume plasmático. Isto demonstra a necessidade da ingestão de líquidos para triatletas durante as competições em ambientes quentes. Desidratação semelhante foi encontrada por Owen et al. (1986) durante duas horas de corrida no calor, quando os sujeitos ingeriram 0,6 l/h. Já no estudo de Ryan et al. (1989), em que os sujeitos ingeriram 1,05 l/h durante prova de ciclismo, a desidratação encontrada foi bem menor, atingindo cerca de 1,6% do peso corporal e 2,6 % do volume plasmático.

Alteração do desempenho

A capacidade de sustentar o exercício prolongado é limitada por vários fatores, entre eles a disponibilidade de carboidratos (Fallowfield et al., 1995) e a desidratação induzida pelo exercício (Armstronf et al., 1987; Sawka et al., 1985).

A ingestão de carboidratos com eletrólitos pode atenuar os sintomas da fadiga (Gisolf e Duehman, 1992; Fallowfield et al., 1995).

Sabe-se que a hipoidratação prejudica o desempenho em vários aspectos. Durante a atividade física, ocorre reflexo para vasodilatação venosa periférica e direcionamento do fluxo sanguíneo para a musculatura exercitada. No indivíduo hipoidratado ocorre diminuição da perfusão sanguínea, do retorno venoso (Sawka et al., 1985) e aumento da temperatura corporal (Neufer et al., 1989; Cadarette et al., 1984), comprometendo o desempenho em atividades prolongadas (Sawka et al., 1985).

A elevação da temperatura corporal, associada à hipoidratação, reduz a sudorese (Figura 8.16). Os mecanismos responsáveis por esta redução durante a hipoidratação não estão claramente definidos, mas acredita-se que tanto a hiperosmolalidade (Senay, 1979) como a hipovolemia (Sawka et al., 1979; Fortney et al., 1981) atuam neste processo.

Muitos estudos são conduzidos com a finalidade de detectar ao mesmo tempo a influência da ingestão de carboidrato e da ingestão de água sobre o desempenho.

Below et al. (1985) realizaram estudo no qual os indivíduos pedalaram durante 50 minutos, com carga correspondente a 5% acima do limiar de lactato (cerca de 80% do VO$_2$máx) a 31 °C e 54% de Ura. Após os 50 minutos, os indivíduos realizaram teste de desempenho, que consistiu em pedalar 10 minutos, 10% acima do limiar de lactato. Os indivíduos ingeriram uma das quatro soluções descritas na Tabela 8.4.

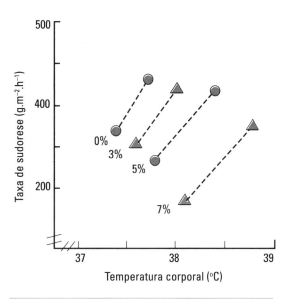

FIGURA 8.16 Taxa de sudorese relacionada com a temperatura corporal ao final do exercício no estado euidratado (0%), hipoidratado a (3%) (5%) e (7%) do peso corporal.

O objetivo do estudo era analisar os efeitos da reposição hídrica e do consumo de carboidrato, além da potencial interação entre eles. A reposição hídrica foi estudada em dois níveis: 1) ingestão de grande volume (1.330 ml), correspondente a 79% da perda hídrica dos indivíduos; e 2) ingestão de pequeno volume (200 ml), correspondente a 13% da perda hídrica dos indivíduos.

A influência do carboidrato também foi analisada de duas maneiras: 1) ingestão de 79 g de carboidrato; e 2) não ingestão de carboidrato.

As soluções foram consumidas durante o repouso e aos 15, 25 e 34 minutos do início

TABELA 8.4 Descrições das soluções utilizadas no experimento.

	Água	Carboidrato	Eletrólitos
Fluido + Carboidrato (F+C)	1.330 ml	6% (Gatorade) (79 gramas)	619 mg de sódio e 141mg de potássio
Fluido (F)	1.330 ml		619 mg de sódio e 141 mg de potássio
Carboidrato (C)	200 ml	40% maltodextrina (79 gramas)	619 mg de sódio e 141 mg de potássio
Placebo (P) em cápsulas	200 ml		619 mg de sódio e 141 mg de potássio

da atividade. Nos dois primeiros períodos, o volume ingerido foi de 20% do total da solução, e o restante (60%) no último. As cápsulas de placebo foram consumidas nos mesmos períodos. Below et al. (1995) concluíram que a reposição hídrica e a ingestão de carboidrato aumentaram o desempenho no ciclismo de alta intensidade em 6%, quando comparado com a baixa ingestão de líquido ou placebo. Observou-se que a ingestão de grande quantidade de líquido com carboidrato melhorou o desempenho em 12%, quando comparada ao placebo.

Os resultados demonstraram que a ingestão de maiores volumes, ao redor de 79% da perda hídrica, independentemente da concentração de carboidrato, é mais eficaz que a ingestão de pequenos volumes (13% da perda hídrica). Além disso, o consumo de carboidrato (79g), independentemente da reposição hídrica, é melhor para o desempenho do que nenhum consumo.

Uma das hipóteses para o aumento do desempenho a partir da grande ingestão de líquido pode ser o menor aumento da temperatura corporal e da frequência cardíaca. No entanto, é importante salientar que neste estudo os indivíduos sabiam que iriam consumir substâncias capazes de melhorar o desempenho, o que poderia influenciar os resultados.

O consumo de carboidrato não exerceu efeito sobre a manutenção da temperatura ou da frequência cardíaca, como relatado em outros estudos (McHardy, 1967; Banister e Cameron, 1990). Durante o exercício prolongado, a ingestão de carboidrato pode retardar a fadiga, melhorando o desempenho e prevenindo a hipoglicemia, mantendo a oxidação de carboidrato durante o exercício, mesmo quando a concentração de glicogênio muscular estiver reduzida (Coogan e Coyle, 1988; Coogan e Coyle, 1991).

Belowe et al. (1995) observaram que após 50 minutos de ciclismo (com intensidade 5% acima do limiar de lactato), seguidos de mais 10 minutos (com intensidade 10% acima do limiar de lactato), a concentração de glicose manteve-se alta, ao redor de 6 mM a 7 mM, contrariando outros estudos, nos quais a ingestão de carboidrato não elevou a concentração ou oxidação de glicose durante a primeira hora de ciclismo a 70% a 74% do $VO_2máx$ (Coogan e Coyle, 1988; Coogan e Coyle, 1991). Contudo, vários autores relatam aumento do desempenho mesmo após duas horas de ciclismo nestas intensidades (Coggan e Coyle, Mitchell et al. 1989; Flynn et al. (1987).

Coyle et al. observaram que, administrando grande quantidade inicial de carboidrato (2g/kg nos 20 minutos iniciais), e 0,4g/kg a cada 20 minutos durante o ciclismo, ocorre aumento da concentração de glicose plasmática, aumentando o tempo até a exaustão. Coggan e Coyle encontraram 18% de aumento do tempo no ciclismo para atingir a fadiga quando os sujeitos consumiram carboidrato na quantidade de 0,6 g/kg de peso corporal a cada 30 minutos.

Fallowfield et al. (1995) observou que a ingestão de 19 de CHO/kg/2h, após corrida prolongada em esteira a 70% do $VO_2máx$, melhora a capacidade de resistência após quatro horas de recuperação. No entanto, os níveis de reidratação foram similares para água (placebo) e solução a 6,9% de carboidrato. Os autores acreditam que a melhora no desempenho tenha ocorrido graças à maior disponibilidade de carboidrato e eletrólitos.

Neste estudo, 61% da energia foi derivada da oxidação de lipídios durante a primeira fase da corrida. Após a recuperação de quatro horas, a oxidação de lipídios aumentou 15%, enquanto a oxidação de carboidratos foi reduzida em 40% no grupo que consumiu placebo. Esta alteração no metabolismo energético foi associada com a elevada concentração plasmática de ácidos graxos e glicerol. O consumo da solução com carboidrato manteve constante a oxidação de lipídios e aumentou 3% a concentração de carboidratos. Os autores concluíram que a reidratação, quando feita com carboidrato, diminui o catabolismo proteico durante a atividade, fato refletido na menor concentração de amônia plasmática. Segundo os autores, esta poderia ser uma das explicações para o aumento na resistência ao esforço neste grupo.

O exercício prolongado tem sido associado com o aumento da concentração plasmática de amônia (Broberg e Sahlin, 1988). A amônia resulta do catabolismo de aminoácidos e da desaminação de adenosina monofosfatase (AMP) via "Ciclo das Purinas" (PNC) (Lowenstein, 1972). A hiperamonemia causada pelo exercício tem sido associada com o início da fadiga periférica e disfunção do sistema nervoso central (SNC) (Banister e Cameron, 1990). A ingestão de carboidrato parece inibir o metabolismo de aminoácidos e o subsequente aparecimento de amônia no plasma. A elevada concentração de amônia plasmática acumulada durante a atividade pelo grupo placebo pode ter reduzido o tempo de corrida.

A melhora de desempenho em atividades de curta duração e alta intensidade com o consumo de carboidratos foi amplamente discutida por Neufer et al. (1987) e Johnson et al. (1988). O estudo de Neufer et al. foi realizado com sujeitos pedalando por 45 minutos a 80% do $VO_2máx$, seguidos de 15 minutos com a maior intensidade possível. Quando os sujeitos consumiram solução com 45 g de carboidrato, aumentaram em 10% a intensidade, em comparação ao teste realizado com consumo de água na mesma quantidade.

No estudo desenvolvido por Johnson et al. (1988), seis homens foram aclimatados durante 10 dias, oito horas por dia, a 35 °C e 30% a 40% de Ura, em câmara ambiental. Após a aclimatação, os indivíduos foram submetidos às mesmas condições ambientais cinco horas por dia, durante 12 semanas. Os voluntários alternavam bicicleta ergométrica e esteira a cada hora (55 minutos de exercício e cinco minutos para ingestão das soluções). A semana de experimento iniciava no domingo, e cada indivíduo consumia à vontade urnas das soluções (descritas na Tabela 8.5), durante as cinco horas de exposição e nos dias seguintes, por duas semanas. Sábado repousavam em condições ambientais normais.

O objetivo do estudo era avaliar três diferentes soluções comerciais e seus ingredientes individuais a água, em comparação à água pura, para a manutenção do balanço do fluido corporal durante o exercício moderado-intenso a 35 °C.

TABELA 8.5 Discriminação das Soluções.

Solução	Sódio (mg/l)	Potássio (mg/l)	Cálcio (mg/l)	Magnésio (mg/l)	Vitamina C (mg/l)	Carboidrato (g/l)	Volume ingerido (ml/h)
Água I							475
Produto A	651	97	10	1,0		50	616
NaCl + glicose	424					50	478
NaCl	424						440
NaCl + KCl	424	92					445
KCl		440					450
Produto B	740	563	103	18,4	120	99	606
Água 11							479
KCl		92					488
Produto C	278	43	70	7,4	176	52	529
KCl + glicose		92				50	488
Água + vitamina E							433

Durante a primeira e terceira hora cada indivíduo se exercitava em bicicleta ergométrica com nível de carga de aproximadamente 1,41 VO$_2$min^{-1}. Na segunda e na primeira metade da quarta hora o exercício era realizado em esteira a 5,44 km/h, com inclinação de 4%. Os últimos 15 minutos eram realizados com 10% de inclinação. No quinto dia, o protocolo era seguido imediatamente por teste de desempenho máximo em esteira, utilizando o protocolo de Balke modificado (aumento de 1% de inclinação, a cada minuto, até a exaustão).

A ingestão das soluções B e C reduziu o consumo submáximo de oxigênio, indicando sua maior eficiência sobre o metabolismo energético. O aumento na Razão de Troca Respiratória (RER) (Tabela 8.6) com o consumo desses produtos indica que houve aumento da proporção de energia derivada de carboidrato, o que pode ter contribuído para o aumento da eficiência encontrado nestes grupos. Contudo, o produto A e outras soluções com glicose aumentam o RER sem produzir redução similar do consumo de oxigênio. Ao final da semana, quando ingerido o produto B, houve melhora significativa no teste de desempenho comparado com qualquer outro tratamento, com exceção do produto C.

Os autores concluíram que o indivíduo que consome dieta balanceada pode manter normal o balanço do fluido corporal no ambiente quente ingerindo água ou diferentes soluções de salinas.

Tentando explicar estes resultados contraditórios, alguns autores sugerem que, se as concentrações de glicogênio pré-exercício estão elevadas, a demanda de carboidrato é adequadamente suprida pela disponibilidade de glicogênio muscular e hepático. Somente quando há depleção destas reservas é que o consumo de carboidratos, com consequente aumento da glicose plasmática, pode alterar o desempenho (Flynn et al., 1987; Wolfe et al., 1979).

Millard-Stafford et al. (1990) realizaram estudo em que foi feita simulação de triatlo com 1,5 km de natação, 40 km de ciclismo e 10 km de corrida. Os sujeitos ingeriram solução com carboidrato e eletrólitos a 7% ou apenas água. Foi ingerido 2 ml/kg de peso corporal (130-174 ml) após a natação, a cada 8 km de ciclismo e a cada 3,2 km de corrida. Os resultados encontrados demonstram que a termorregulação e as funções cardiovasculares foram mantidas semelhantes para o consumo de carboidrato e água, como encontrado em alguns estudos Owen et al., 1986; Ryan et al., 1989; Johnson et al., 1988). Porém, alguns autores sugerem que a redução do esvaziamento gástrico de soluções com carboidrato pode comprometer a absorção de água e assim prejudicar as funções fisiológicas e o desempenho durante exercícios prolongados (Fordtran e Saltin, 1967). Millard-Stafford et al. (1990) não encontraram melhora significativa no desempenho no grupo que consumiu solução com 7% de carboidrato. Um ponto diferencial deste estudo foi que a intensidade da prova foi estipulada pelos próprios sujeitos, o que pode ter causado diferença entre a simulação com consumo de carboidrato e consumo de água.

Conclusão

É extremamente importante que a hidratação ocorra antes da desidratação e antes do estímulo da sede. A ingestão de líquidos deve ocorrer antes, durante e depois da atividade física, evitando assim comprometimento da saúde do indivíduo.

O volume de água ingerido após o exercício, como forma de manter a euidratação, deverá ser igual à variação de peso ocorrida. Por exemplo, se a diferença for de 500 g em uma hora de atividade, a pessoa deverá ingerir este volume no mesmo período. A reposição de fluidos para perdas hídricas maiores que 2% do peso corporal devem ocorrer com soluções com eletrólitos e glicose, a fim de acelerar a absorção de água e fornecer substrato exógeno. Essas medidas são

TABELA 8.6 Razão de troca respiratória.

	4% de inclinação	10% de inclinação	Trabalho máximo
Produto B	0,88	0,89	1,01
Produto C	0,84	0,84	1,01
Água I	0,77	0,79	0,91

importantes para a recuperação pós-exercício e manutenção do desempenho durante a atividade.

Porém, ao introduzir estes componentes à solução é preciso tomar alguns cuidados para que o esvaziamento gástrico, a absorção intestinal e a palatabilidade não sejam prejudicados, dificultando o consumo:

- a temperatura da solução deve variar de 6 °C a 20 °C, para facilitar a ingestão;
- a osmolalidade da solução pode acelerar ou retardar o esvaziamento gástrico e a absorção intestinal do fluido. Deste modo, uma solução que contém entre 6% e 10% de carboidrato é mais eficiente quanto aos dois aspectos;
- a concentração de sódio ideal para aumentar a taxa de esvaziamento gástrico é muito elevada, aproximadamente 5:1 (carboidrato:sódio), o que torna a solução intolerável. Assim, a relação carboidrato:sódio deve assumir valores semelhantes aos dos fluidos corporais, 12:1.
- o volume de líquido ingerido varia de acordo com a atividade e com o ambiente onde está sendo praticada. Em ambientes quentes e úmidos a necessidade de ingestão é maior do que em ambientes quentes e secos, nos quais a termorregulação é mais eficiente. Genericamente, é importante que a ingestão seja fracionada a cada 15 minutos a fim de facilitar o processo de esvaziamento e absorção tanto da água quanto do carboidrato – em média 250 ml de solução a cada 15 minutos.

REFERÊNCIAS BIBLIOGRÁFICAS

- Adolph EF, Dill DB. Observations on water metabolism in the desert. Am J Physiol. 1938;123:369-78.
- American College of Sports Medicine. Position stand on the prevention of thermal injuries during distance running. Med. Sci. Sports Exerc. 1987;19:529-33.
- Armstrong LE, Costill DL, Fink WJ. Influence of diuretic-induced dehydration on competitive running performance. Med Sci Sports Exerc. 1985a;17:456-61.
- Armstrong LE, Francesconi RP, Kraemer WJ, et al. Plasma cortisol, renin and aldosterone during an intense heat acclimation programo rnt J Sports Med. 1989;10:38-42.
- Armstrong LE, Hubbard RVV, Jones BH, et al. Preparing Alberto Salazar for the Heat of the 1984 Olympic Marathon. Physician Sportsmed. 1986;14:73-81.
- Armstrong LE, Hubbard RVY, Szlyk PC, Matthew WT, Sills, LV. Voluntary dehydration and electrolyte losses during prolonged exercise in the heat. Aviat Space Environ Med. 1985b;56:765-70.
- Baertschi AJ, Vallet PG. Osmosensitivity of the hepatic portal vein area and vasopressin release in rats. J Physiol London. 1981;315:217-30.
- Banister EW, Cameron BJC. Exercise-induced hyperammonemia: peripheral and central effects. Int J Sports Med. 1990;11Suppl.2:S129-142.
- Bar-Or O, Dothan R, Inbar O, Rotshtein A, Zonder H. Voluntary hypohydra¬tion in 10 to 12- year old boys. J Appl Physiol. 1980;48:104-8.
- Below PR, Mora-Rodríguez R, González-Alonso J, et al . Fluid and carbohydrate ingestion independently improve performance during 1h of intense exercise. Med Sci Sports Exerc. 1995;27(2):200-10.
- Blake WD, Lin KK. Hepatic portal vein infusion of glucose and sodium solutions on the contraI of saline drinking in the rato. J Physiol London. 1978;274:129-39.
- Brandenberger G, Candas V, Follenius M, Libert JP, Kahn JM. Vascular fluid shifts and endocrine responses to exercise in the heat. Eur. J Appl Physiol. 1986;55:123-9.

- Broberg, S, Sahlin K. Hyperammonemia during prolonged exercise: An effect of glycogen depletion. J Appl Physiol. 1988;65(6):2475-7.
- Buskirk ER, Beetham WP. Dehydration and body temperature as a result of marathon running. Med Sport. 1960;37:493-506.
- Buskirk ER, Puhl SM., editores. Body Fluid Balance: exercise and sport Florida, USA. By CRC Press, rnc., 1996.
- Cadarette BS, Sawka MN, Toner MM, Pandolf KB. Aerobic fitness and the hypohydration response to exercise-heat stress. Aviat Space Environ Med. 1984;55:507-12.
- Carter JE, Gisolfo Cv. Fluid replacement during and after exercise in the heat. Med Sci Sports Exerc. 1989;21:523-39.
- Coggan AR, Coyle EF. Carbohydrate ingestion during prolonged exercise: effects on metabolism and performance. In: Holloszy J.O., editor. Exercise and Sport Sciences Reviews, 19v. Philadelphia: Williams & Wilkins; 1991. p. 1¬40.
- Coggan AR, Coyle EF. Effect of carbohydrate feedings during high-intensity exercise. J Appl Physiol. 1988;65:1703-09.
- Convertino VA, Keil LC, Bernauer EM, Greenleaf JE. Plasma volume, osmolality, vasopressin, and renin activity during graded exercise in mano. J Appl Physiol. 1981;50:123-8.
- Convertino VA, Keil LC, Greenleaf JE. Plasma volume, renin and vasopressin responses to graded exercise after training. J Appl Physiol. 1983;54:508-14.
- Convertino VA. Fluid shifts and hydration state: effects of long-term exercise. Can J Sports Sci. 1987;12:1365-95.
- Costill DL, Colé R, Fink W. Muscle water and electrolytes following varied levels of dehydration in mano J Appl PhysioI.1976;40:6-11.
- Costill DL, Saltin B. Factors limiting gastric emptying during rest and exercise. J Appl Physiol. 1974;37:679-83.
- Coyle EC, Montain J. Carbohydrate e fluid ingestion during exercise: are there trade-offs? Med Sci Sports Exerc. 1992;24(6):671-8.
- Coyle EF, Coggan AR, Hemmert MK, et al. Muscle glycogen utilization during prolonged strenuous exercise when fed carbohydrates. J Appl Physiol. 1986;61:165-72.
- Coyle EF, Costill DL, Fink WJ, Hoopes DG. Gastric emptying rates of selected athletic drinks. Res Q. 1978;49:119-24.
- Engell DB, Maller O, Sawka MN, et al. Thirst and fluid intake following graded hypohydration levels in humans. Physiol Behav. 1987;40:226-36.
- Fallowfield JL, Williams C, Rabindar S. The influence of ingesting a carbohydrate-electrolyte beverage during 4 hours of recovery on subsequent endurance capacity. International Journal of Sport Nutrition. 1995;5:285-99.
- Flynn MG, Costill DL, Hawley JA. Influence of select carbohydrate drinks on cycling performance and glycogen use. Med Sci Sports Exerc. 1987;19:37-40.
- Fordtran JS, Saltin B. Gastric emptying and intestinal absorption during prolonged severe exercise. J Appl Physiol. 1967;23:331-5.
- Fortney SM, NadeI ER, Wenger CB, et al . Effect of blood volume sweating rate and body fluids in exercising humans. J Appl PhysioI. 1981;51:1594-600.
- Francesconi RP, Sawka MN, Pandolf KB, Hubbard RW, Young AI, Muza S. Plasma hormonal responses at graded hypohydration levels during exercise-heat stress. J Appl Physiol. 1985;59:1855-60.
- Francesconi RP, Sawka MN, Pandolf KB. Hypohydration and heat acclimation: plasma renin and aldosterane during exercise. J Appl Physiol. 1983;55:1790¬-4.
- Gisolfi CV, et al. Effect of concentration in a carbohydrate-electrolyte solution on intestinal absorption. Med Sci Sports Exerc. 1995;27(10): 1414-20.
- Gisolfi CV, Lamb DR editores. Fluid homeostasis during exercise. Carmel: Ind. Perspectives in Exercise Science and Sports Medicine; 1990, 3v.
- Gisolfi VG, Duehman SM. Guidelines for optimal replacement beverages for different athletic events. Med Sci Sports Exerc. 1992;24(6):679-87.
- Greenleaf JE, Brock PJ, Keil LC, Morse JT. Drinking and water balance during exercise and heat acclimation. J Appl Physiol. 1983;54:414-9.
- Greenleaf JE, Morimoto T. Mechanisms contralling fluid ingestion: thirst and drinking. In: Buskirk ER, Puhl SM editores. Body fluid balance: exercise and sport. Florida, USA: CRC Press, Inc.; 1996.
- Greenleaf JE. Problem: thirst, drinking behavior, e involuntary dehydration. Med Sci Sports Exerc. 1992;24(6):645-56.

- Hubbard RW, Sandiek BL, Matthew WT. Voluntary dehydration and alliesthesia for water. J Appl Physiol. 1984;57:868-75.
- Ishiki K, Morita H, Hosomi H. Reflex contral of renal nerve activity originating from the osmoreceptors in the hepatoportal region. J Auton Nerv Syst. 1991;36:139-48.
- Johnson HL, Nelson RA, Consolazio CF. Effects of electrolyte and nutrient solutions on performance and metabolic balance. Med Sci Sports Exerc. 1988;20:26-33.
- Kawabata T, Okuno T, Morimoto T. The effect of dehydration level on the NaCI concentration chosen by rats. Physiol Behav. 1993;53:731-6.
- Kirb CR, Convertino VA. Plasma aldosterone and sweat sodium concentrations after exercise and heat acclimatation. J Appl Physiol. 1986;61:967-70.
- Kubica R, Nielsen B, Bonnesen A, Rasmussen M, Stoklosa J, Wilk B. Relationship between plasma volume reduction and plasma eIectroIyte change after proIonged bicycle exercise, passive heating and diuretic dehydration. Acta Physiol Pol. 1983;34:569-79.
- Leaf A. Maintenance of concentration gradients and regulation of evIl volume. Ann NY Aead Sci. 1959;73:396-404.
- Leaf A. On the mechanism of fluid exchange of tis sues in vitro. Biochem J. 1956;62:241-8.
- Lowenstein JM. Ammonia production in muscle and other tissue: the purine nucleotide cycle. Physiol Rev. 1972;52:382-414.
- Maughan RJ. Fluid e electrolyte loss e replacement in exercise. J Sports Sciences. 1991;9:117-42.
- Maughan RJ, Noakes TD. Fluid replacement e exercise stress. A brief review of studies on fluid replacement e some guidelines for the athlete. Sports Med. 1991;12(1):16-31.
- McHardy GJR. Relationship between the differences in pressure and content of carbon dioxide in arterial and venous blood. Clin Sci. 1967;32:299-309.
- Millard-Stafford M, Sparling PB, Rosskopf LB, et al. Carbohydrate-electrolyte replacement du¬ring a simulated triathlon in the heat. Med Sec Sports Exerc. 1990;22(5):621-28.
- Millard-Stafford M. Fluid replacement during exercise in the heat. Sports Med. 1992;13(4):223-33.
- Mitchell JB, Costill DL, Houmard JA, Flynn MG, Fink WJ, Beltz JD. Effects of carbohydrate ingestion on gastric emptying and exercise performance. Med Sci Sports Exerc. 1988;20:110-5.
- Morimoto T, Miki K, Nose H, Yamada S, Hirakawa K, Matsubara C. Changes in body fluid volume and its composition during heavy sweating and the effect of fluid and electrolyte replacement. Jpn J BiometeoroI. 1981;18:31-9.
- Neufer PD Costill DL, Fink WJ, Kirwan JP, Fielding RA, Flynn MG. Effects of exercise and carbohydrate composition on gastric emptying. Med Sci Sports Exerc. 1986;18:658-62.
- Neufer PD, Young AJ, Sawka MN. Gastric emptying during exercise: effects of heat stress and hypohydration. Eur J Appl Physiol. 1989;58:433-39.
- Neufer PF, Costill DL, Flynn MG, Kirwin JB, Mitchell JB, Houmard J. Improvements in exercise performance: effects of carbohydrate feedings and diet. J Appl Physiol. 1987;62(3):983-8.
- Noakes TD, Adams BA, Myburgh KH, Greef C, Lortz T, Nathan M. The danger of an inadequate water intake during prolonged exercise: a novel concept re-visited. Eur J Appl Physiol. 1988;57:210-9.
- Nose H, Mack GW, Shi X, Nadel ER. Shift in body fluid compartments after dehydration in humans. J AppI Physiol. 1988;65:318-24.
- Nose HT, Morimoto T, Ogura K. Distribution of water losses among fluid compartments of tissues under thermal dehydration in the rat. Jpn J Physiol. 1983;33:1019-29.
- Owen MD, Kregel KC, WaIl PT, et al. Effeets of earbohydrate ingestion on thermoregulation, gastric emptying, and plasma volume during exercise in the heat. Med Sci Sports Exerc. 1986;18:568-75.
- Passo SS, Thornboraugh JR, Rothballer AAB. Hepatic receptors in contral of sodium excretion in anesthetized cats. Am J Physiol. 1973;224:373-75.
- Pugh LGCE, Corbett JL, Johnson RH. Rectal temperature, weight losses, and sweat rates in marathon running. J Appl Physiol. 1967;23(3):347-52.
- Rothstein A, Towbin E. Blood circulation and temperature of men dehydration in the heat. In: Adolph EF editor. Physiology of man in the deserto. Interscience Publishers, Inc; 1947. p. 172-96.

- Ryan AJ, Bleiler TL, Carter JE, et al. Gastric emptying during prolonged cycling exercise in the heat. Med Sci Sports Exerc. 1989;21:52-58.
- Sawka MN, Gonzalez RR, Young AJ, Muza SR, Pandolf KB, Latzka WA, et al. Polycythemia and hydration: effects on thermoregulation ond blood volume during exercise-heat stress. Am J Physiol. 1988;255:R456¬R463.
- Sawka MN, Toner MM, Francesconi RP, et al. Hypohydration and exercise: effects of heat acclimation, gender and environment. J Appl Physiol. 1983;55:1147-53.
- Sawka MN, Young AJ, Cadarette BS, Levine L, Pandolf KB. Influence of heat stress and acclimation on maximal aerobic power. Eur J Appl Physiol. 1985a;53:294-98.
- Sawka MN, Young AJ, Francesconi Rp, Muza SR et al. Thermoregulatory and blood responses during exercise at graded hypohydration levels. J Appl Physiol. 1985b;59(5):1394-401.
- Sehedl Hp, Maughan RJ, Gisolfi CV. Intestinal absorption during rest e exercise: implieations for formulating an oral rehydration solution (ORS). Med Sci Sports Exerc. 1994;26(3):267-80.
- Senay LC, Christensen ML. Changes in blood plasma during progressive dehydration. J Appl Physiol. 1965;120:1136-40.
- Senay LC. Relationship of evaporative rates to serum Na+, K+ and osmolarity in acute heat stress. J Appl PhysioI. 1968;25:149-52.
- Senay LC. Temperature regulation and hypohydration: a singular view. J Appl Physiol. 1979;47:1-7.
- Shapiro Y, Hubbard RW, Kimbrough CM, et al. Physioligical and hematologic responses to summer and winter dry-heat. J Appl Physiol: Respirat Environ Exercise Physiol. 1981;50:792-8.
- Shapiro Y, Pandolf KB, Goldman RF. Predicting sweat loss response to exercise, environment and cloting. Eur J Appl Physiol. 1982;48:93-6.
- Stoppini L, Baertschi AJ. Activation of portalhepatic osmoreceptors in rats: Role of calcium, acetylcholine and cyclic AMP. J Auton Nerv Syst. 1984;11:297¬-308.
- Szlyk PC, Sils IV, Francesconi Rp, Hubbard RW, Armstrong LE. Effects of water temperature and flavoring on voluntary dehydration in men. Physiol and Behav. 1989;45:639-47.
- Wagenmakers AJM, Beckers EJ, Brouns F, et al. Carbohydrate supplementation, glycogen depletion, and amino acid metabolism during exercise. Am J Physiol. 1991;260:E883-E890.
- Wenger CB. Heat evaporation of sweat: Thermodynamic consideration. J Appl Physiol. 1972;32:456-9.
- Wolfe RR, Allsop JR, Burke JF. Glucose metabolism in man: responses to intravenous glucose infusion. Metab Clin Exp. 1979;28:210-20.
- Yawata T, Okuno T, Nose H, et al. Change in salt appetite due to rehydration level in rats. Physiol Behav. 1987;40:363-8.

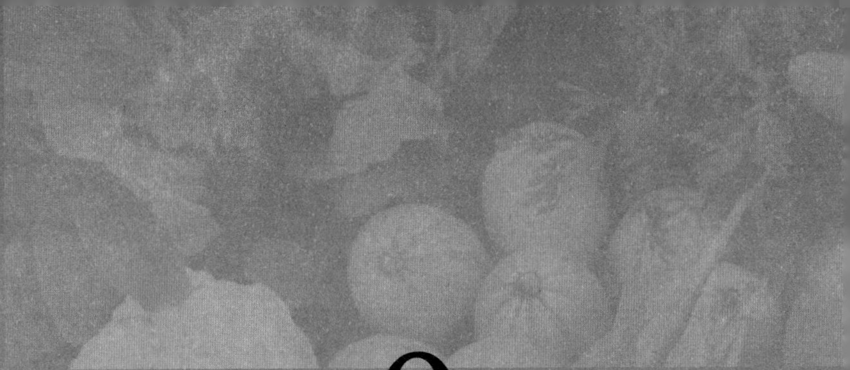

CAPÍTULO 9

Vitaminas

autores

DANIELA FOJO SEIXAS CHAVES
ANTONIO HERBET LANCHA JUNIOR
LUCIANA OQUENDO PREREIRA-LANCHA

Vitaminas são compostos orgânicos essenciais ao funcionamento normal do organismo. Muitas vitaminas participam no metabolismo como coenzimas ou cofatores em diversas reações enzimáticas. A maior parte das vitaminas deve ser ingerida pela dieta e na sua deficiência ou ausência ocorre uma manifestação clínica específica. Elas são classificadas conforme sua solubilidade em hidrossolúveis ou lipossolúveis. No primeiro grupo estão a vitamina C e as vitaminas do complexo B, no segundo grupo, as vitaminas A, D, E e K.

Vitaminas hidrossolúveis

Vitamina B_1 – Tiamina

Estrutura e metabolismo

A tiamina funciona como coenzima no metabolismo de carboidratos e aminoácidos de cadeia ramificada. No organismo humano, a tiamina está presente na forma livre e em diversas formas fosforiladas como a tiamina monofosfato (TMP), tiamina trifosfato (TTP) e tiamina pirofosfato (TPP).

Funções

A vitamina B_1, juntamente com as outras vitaminas do complexo B, possui um papel essencial no metabolismo energético (Figura 9.1).

156 NUTRIÇÃO E METABOLISMO Aplicados à Atividade Motora

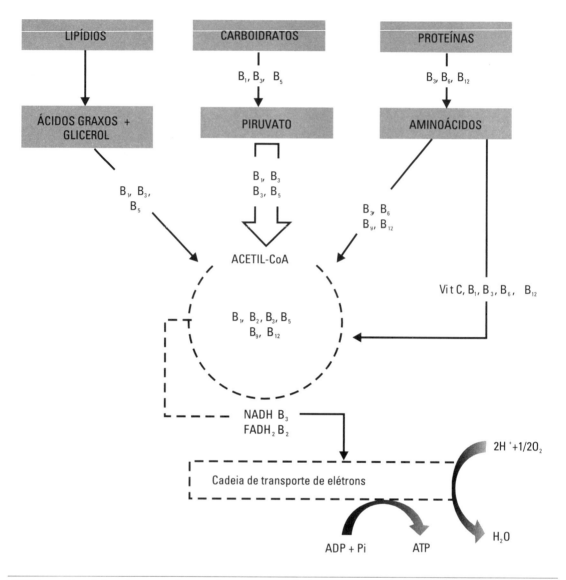

FIGURA 9.1 Papel das vitaminas do complexo B no metabolismo energético.

As vitaminas do complexo B possuem um papel fundamental no metabolismo dos lipídios, dos carboidratos e das proteínas. Na figura estão exemplificadas algumas das rotas bioquímicas nas quais estas vitaminas participam. Não estão mostradas as enzimas ou a reação específica da qual a vitamina participa.

A TPP é coenzima de diversas desidrogenases como a piruvato desidrogenase, α-cetoglutarato desidrogenase e desidrogenase dos aminoácidos de cadeia ramificada envolvidos na descarboxilação do piruvato, α-cetoglutarato e aminoácidos de cadeia ramificada para formar acetil-CoA, succinil-CoA e derivados dos aminoácidos de cadeia ramificada, respectivamente.

Além da TPP, cada desidrogenase é dependente de coenzimas que contêm niacina (NAD), riboflavina (FAD) e ácido lipoico. A síntese de TPP pela tiamina pirofosfoquinase é dependente de Mg e ATP.

A transcetolase catalisa reações na via das pentoses fosfato, necessária para a síntese da ribose-5-fosfato e NADPH. A ribose-5-P é substrato para a síntese de nucleotídeos como o ATP e GTP e para a síntese dos ácidos nucleicos. O NADPH é essencial em diversas reações biossintéticas.

Recomendações, alimentos fonte e biodisponibilidade

Tendo em vista que os requerimentos de tiamina estão relacionados com o metabolismo energético, a RDA de 1989 era expressa em relação ao consumo energético (0,12 mg/MJ = 0,12 mg/239 kcal). A RDA de 1998 é de 1,2 mg/dia para homens adultos e 1,1 mg/dia para mulheres.

Boas fontes de B_1 são as oleaginosas, a batata, a carne de porco e o presunto. Menores quantidades podem ser encontradas no arroz e nas leguminosas.

Entre as vitaminas do complexo B, a B_1 é a que possui menor biodisponibilidade. Por ser termolábil, hidrossolúvel e instável em pH alcalino, a maior parte dos métodos de cocção leva a alterações significativas no conteúdo de B_1. O cozimento convencional, por exemplo, reduz em 91% o conteúdo de B_1 na acelga e em 60% no feijão.

Ainda, o consumo excessivo de compostos fenólicos como os taninos e ácido cafeico pode reduzir a biodisponibilidade desta vitamina por meio de inibição de sua utilização e por efeito antagonista sobre o transporte ativo, respectivamente. O consumo habitual de pescado cru também pode resultar em deficiência de B_1 pela presença das tiaminases que degradam a tiamina no trato gastrointestinal.

As recomendações para as diversas faixas etárias estão resumidas na Tabela 9.1.

Sintomas e causas de deficiência

Na deficiência severa de tiamina ocorre beribéri. O beribéri seco é caracterizado pela neuropatia

TABELA 9.1 Recomendações de tiamina (B_1).

B_1 - tiamina Função principal	Estágio de vida	RDA/AI* (mg/dia)	UL	Efeitos adversos do consumo excessivo
Coenzima no metabolismo de carboidratos e aminoácidos de cadeia ramificada	0 – 6 meses	0,2*	ND	Não há relatos
	7 – 12 meses	0,3*	ND	
	1 – 3 anos	0,5	ND	
	4 – 8 anos	0,6	ND	
	Homens			
	9 – 13 anos	0,9	ND	
	> 14 anos	1,2	ND	
	Mulheres			
	9 – 13 anos	0,9	ND	
	14 – 18 anos	1,0	ND	
	> 18 anos	1,1	ND	
	Gravidez e lactação	1,4	ND	

Adaptado de: Dietary Reference Intakes for Thiamin, Riboflavin, Niacin, Vitamin B6, Folate, Vitamin B12, Pantothenic Acid, Biotin, and Choline, disponível em: < www.nap.edu>. Em negrito → RDA; fonte normal seguida por asterisco (*) → AI = ingestão adequada; UL = maior dose diária que provavelmente não causa efeitos colaterais. Representa o somatório do consumo de alimentos + suplemento; ND = não determinado graças à falta de dados de efeitos colaterais nessa faixa etária ou à habilidade do organismo em lidar com altas doses. Dar preferência às fontes alimentares para evitar altos níveis de consumo.

periférica enquanto o beribéri úmido, por manifestações cardiovasculares que incluem aumento cardíaco, edema, dificuldades respiratórias e, em última instância, falência cardíaca congestiva. O beribéri central, que pode resultar em encefalopatia (de Wernicke ou de Korsadoff), ocorre principalmente em alcoólatras, mas também tem sido descrito em casos de desnutrição severa, câncer gástrico e AIDS. Na deficiência moderada, por sua vez, os sintomas são bastante inespecíficos e incluem anorexia e perda de peso, náuseas, vômito, mialgia, distúrbios gastrointestinais e alterações do humor.

A deficiência de tiamina pode ser decorrente do baixo consumo desta vitamina, aumento do requerimento, perda excessiva pela urina (em decorrência do uso de diuréticos, por exemplo), consumo de fatores antitiamina ou uma combinação de todos estes fatores.

Estudos do estado nutricional de vitamina B$_1$

Um estudo duplo-cego com 23 voluntários saudáveis mostrou que uma restrição do consumo de tiamina (B$_1$), riboflavina (B$_2$), piridoxina (B$_6$) e vitamina C durante oito semanas não mostrou efeitos acentuados na saúde, atividade física ou desempenho mental. Entretanto, verificou-se uma redução significativa da capacidade aeróbia (verificada pelo VO$_2$máx) e início do acúmulo de lactato sanguíneo. Os autores concluíram que o estado marginal destas vitaminas pode levar a reduções do desempenho físico em poucas semanas (Van der Beek et al., 1998).

Suplementação e desempenho

Um estudo de suplementação com B$_1$, B$_2$ e B$_6$ mostrou que inicialmente todos os participantes (42 estudantes universitários) possuíam coeficientes de ativação para transcetolase eritrocitária, glutationa redutase e aspartato aminotransferase relativamente altos, o que demonstra deficiência marginal destas vitaminas. Após a suplementação, estes valores diminuíram para o grupo suplementado (Fogelholm et al., 1993). Entretanto, apesar da melhora do estado nutricional, não houve diferença entre a concentração de lactato induzida por exercício nos grupos placebo e suplementado. Deste modo, aparentemente são necessárias deficiências mais severas para que ocorra alteração do metabolismo do lactato.

Suzuki e colaboradores (1996) suplementaram 16 voluntários com altas doses de tiamina (100mg/dia) e avaliaram a resposta ao exercício em bicicleta ergométrica. Mudanças em parâmetros hemodinâmicos e função cardiopulmonar induzidas pelo exercício foram utilizadas para indicar o início da fadiga. Os autores relatam que a suplementação com tiamina levou a uma supressão relevante no aumento da glicose sanguínea e reduziu significativamente o número de queixas após o exercício por meio de uma avaliação subjetiva de 30 itens.

Vitamina B$_2$ – Riboflavina

Estrutura e metabolismo

A riboflavina é necessária para a síntese das coenzimas flavina mononucleotídeo (FMN) e flavina adenina dinucleotídeo (FAD). Estas coenzimas participam no metabolismo de glicose, ácidos graxos, glicerol e aminoácidos. Assim como a tiamina, na atividade física estas vias metabólicas são ativadas. A riboflavina também está envolvida na conversão da vitamina B$_6$ para sua forma ativa, a piridoxal-5-fosfato (P5P). Assim como a tiamina, na RDA de 1989 os requerimentos para riboflavina eram expressos em relação ao consumo energético (0,14 mg/MJ = 0,14 mg/kcal).

Funções

As flavoenzimas participam de reações redox, envolvidas em diversas rotas metabólicas como o metabolismo de carboidratos, gorduras e proteínas. FAD também faz parte da cadeia de transporte de elétrons, essencial para a produção de energia, e, junto com a família do citocromo

P-450, participa no metabolismo de diversas drogas e toxinas (Powers et al., 1999).

A vitamina B$_2$ também possui ação antioxidante graças à participação da FAD na glutationa redutase, enzima responsável pela regeneração da glutationa oxidada em sua forma reduzida (Figura 9.2). Outra enzima dependente de FAD é a xantina oxidase, a qual catalisa a oxidação das bases hipoxantina e xantina em ácido úrico, que tem ação como antioxidante hidrossolúvel.

Interação com nutrientes

As flavoproteínas estão envolvidas no metabolismo de outras vitaminas, como a B$_6$, niacina e ácido fólico. A deficiência de riboflavina pode afetar diversos sistemas enzimáticos. A B$_2$ está envolvida na conversão da vitamina B$_6$ em sua forma coenzima, a piridoxal-5´-fosfato (PLP), tendo em vista que a enzima que catalisa esta reação, a piridoxina 5´-fosfato oxidase (PPO), é dependente de FMN. Alguns estudos demonstraram que em idosos há uma interação significativa entre o estado nutricional da riboflavina e B$_6$.

A B$_2$ também participa da síntese do NAD e NADP (coenzimas que contêm niacina) a partir do aminoácido triptofano, pois uma das enzimas desta via, a quinureína monoxigenase, é FAD dependente. Na deficiência severa de riboflavina, a conversão do triptofano a NAD e NADP pode ser prejudicada, o que aumenta o risco de deficiência em niacina.

Recomendações, alimentos fonte e biodisponibilidade

As principais fontes de B$_2$ são o fígado de boi e o levedo de cerveja. Quantidades menores são encontradas em amêndoas, soja, ovo, carne de boi, leite e derivados. Como a vitamina B$_2$ é fotossensível, a exposição dos produtos fonte à luz solar reduz significativamente as quantidades desta vitamina (ex.: o conteúdo da riboflavina do leite é reduzido em 50% após exposição de 2h à luz solar em garrafa de vidro transparente). As recomendações para as diversas faixas etárias estão resumidas na Tabela 9.2.

Toxicidade

Não há relatos de toxicidade por ingestão de B$_2$ em humanos. O consumo de altas doses via

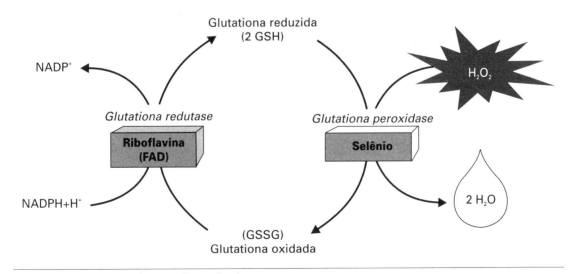

FIGURA 9.2 Ciclo de oxidação-redução da glutationa.

Uma molécula de peróxido de hidrogênio é reduzida a duas moléculas de água enquanto duas moléculas de glutationa são oxidadas em uma reação catalisada pela enzima selênio-dependente glutationa peroxidase. A forma oxidada da glutationa é reduzida pela enzima FAD-dependente glutationa redutase. Modificado de: Jane Higdon (copyright 2009 LPI, usado com permissão).

TABELA 9.2 Recomendações de riboflavina (B$_2$).

B$_2$ – riboflavina Função principal	Estágio de vida	RDA/AI* (mg/dia)	UL	Efeitos adversos do consumo excessivo
Coenzima em diversas reações de óxido redução.	0 – 6 meses	0,3*	ND	Não há relatos
	7 – 12 meses	0,4*	ND	
	1 – 3 anos	0,5	ND	
	4 – 8 anos	0,6	ND	
	Homens			
	9 – 13 anos	0,9	ND	
	> 14 anos	1,3	ND	
	Mulheres			
	9 – 13 anos	0,9	ND	
	> 14 anos	1,0	ND	
	Gravidez	1,4	ND	
	Lactação	1,6	ND	

Adaptado de: "Dietary Reference Intakes for Thiamin, Riboflavin, Niacin, Vitamin B6, Folate, Vitamin B12, Pantothenic Acid, Biotin, and Choline", disponível em: <www.nap.edu>. Em negrito → RDA; fonte normal seguida por asterisco (*) → AI = ingestão adequada; UL = maior dose diária que provavelmente não causa efeitos colaterais. Representa o somatório do consumo de alimentos + suplemento; ND = não determinado graças à falta de dados de efeitos colaterais nessa faixa etária ou à habilidade do organismo em lidar com altas doses. Dar preferência às fontes alimentares para evitar altos níveis de consumo.

suplementos pode mudar a cor da urina para amarelo brilhante (flavinúria), mas sem efeitos adversos para o organismo.

Sintomas e causas de deficiência

A deficiência de B$_2$ pode ser causada por dietas inadequadas, dietas hipocalóricas, alcoolismo, diarreia, infecções ou em síndrome de má absorção. A deficiência isolada de B$_2$ é rara, pois ela normalmente ocorre junto com a deficiência de outras vitaminas hidrossolúveis.

Os sintomas de deficiência são diversos e bastante inespecíficos: glossite, queilose, dermatite seborreica, dores de garganta, edema, inflamação da mucosa bucal e anemia normocrômica microcítica. Na deficiência severa pode ocorrer redução da conversão de B$_6$ em PLP e redução da conversão de triptofano em niacina.

Estudos do estado nutricional de vitamina B2

Um estudo avaliou o estado nutricional de B$_2$ em 62 atletas de diversas modalidades esportivas, que utilizavam registro de consumo de 7 dias, EGRAC (EGRAC, do inglês *erythrocyte glutathione reductase activity coefficient*), concentrações sanguíneas e excreção urinária de B$_2$. O cálculo do coeficiente de atividade da glutationa redutase (EGRAC) é obtido através da divisão da atividade da enzima estimulada (com FAD adicionado) pela atividade basal da enzima (sem adição de FAD). Um alto coeficiente de atividade reflete estado marginal desta vitamina.

Os autores concluíram que a maior parte dos atletas apresentou valores compatíveis com bom estado nutricional desta vitamina, segundo todos os parâmetros avaliados. Entretanto, não houve correlação entre EGRAC e o consumo, concentrações sanguíneas ou excreção de B_2 (Rokitzki et al., 1994).

Suplementação e desempenho

Graças à participação da tiamina, riboflavina e B_6 no metabolismo energético durante o exercício, é de se esperar que a deficiência destas vitaminas afete negativamente o desempenho. Diversos trabalhos avaliaram o impacto destas deficiências na atividade física (Soares et al., 1993; Van der beek et al., 1988; Powers et al., 1999). Van der Beek et al. (1994) mostraram que a depleção de B_1, B_2 e B_6 durante 11 semanas reduziu o VO_2máx em 12%, o início do acúmulo sanguíneo de lactato em 7%, e a potência máxima e a potência média em 7%.

Outros estudos também sugerem que deficiências subclínicas destas vitaminas podem ter efeito negativo na atividade física. Suboticanec et al. (1999) avaliaram o estado nutricional de B_6 e riboflavina em 124 meninos entre 12 e 14 anos e demonstraram que 24% estavam deficientes em B_6 (EASTAC>2,00 – do inglês *erythrocyte aspartate transaminase activity coefficient*) e 19% em B_2 (EGRAC>1,20). Assim como o EGRAC, altos coeficientes de atividade (EASTAC >2,00) indicam estado marginal de B_6.

Um subgrupo (n = 37) recebeu 2 mg de B_6 durante dois meses e um segundo grupo (n = 38) recebeu 2 mg de B_2 durante dois meses. Por meio de avaliação em bicicleta ergométrica, os autores relataram uma correlação negativa significativa (P = 0,0036) entre o VO_2máx e valores EASTAC. Com a melhora do estado nutricional em B_6 aumentou a capacidade física. Resultados similares foram obtidos em relação à B_2, mas a correlação não alcançou significância estatística.

Vitamina B_3 – Niacina

Estrutura e metabolismo

A niacina também é conhecida como ácido nicotínico ou B_3. A nicotinamida é a forma utilizada para a síntese das coenzimas nicotinamida adenina dinucleotídeo (NAD) e nicotinamida adenina dinucleotídeo fosfato (NADP).

Funções

O NAD e NADP funcionam como aceptores ou doadores de elétrons em mais 200 enzimas envolvidas com reações de oxidação-redução. O NAD participa principalmente em reações catabólicas na degradação de carboidratos, ácidos graxos, proteínas e álcool. O NADP é preferencialmente usado em reações biossintéticas na síntese de macromoléculas como os ácidos graxos e o colesterol.

Interação com nutrientes

O NAD, além de ser sintetizado a partir da niacina dietética, pode ser sintetizado no fígado a partir do aminoácido triptofano, sendo esta síntese dependente de B_6, riboflavina e de uma hemeproteína. Em média, a partir de 60 mg de triptofano são sintetizados 1 mg de niacina. Alguns estudos *in vitro* mostraram que doses de 10 g/leucina reduziram as concentrações eritrocitárias de NAD e NADP; entretanto, estes resultados não foram observados *in vivo*.

Recomendações, alimentos fonte e biodisponibilidade

A biodisponibilidade da niacina proveniente de fontes vegetais e animais é diferente. A niacina presente em cereais está na sua forma ligada e possui baixa biodisponibilidade (~30%). Quando proveniente de carnes, está na forma NAD/NADP, muito mais biodisponível. Quando os alimentos são fortificados com esta vitamina, a niacina é adicionada em sua forma livre, o que aumenta a biodisponibilidade. Deste modo, as principais fontes de B_3 são as carnes e os cereais fortificados. As recomendações para as diversas faixas etárias estão resumidas na Tabela 9.3.

Toxicidade

Não há relatos de toxicidade a partir do consumo de alimentos fonte desta vitamina. A toxicidade

TABELA 9.3 Recomendações de niacina (B$_3$).

Niacina Função principal	Estágio de vida	RDA/AI* (mg/dia)	UL	Efeitos adversos do consumo excessivo
Importante no metabolismo energético graças à sua participação como coenzima ou co-substrato em diversas reações de óxido-redução.	0 – 6 meses	2*	ND	Não há relatos.
	7 – 12 meses	4*	ND	
	1 – 3 anos	6	10	
	4 – 8 anos	8	15	
	Homens			
	9 – 13 anos	12	20	
	14 – 18 anos	16	30	
	> 19 anos	16	35	
	Mulheres			
	9 – 13 anos	12	20	
	14 – 18 anos	14	30	
	> 19 anos	14	35	
	Gravidez			
	≤ 18 anos	18	30	
	19 – 50 anos	18	35	
Nota: na forma de equivalentes de niacina, 1 mg de niacina = 60 mg de triptofano.	**Lactação**			
	≤ 18 anos	17	30	
	19 – 50 anos	17	35	

Adaptado de: Dietary Reference Intakes for Thiamin, Riboflavin, Niacin, Vitamin B6, Folate, Vitamin B12, Pantothenic Acid, Biotin, and Choline, disponível em: <www.nap.edu>. Em negrito → RDA; fonte normal seguida por asterisco (*) → AI = ingestão adequada; UL = maior dose diária que provavelmente não causa efeitos colaterais. Representa o somatório do consumo de alimentos + suplemento; ND = não determinado graças à falta de dados de efeitos colaterais nessa faixa etária ou à habilidade do organismo em lidar com altas doses. Dar preferência às fontes alimentares para evitar altos níveis de consumo.

é decorrente do uso de suplementos e principalmente do uso de doses farmacológicas como as que são utilizadas no tratamento das dislipidemias. Entre os efeitos colaterais estão o *flushing* cutâneo, hepatotoxicidade, efeitos gastrointestinais, intolerância à glicose e efeitos oculares, como visão borrada e edema macular.

Sintomas e causas de deficiência

A pelagra (caracterizada por pele áspera) ocorre na deficiência severa de niacina. As partes da pele expostas à luz solar são normalmente as mais afetadas. A pelagra também afeta o sistema nervoso central levando ao desenvolvimento da psicose depressiva e também é frequente em indivíduos alcoólatras com deficiência de zinco. A deficiência de niacina também pode ser decorrente da falta de riboflavina e/ou vitamina B$_6$, aliada à baixa ingestão de niacina.

Vitamina B$_5$ – Ácido pantotênico

Estrutura e metabolismo

O ácido pantotênico ou vitamina B$_5$ faz parte da estrutura da coenzima A (CoA), que participa de uma variedade de reações químicas necessárias para a obtenção de energia. O metabolismo de gorduras, carboidratos e proteínas, a síntese de colesterol e hormônios esteroides, a síntese de acetilcolina e melatonina são exemplos de reações dependentes de coenzima A. Adicionalmente, o metabolismo hepático de diversas drogas e toxinas também é dependente desta coenzima.

Funções

A coenzima A recebeu este nome graças à sua participação em reações de acetilação. Ela funciona como carreadora e doadora de grupos acetato nas reações de acetilação proteica e modifica proteínas pela adição de ácidos graxos de cadeia longa, em um processo denominado acilação proteica.

A proteína carreadora de grupos acila requer ácido pantotênico na forma de 4´-fosfopantoteinato para sua atividade enzimática. Esta proteína juntamente com a CoA são essenciais para a síntese de ácidos graxos.

Recomendações, alimentos fonte e biodisponibilidade

As melhores fontes de ácido pantotênico são fígado e rins, levedo de cerveja, gema de ovo e brócolis. Alimentos que também contêm quantidades significativas são: frutos do mar, frango, leite, iogurte, legumes, cogumelos e batata-doce. Os cereais integrais são boas fontes, entretanto o processo de refinamento leva a perdas que variam de 35% a 75%. Em alimentos congelados e enlatados também há reduções significativas desta vitamina. As recomendações para as diversas faixas etárias estão resumidas na Tabela 9.4.

Toxicidade

Não há relatos de toxicidade em humanos. Doses altas na forma de suplemento (10 a 20 gramas/dia) podem causar diarreia.

Sintomas e causas de deficiência

A deficiência de B_5 ocorre apenas em casos de desnutrição severa. Os sintomas de deficiência foram observados por meio de experimentos que utilizam uma associação de dieta deficiente em B_5 junto com administração de um antagonista do ácido pantotênico. Os participantes deste estudo relataram dores de cabeça, fadiga, insônia, distúrbios gastrointestinais e formigamento das mãos e dos pés.

TABELA 9.4 Recomendações de ácido pantotênico (B_5).

B_5 – ácido pantotênico Função principal	Estágio de vida	RDA/AI* (mg/dia)	UL	Efeitos adversos do consumo excessivo
Coenzima no metabolismo lipídico.	0 – 6 meses	1,7*	ND	Não há relatos
	7 – 12 meses	1,8*	ND	
	1 – 3 anos	2*	ND	
	4 – 8 anos	3*	ND	
	Homens			
	9 – 13 anos	4*	ND	
	> 14 anos	5*	ND	
	Mulheres			
	9 – 13 anos	4*	ND	
	> 14 anos	5*	ND	
	Gravidez	6*	ND	
	Lactação	7*	ND	

Adaptado de: Dietary Reference Intakes for Thiamin, Riboflavin, Niacin, Vitamin B6, Folate, Vitamin B12, Pantothenic Acid, Biotin, and Choline, disponível em: <www.nap.edu>. Em negrito → RDA; fonte normal seguida por asterisco (*) → AI = ingestão adequada; UL = maior dose diária que provavelmente não causa efeitos colaterais. Representa o somatório do consumo de alimentos + suplemento; ND = não determinado graças à falta de dados de efeitos colaterais nessa faixa etária ou à habilidade do organismo em lidar com altas doses. Dar preferência às fontes alimentares para evitar altos níveis de consumo.

Estudos do estado nutricional de vitamina B_5

Um estudo alemão que avaliou o estado nutricional de ácido pantotênico em 96 atletas profissionais (maratonistas, jogadores de futebol, fisiculturistas e ciclistas) mostrou que em 30% deles a concentração sanguínea de ácido pantotênico apresentou valores inferiores à referência, sendo que os maratonistas principalmente, e em segundo lugar os jogadores de futebol apresentaram valores mais baixos na condição pré-exercício. Durante o exercício ocorreu grande aumento nas concentrações sanguíneas de ácido pantotênico nos maratonistas (Rokitzki et al., 1993).

Suplementação e desempenho

Um estudo que avaliou a suplementação com tiamina e derivados do ácido pantotênico em ciclistas altamente treinados não mostrou qualquer alteração no desempenho em relação ao grupo controle (Webster et al., 1998).

Vitamina B_6 – Piridoxina

Estrutura e metabolismo

A vitamina B_6 existe em três formas químicas principais: piridoxal, piridoxina e piridoxamina. A forma de éster de fosfato, a piridoxal - 5´- fosfato (PLP) é a principal coenzima presente no metabolismo humano.

Funções

O PLP é cofator para diversas enzimas envolvidas no metabolismo de carboidratos, lipídios e proteínas. A PLP é coenzima da glicogênio fosforilase, enzima que catalisa a liberação da glicose a partir do glicogênio armazenado. Também tem ação em enzimas da visa neoglicogênica.

A PLP também tem ação no SNC, tendo em vista que a síntese de diversos neurotransmissores como a serotonina, dopamina, norepinefrina e GABA são dependentes de PLP. A síntese do grupo heme da hemoglobina também é dependente de PLP. Como já foi discutido anteriormente, a PLP também funciona como coenzima na síntese de niacina a partir de triptofano.

O PLP também participa na ação dos hormônios esteroides no organismo alterando a transcrição gênica. A ligação do PLP em receptores para estrogênio, progesterona e testosterona sugere que o estado nutricional de B_6 de um indivíduo pode interferir em patologias mediadas por estes hormônios.

Recomendações, alimentos fonte e biodisponibilidade

A vitamina B_6 está presente em diversos produtos de origem animal (fígado, frango, salmão). Entre os produtos de origem vegetal, a banana é a principal fonte. A ameixa, o abacate e algumas oleaginosas também possuem B_6 em menores quantidades. Nos vegetais a B_6 está presente principalmente na forma glicosilada (a piridoxina-5´-β-D-glicosídeo), que precisa ser hidrolisada previamente à sua absorção. A hidrólise parcial desta ligação glicosídica é responsável pela sua menor biodisponibilidade quando comparada às fontes animais.

O cozimento leva a perdas significativas desta vitamina. Nos produtos processados (enlatados e refinados) a quantidade de vitamina dos alimentos é consideravelmente reduzida. As recomendações para as diversas faixas etárias estão resumidas na Tabela 9.5.

Toxicidade

Não foram observados efeitos colaterais pelo consumo de alimentos. Doses altas de piridoxina na forma de suplemento (utilizadas muitas vezes no tratamento da síndrome do túnel do carpo e síndrome pré-menstrual) podem desencadear neuropatia periférica e lesões dermatológicas.

Sintomas e causas de deficiência

A deficiência clínica de vitamina B_6 é rara e ocorre normalmente acompanhada de deficiência de outras vitaminas do complexo B em casos de desnutrição severa. Entretanto, estado subótimo

TABELA 9.5 Recomendações de piridoxina (B_6).

B_6 - piridoxina Função principal	Estágio de vida	RDA/AI* (mg/dia)	UL	Efeitos adversos do consumo excessivo
Coenzima no metabolismo de aminoácidos e esfingolipídios	0 – 6 meses	0,1*	ND	Não foram observados efeitos colaterais a partir do consumo de alimentos. Altas doses por meio de suplemento resultam em neuropatia sensorial.
	7 – 12 meses	0,3*	ND	
	1 – 3 anos	0,5	30	
	4 – 8 anos	0,6	40	
	Homens			
	9 – 13 anos	1,0	60	
	14 – 18 anos	1,3	80	
	19 – 50 anos	1,3	100	
	> 50 anos	1,7	100	
	Mulheres			
	9 – 13 anos	1,0	60	
	14 – 18 anos	1,2	80	
	> 19 anos	1,3	100	
	Gravidez			
	≤ 18 anos	1,9	80	
	19 – 50 anos	1,9	100	
	Lactação			
	≤ 18 anos	2,0	80	
	19 – 50 anos	2,0	100	

Adaptado de: "Dietary Reference Intakes for Thiamin, Riboflavin, Niacin, Vitamin B6, Folate, Vitamin B12, Pantothenic Acid, Biotin, and Choline", disponível em: <www.nap.edu>. Em negrito → RDA; fonte normal seguida por asterisco (*) → AI = ingestão adequada; UL = maior dose diária que provavelmente não causa efeitos colaterais. Representa o somatório do consumo de alimentos + suplemento; ND = não determinado graças à falta de dados de efeitos colaterais nessa faixa etária ou à habilidade do organismo em lidar com altas doses. Dar preferência às fontes alimentares para evitar altos níveis de consumo.

desta vitamina tem sido observado em alguns estudos. Na deficiência severa pode ocorrer anemia microcítica e manifestações do SNC como convulsões, depressão e confusão mental. A dermatite seborreica é outra manifestação clínica de deficiência de B_6.

Estudos do estado nutricional de vitamina B_6

Diversos fatores justificam maior requerimento das vitaminas tiamina (B_1), riboflavina (B_2) e piridoxina (B_6) em atletas, entre eles: menor absorção dos nutrientes, aumento do *turnover*, metabolismo ou perda de nutrientes, adaptações bioquímicas associadas ao treinamento, aumento das concentrações de enzimas mitocondriais que requerem estes nutrientes como cofatores e a necessidade de manutenção e reparo tecidual. O exercício aumenta também as necessidades energéticas e proteicas. Deste modo, se os atletas consomem dietas com densidade calórica suficiente para manutenção destes requerimentos, teoricamente seriam também satisfeitas as necessidades destas vitaminas.

Entretanto, as deficiências podem ser decorrentes de dietas qualitativamente inadequadas ou ainda em atletas que fazem restrição calórica.

Um estudo com maratonistas demonstrou uma perda média de 1 mg de vitamina B_6 durante uma maratona (Rokitzki et al., 1994). Deste modo, se os atletas consomem dietas adequadas, a suplementação não parece ser necessária.

Suplementação e desempenho

Foi realizado um estudo experimental cruzado para avaliar o efeito da suplementação com B_6 na utilização de substratos energéticos, catecolaminas e concentração de diferentes aminoácidos durante o exercício em homens treinados. Os autores mostraram que após a suplementação foram verificadas menores concentrações plasmáticas de ácidos graxos livres antes, durante e 60 min após o exercício. Não foram observadas diferenças no metabolismo das catecolaminas, lactato ou glicerol. Dentre os aminoácidos, as concentrações de tirosina e metionina plasmática após o exercício estiveram reduzidas no grupo suplementado. Não foram observadas diferenças no tempo de fadiga. Os autores concluíram que a suplementação com B_6 pode levar a alterações nas concentrações de ácidos graxos e aminoácidos plasmáticos durante o exercício sem afetar a capacidade de *endurance* (Virk et al., 1999).

Vitamina B_9 – Folato

Estrutura e metabolismo

Os termos folato (pteroilglutamato) e ácido fólico são utilizados como sinônimos de vitamina B_9. O ácido fólico é a forma química mais estável e por isso é a forma adicionada aos alimentos fortificados. A forma naturalmente presente nos alimentos e a forma metabolicamente ativa no organismo é o folato.

Funções

O folato atua como coenzima em reações de transferência de grupos metil no metabolismo dos ácidos nucleicos e aminoácidos. A síntese do DNA é dependente de folato. O folato também é requerido para a síntese de metionina, que é catabolizada em S-adenosilmetionina (SAME), S-adenosil-homocisteína e homocisteína no fígado. SAME funciona como doador de grupos metil em reações de metilação do DNA. No metabolismo de aminoácidos o folato, junto com outras vitaminas do complexo B, é necessário para a síntese de metionina a partir da homocisteína. A metileno tetrahidrofolato redutase (MTHFR) é uma enzima FAD-dependente que possui um papel importante na manutenção da coenzima folato específica, requerida para formar metionina a partir da homocisteína (Figura 9.3).

A homocisteína é metabolizada pelas vias de desmetilação e transulfuração, sendo a última a via preferencial quando há sobrecarga de metionina. A via da desmetilação é dependente de folato e B_{12} e a via da transulfuração, de B_6. Portanto, os níveis de homocisteína no sangue são regulados pelo folato, vitamina B_{12} e vitamina B_6.

A homocisteína migra para o meio extracelular para manter constante a concentração intracelular. Os valores plasmáticos e urinários refletem a síntese intracelular. O aumento dos níveis de homocisteína (hiper-homocisteinemia) é um fator de risco para a ocorrência de eventos aterotrombóticos.

Recomendações, alimentos fonte e biodisponibilidade

O metabolismo do folato é afetado por polimorfismos no gene da metileno tetrahidrofolato redutase (MTHFR). Dez mutações já foram descritas, sendo uma delas ($C_{677}T$) uma mutação *missense*, que leva a uma perda de mais de 60% da atividade enzimática e está presente em 50% dos polimorfismos. Este teste genético já está sendo solicitado para mulheres que desejam engravidar, tendo em vista que a presença do polimorfismo homozigoto para a variante termolábil aumenta os requerimentos dietéticos de B_9. Adicionalmente, para indivíduos com hiper-homocisteinemia que tenham esta variante, serão necessárias

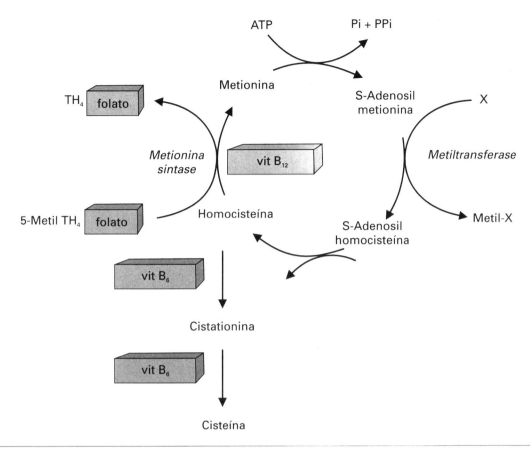

FIGURA 9.3 Metabolismo da homocisteína.

A S-adenosilhomocisteína é formada durante reações de metilação dependentes de S-adenosilmetionina, cuja hidrólise resulta na homocisteína. A homocisteína pode ser remetilada para formar metionina por uma enzima folato-dependente catalisada pela metionina sintase, uma enzima dependente de B_{12}. Alternativamente a homocisteína pode ser metabolizada a cisteína por meio de duas reações dependentes de B_6. Modificado de Jane Higdon (copyright 2009 LPI, usado com permissão).

doses maiores de suplementação de ácido fólico (juntamente com B_6 e B_{12}).

O ácido fólico adicionado aos alimentos tem maior biodisponibilidade que o folato. Portanto, foi introduzido o conceito de Equivalentes de Folato Dietético (DFE, do inglês *Dietary Folate Equivalent*):

1mcg folato = 1 DFE
1mcg de ácido fólico = 1,7mcg DFE

As principais fontes de folato são o fígado, o lêvedo de cerveja e os vegetais verde-escuros. Está presente também em algumas leguminosas, nas laranjas, no repolho, no melão e no gérmen de trigo. O folato é termolábil, sendo destruído em temperaturas acima de 100 °C. Também está susceptível a oxidação, e a presença da vitamina C em vegetais previne parte desta perda. Deste modo, é recomendável que os vegetais verde--escuros sejam consumidos crus.

Suplementos de ácido fólico são recomendados a mulheres em idade fértil que queiram engravidar com o intuito de prevenir defeitos de formação do tubo neural. Idealmente a suplementação deve iniciar três meses antes da gravidez. No entanto, altas doses são contraindicadas (ver toxicidade e efeitos adversos da suplementação).

As recomendações para as diversas faixas etá-rias estão resumidas na Tabela 9.6.

Toxicidade e efeitos adversos da suplementação

Não há efeitos adversos relatados pelo alto consumo de alimentos. Altas doses (>15 mg/dia) podem causar desconforto gastrointestinal, distúrbios de sono e problemas de pele.

Altas doses de ácido fólico podem mascarar deficiência de B_{12}. A suplementação com altas doses de ácido fólico e o estado nutricional do zinco é ainda controversa. Milne et al. (1984) mostraram que homens suplementados com 400 mcg de ácido fólico em dias alternados apresentaram maior excreção fecal de zinco e menor excreção urinária deste mineral. Estes autores sugeriram que o mecanismo poderia ser devido à formação de quelatos insolúveis no intestino. Esta hipótese foi confirmada mais tarde por Ghishan e colaboradores (1986), que demonstraram a formação intestinal de complexos de folato e zinco, comprovando que o excesso de um pode reduzir a biodisponibilidade do outro. Por outro lado, há estudos que suplementaram até 10 mg de ácido fólico/dia e não verificaram prejuízo no estado nutricional do zinco. Vários fatores podem estar envolvidos na resposta diferenciada, entre eles o

TABELA 9.6 Recomendações de folato (B_9).

Folato Função principal	Estágio de vida	RDA/AI* (µg/dia)	UL	Efeitos adversos do consumo excessivo
Coenzima no metabolismo de aminoácidos e ácidos nucleicos; prevenção da anemia megaloblástica.	0 – 6 meses	65*	ND	Mascara as complicações neurológicas em indivíduos com deficiência de B12.
	7 – 12 meses	80*	ND	
	1 – 3 anos	150	300	
	4 – 8 anos	200	400	
	Homens			
	9 – 13 anos	300	600	
	14 – 18 anos	400	800	
	> 19 anos	400	1000	
	Mulheres			
	9 – 13 anos	300	600	
	14 – 18 anos	400	800	
	> 19 anos	400	1000	
	Gravidez			
	≤ 18 anos	600	800	
	19 – 50 anos	600	1000	
	Lactação			
	≤ 18 anos	500	800	
	19 – 50 anos	600	1000	

Adaptado de: "Dietary Reference Intakes for Thiamin, Riboflavin, Niacin, Vitamin B6, Folate, Vitamin B12, Pantothenic Acid, Biotin, and Choline", disponível em <www.nap.edu>. Em negrito → RDA; fonte normal seguida por asterisco (*) → AI = ingestão adequada; UL = maior dose diária que provavelmente não causa efeitos colaterais. Representa o somatório do consumo de alimentos + suplemento; ND = não determinado graças à falta de dados de efeitos colaterais nessa faixa etária ou à habilidade do organismo em lidar com altas doses. Dar preferência às fontes alimentares para evitar altos níveis de consumo.

estado nutricional prévio dos participantes, o horário da suplementação (junto ou longe das refeições fonte de zinco) e a duração do estudo.

Sintomas e causas de deficiência

A deficiência de folato pode ser causada por deficiência dietética ou doenças como alcoolismo, doenças disabsortivas ou uso de diversos medicamentos. No Brasil há uma lei que determina que as farinhas de trigo e milho devem ser enriquecidas com ácido fólico.

A deficiência prolongada resulta em anemia megaloblástica macrocítica (que também pode resultar da deficiência de B_{12}). Com a progressão da anemia há manifestação de sintomas como cansaço, fadiga e falta de ar.

Suplementação e desempenho

Hoch et al. (2009) mostraram que a suplementação de 10 mg/dia de ácido fólico durante seis semanas levou a uma melhora significativa da função endotelial em mulheres corredoras eumenorreicas com níveis adequados de folato. Uma possível explicação para este resultado é o envolvimento do folato na produção endógena de tetrahidrobiopterina (BH_4), um cofator essencial para a atividade da óxido nítrico sintase endotelial (eNOS ou NOSIII), resultando em um aumento na produção de óxido nítrico.

Um estudo com 74 atletas de diversas modalidades (aeróbio, anaeróbio e intermitente) avaliou o consumo dietético de folato, vitamina B_6 e B_{12} e os níveis plasmáticos de homocisteína. Os autores verificaram que os atletas com maior consumo de folato (mas não B_6 ou B_{12}) apresentaram os menores valores plasmáticos de homocisteína (Rousseau et al., 2005).

Estes resultados foram corroborados por outro estudo que avaliou a influência do volume de treinamento e exercício agudo nos níveis de homocisteína e sua correlação com os níveis plasmáticos de ácido fólico e B_{12} em triatletas do sexo masculino. O estudo mostrou que o aumento da homocisteína induzida pelo exercício agudo foi dependente dos níveis basais de folato e do volume de treinamento, mas não de B_{12}.

Vitamina B_{12} – Cobalamina

Estrutura e metabolismo

A vitamina B_{12} possui a estrutura química mais complexa de todas as vitaminas (Figura 9.4). Em sua estrutura contém 1 átomo de cobalto, motivo pelo qual é denominada cobalamina. No corpo humano é encontrada nas formas metilcobalamina e 5-desoxiadenosil cobalamina. Na maioria dos suplementos está na forma cianocobalamina, que é rapidamente convertida a 5-desoxiadenosil cobalamina e metilcobalamina no corpo humano.

Funções

Em mamíferos a cobalamina é cofator de apenas duas enzimas: a metionina sintase e a L-metilmalonil-CoA mutase.

A metionina sintase requer metilcobalamina como cofator para a transferência do grupamento metil do metiltetrahidrofolato para a homocisteína formando metionina e tetrahidrofolato (Figura 9.3). A L-metilmalonil-CoA mutase requer adenosilcobalamina para converter L-metilmalonil-CoA em succinil-CoA em uma reação de isomerização. Na deficiência de B_{12} pode ocorrer acúmulo de folato sérico graças à redução da atividade da metiltransferase. Quantidades adequadas de B_{12} são essenciais para formação sanguínea normal e função neurológica.

Recomendações, alimentos fonte e biodisponibilidade

A vitamina B_{12} é sintetizada por bactérias e está presente principalmente em produtos de origem animal como carnes, fígado, peixe, ovos, leite e derivados. A B_{12} presente nos ovos possui uma biodisponibilidade muito baixa (entre 4% a 9%) quando comparada à das carnes.

Algumas algas como a alga roxa e a nori também possuem quantidades significativas de B_{12} (de 32 a 78mcg/100g). Outra fonte vegetariana são as cianobactérias comestíveis como a *Spirulina*, *Aphanizomenon* e *Nostoc*. Na Tabela 9.7 estão

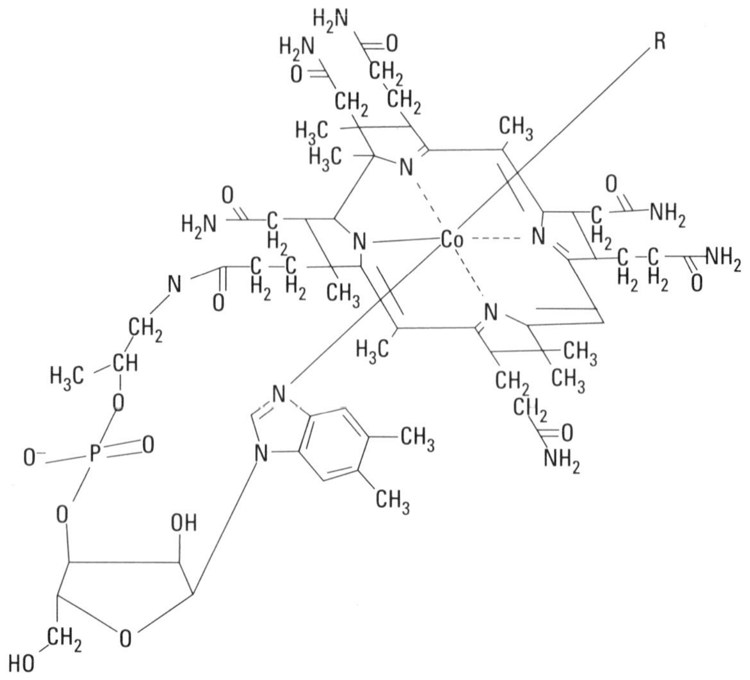

FIGURA 9.4 Estrutura química da cobalamina.

alguns alimentos fonte e suas biodisponibilidades. As recomendações para as diversas faixas etárias estão resumidas na Tabela 9.8.

Toxicidade e efeitos adversos da suplementação

Não há relatos de efeitos tóxicos do excesso de B_{12} via alimento ou via suplemento quando administrada por via oral.

Sintomas e causas de deficiência

Para que haja adequada absorção de B_{12} pelo processo ativo (responsável por 99% da absorção desta vitamina) é necessário que haja integridade da mucosa gástrica, fator intrínseco (uma glicoproteína produzida pelas células parietais, necessária para a absorção intestinal de B_{12}), suficiência pancreática e um íleo terminal funcionante.

A deficiência de B_{12} pode ser decorrente de dieta deficiente em B_{12} (por exemplo, vegetarianos restritos), ou problemas na absorção da cobalamina. Na falta de acidez estomacal adequada (gastrite atrófica, por exemplo) pode ocorrer falha na liberação da vitamina das proteínas dietéticas. Outras causas podem ser decorrentes de erros inatos do metabolismo ou desordens no transporte de cobalamina.

Na deficiência de B_{12} ocorre anemia perniciosa. Outros sintomas observados em pacientes com deficiência severa são perda de peso, glossite e manifestações neurológicas como mudança do humor, confusão e demência.

Estudos do estado nutricional de vitamina B_{12}

Um estudo comparou o estado nutricional de B_{12} e folato de atletas de *endurance* amadores em comparação a controles sedentários. Foram avaliados os níveis séricos de B_{12}, ácido metilmalônico (MMA), holotranscobalamina II (holoTC), folato e homocisteína. Os níveis de B_{12} e folato foram similares nos dois grupos, mas os atletas apresentaram maior mediana de MMA (que au-

TABELA 9.7 Alimentos fonte de cobalamina (B_{12}).

Alimento	Biodisponibilidade	Conteúdo (mcg/100 g)
Frango cozido	61% – 66%	9,4
Leite de vaca	65%	0,4
Ovo cozido	< 9%	1,3
Moluscos		10 – 52,4
Gaiado		158,5
Atum		52,9
Truta, cozida	42,0%	4,9
Alga nori		32,3 – 77,6
Alga verde		31,8 – 63,6
Clorela		200,9 – 211,6

Alterado de: Watanabe et al., 2007.

TABELA 9.8 Recomendações de cobalamina (B_{12}).

B_{12} – cobalamina Função principal	Estágio de vida	RDA/AI* (µg/dia)	UL	Efeitos adversos do consumo excessivo
Coenzima no metabolismo de ácidos nucleicos; prevenção de anemia megaloblástica	0 – 6 meses	0,4*	ND	Não há relatos
	7 – 12 meses	0,5*	ND	
	1 – 3 anos	0,9	ND	
	4 – 8 anos	1,2	ND	
	Homens			
	9 – 13 anos	1,8	ND	
	> 14 anos	2,4	ND	
	Mulheres			
	9 – 13 anos	1,8	ND	
	> 14 anos	2,4	ND	
	Gravidez	2,6	ND	
	Lactação	2,8	ND	

Adaptado de: "Dietary Reference Intakes for Thiamin, Riboflavin, Niacin, Vitamin B6, Folate, Vitamin B12, Pantothenic Acid, Biotin, and Choline", disponível em: <www.nap.edu>. Em negrito → RDA; fonte normal seguida por asterisco (*) → AI = ingestão adequada; UL = maior dose diária que provavelmente não causa efeitos colaterais. Representa o somatório do consumo de alimentos + suplemento; ND = não determinado graças à falta de dados de efeitos colaterais nessa faixa etária ou à habilidade do organismo em lidar com altas doses. Dar preferência às fontes alimentares para evitar altos níveis de consumo.

menta na deficiência de B_{12}, mas não na deficiência de folato). No grupo controle sedentário foi observada uma correlação negativa entre B_{12} e MMA; entretanto, não foi observada correlação nos atletas, o que sugere que o metabolismo de B_{12} pode estar alterado em atletas amadores (Herrmann et al., 2005).

Suplementação e desempenho

Atletas que restringem o consumo energético e principalmente os vegetarianos restritos estão em risco de deficiência de B_{12}. Graças ao seu papel fundamental na eritropoiese, há um grande interesse na suplementação desta vitamina por indivíduos fisicamente ativos. Entretanto, trabalhos com suplementação desta vitamina não mostraram efeitos benéficos no desempenho (força muscular ou endurance) em indivíduos não deficientes (Montoye et al., 1955; Tin-May et al., 1978).

B_{12} E ATLETAS

É comum o uso de grandes doses de B_{12} por atletas. Alguns atletas inclusive utilizam megadoses (1000 mg) via intramuscular antes das competições. Entretanto a eficácia dessa prática não tem sido comprovada cientificamente.

Vitamina C – Ácido ascórbico

Estrutura e metabolismo

A vitamina C, também conhecida como ácido ascórbico, é uma vitamina hidrossolúvel.

Funções

A vitamina C é requerida para a síntese de colágeno, que é um componente essencial de ligamentos, ossos, tendões e vasos sanguíneos. Ela também participa na síntese da norepinefrina, essencial para a função cerebral, e está envolvida (junto com o ferro) em duas etapas da síntese da carnitina e no metabolismo do colesterol a ácidos graxos.

A vitamina C, junto com a vitamina E e outros compostos, possui importante ação antioxidante protegendo proteínas, lipídios, carboidratos e ácidos nucleicos do dano causado por radicais livres. A Figura 9.5 mostra a participação destas vitaminas na defesa antioxidante.

Recomendações, alimentos fonte e biodisponibilidade

O cozimento e a exposição ao oxigênio levam a perdas consideráveis de vitamina C. As perdas são proporcionais ao tempo de cozimento e exposição ao oxigênio. Portanto, recomenda-se que os alimentos fonte sejam ingeridos crus sempre que possível. A vitamina C está presente em diversos alimentos, sendo as principais fontes as frutas cítricas e ácidas e as brássicas.

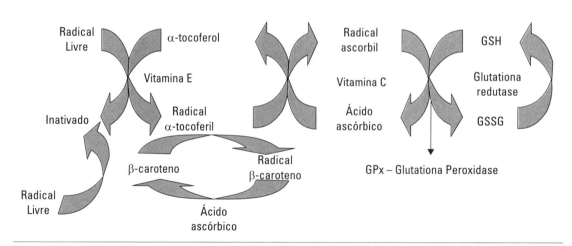

FIGURA 9.5 Ação conjunta dos antioxidantes dietéticos.

O tocoferol, ao inativar um radical livre, converte-se no radical tocoferil, que pode ser regenerado pelo b-caroteno ou pelo ácido ascórbico, formando o radical β-caroteno e o radical ascorbil, respectivamente. O radical ascorbil pode ser regenerado por uma reação catalisada pela glutationa peroxidase, que utiliza a glutationa como agente redutor. A regeneração da glutationa é catalisada pela glutationa redutase. GSH: glutationa reduzida; GSSG: glutationa oxidada.

A biodisponibilidade das formas presentes em alimentos e da forma sintética usada em suplementos parece ser similar. As recomendações para as diversas faixas etárias estão resumidas na Tabela 9.9.

Toxicidade e efeitos adversos da suplementação

Não há relatos de toxicidade pela ingestão de alimentos. Doses próximas à UL (2 g) podem levar a distúrbios gastrointestinais e diarreia em alguns indivíduos. Existe uma preocupação que o consumo excessivo de vitamina C poderia aumentar a excreção urinária de oxalato e a formação de cálculos renais (graças à conversão da vitamina C em oxalato). Entretanto, o aumento da formação de cálculos renais somente tem sido observado em indivíduos com doença renal e estudos epidemiológicos não mostraram associação entre alto consumo de ácido ascórbico (≥ 1500mg/dia) e cálculos renais em indivíduos aparentemente saudáveis. Deste modo, recomenda-se que pessoas com problemas renais não façam uso de suplementos de vitamina C.

Sintomas e causas de deficiência

O escorbuto é a principal manifestação clínica na deficiência severa de vitamina C. Atualmente são raríssimos os casos desta doença tendo em vista

TABELA 9.9 Recomendações de vitamina C.

Vitamina C Função principal	Estágio de vida	RDA/AI* (mg/dia)	UL	Efeitos adversos do consumo excessivo
Cofator para reações que requerem cobre em sua forma reduzida ou metaloenzimas com ferro; função antioxidante	0 – 6 meses	40*	ND	Distúrbios gastrointestinais, cálculo renal, absorção excessiva de ferro.
	7 – 12 meses	50*	ND	
	1 – 3 anos	15	400	
	4 – 8 anos	25	650	
Homens					
	9 – 13 anos	45	1200	
	14 – 18 anos	75	1800	
	> 19 anos	90	2000	
Mulheres					
	9 – 13 anos	45	1200	
	14 – 18 anos	65	1800	
	> 19 anos	75	2000	
	Gravidez			
	≤ 18 anos	80	1800	
	19 – 50 anos	85	2000	
Lactação					
	≤ 18 anos	115	1800	
	19 – 50 anos	120	2000	

Adaptado de: "Dietary Reference Intakes for Vitamin C, Vitamin E, Selenium, and Carotenoids", disponível em: <www.nap.edu>. Em negrito → RDA; fonte normal seguida por asterisco (*) → AI = ingestão adequada; UL = maior dose diária que provavelmente não causa efeitos colaterais. Representa o somatório do consumo de alimentos + suplemento; ND = não determinado graças à falta de dados de efeitos colaterais nessa faixa etária ou à habilidade do organismo em lidar com altas doses. Dar preferência às fontes alimentares para evitar altos níveis de consumo.

que consumos diários de apenas 10 mg já são suficientes para sua prevenção.

Suplementação e desempenho

A suplementação com vitamina C será discutida na seção "Suplementação com vitaminas antioxidantes e atividade física".

Vitaminas lipossolúveis

Vitamina A – Retinol

Estrutura e metabolismo

O termo vitamina A inclui os retinoides de origem animal e os carotenoides com atividade de pró-vitamina A. Estão presentes em várias formas químicas: o retinol (álcool) e o retinal (aldeído) são considerados formas pré-formadas de vitamina A. No organismo o retinal pode ser convertido em ácido retinoico, forma que atua na regulação da expressão gênica. Entre as centenas de carotenoides presentes, aproximadamente 10% possui a estrutura cíclica do anel de beta ionona, necessário para que possam ser convertidos em vitamina A (Figura 9.6).

Funções

A vitamina A, na forma 11-*cis*- retinal (originada pela hidrólise da forma retinil éster) liga-se a uma proteína denominada opsina, formando a rodopsina, um pigmento visual importante para a visão noturna.

O ácido retinoico e seus isômeros ligam-se a receptores nucleares do ácido retinoico (RXR) e modulam a expressão de genes envolvidos na diferenciação celular. O RXR também forma heterodímeros com os receptores dos hormônios tireoideanos (TH) ou receptores da vitamina D

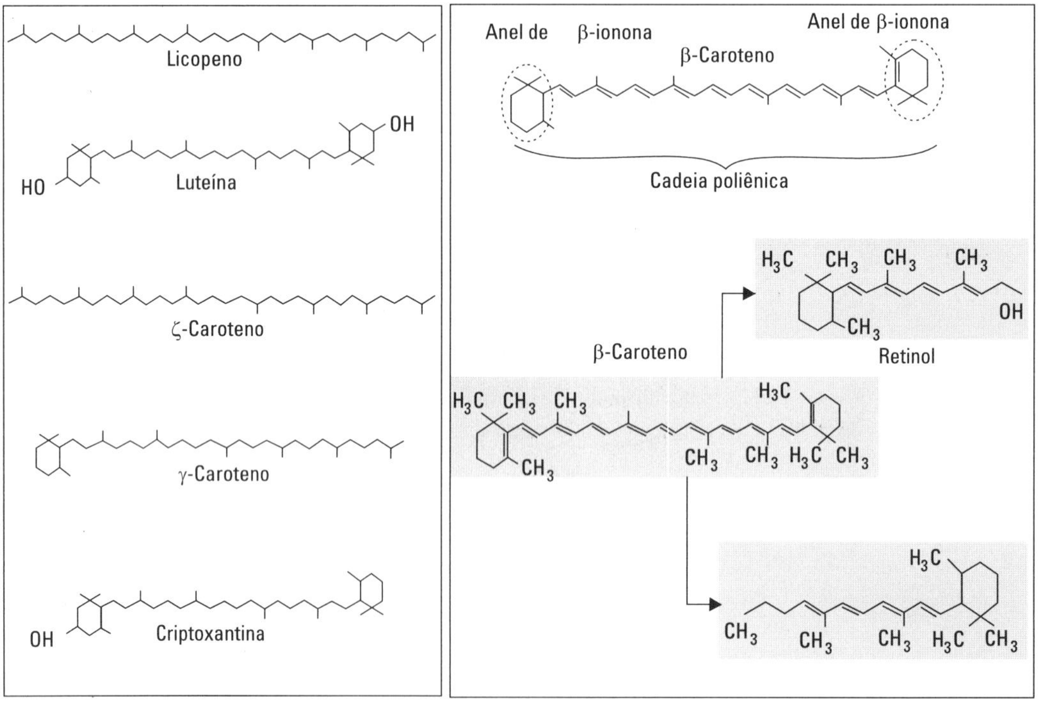

FIGURA 9.6 Carotenoides e atividade pró-vitamina A.

O licopeno, por não possuir um anel β-ionona em sua estrutura, não pode ser convertido em vitamina A. O β-caroteno é o carotenoide mais abundante nos alimentos e o que apresenta maior atividade pró-vitamina A. Modificado de: Ambrósio et al., 2006.

(VDR), o que mostra que os hormônios tireoidenos e as vitaminas A e D podem interagir influenciando a transcrição gênica. A vitamina A também possui papel essencial no sistema imunológico estimulando o desenvolvimento e a diferenciação de leucócitos. Na síntese dos eritrócitos, além de atuar na diferenciação celular, a vitamina A também facilita a incorporação do ferro na hemoglobina.

Recomendações, biodisponibilidade e alimentos fonte

Nos alimentos pode estar presente em diversas formas químicas: retinol todo trans, retinal, éster de retinila, ácido retinoico e 3-deidro-retinol. Na forma pré-formada está presente em alimentos de origem animal, principalmente óleo de fígado de bacalhau, ovos, leite e derivados.

Os carotenoides e xantofilas com atividade de pró-vitamina A (α-caroteno, β-caroteno, licopeno, luteína e zeaxantina) são encontrados principalmente em vegetais verde escuros, alaranjados e amarelos.

As recomendações para as diversas faixas etárias estão resumidas na Tabela 9.10.

ATIVIDADE DE EQUIVALENTES DE RETINOL (RAE)

1µg RAE = 1µg retinol (vit A) = 2µg de β-caroteno em óleo = 12µg de β-caroteno em mistura de alimentos = 24 µg de outros carotenoides precursores de vitamina A.

TABELA 9.10 Recomendações de vitamina A.

Vitamina A Função principal	Estágio de vida	RDA/AI* (µg/dia)	UL	Efeitos adversos do consumo excessivo
Requerida para a visão normal, expressão gênica, reprodução, desenvolvimento embrionário e função imune.	0 – 6 meses	400*	600	Toxicidade hepática e efeitos teratogênicos (efeitos observados apenas para a vitA pré-formada)
	7 – 12 meses	500*	600	
	1 – 3 anos	300	600	
	4 – 8 anos	400	900	
	Homens			
Nota: na forma de atividade equivalente ao retinol (RAE): 1RAE = 1µg de retinol = 12 µg de β-caroteno = 24 µg de β-criptoxantina.	9 – 13 anos	600	1700	
	14 – 18 anos	900	2800	
	> 19 anos	900	3000	
	Mulheres			
	9 – 13 anos	600	1700	
	14 – 18 anos	700	2800	
Para converter de equivalentes de retinol (RE) para RAE em carotenoides com atividade de pró-vitamina A divide-se RE por 2. Para a vitA pré formada, 1RE = 1RAE.	> 19 anos	700	3000	
	Gravidez			
	≤ 18 anos	750	2800	
	19 – 50 anos	770	3000	
	Lactação			
	≤ 18 anos	1200	2800	
	19 – 50 anos	1300	3000	

Adaptado de: "Dietary Reference Intakes for Vitamin A, Vitamin K, Arsenic, Boron, Chromium, Copper, Iodine, Iron, Manganese, Molybdenium, Nickel, Silicon, Vanadium, and Zinc", disponível em: <www.nap.edu> Em negrito → RDA; fonte normal seguida por asterisco (*) → AI = ingestão adequada; UL = maior dose diária que provavelmente não causa efeitos colaterais. Representa o somatório do consumo de alimentos + suplemento; ND = não determinado graças à falta de dados de efeitos colaterais nessa faixa etária ou à habilidade do organismo em lidar com altas doses. Dar preferência às fontes alimentares para evitar altos níveis de consumo.

Interação com nutrientes

O metabolismo da vitamina A fica prejudicado na deficiência de ferro e zinco. Na deficiência de zinco ocorre menor síntese da proteína ligadora de retinol (RBP), responsável pelo transporte do retinol até os tecidos; há redução da atividade da retinil palmitato, que libera o retinol de sua forma de armazenamento no fígado; o zinco é necessário para conversão do retinol em retinal.

A anemia ferropriva é exacerbada na deficiência de vitamina A. A suplementação conjunta de vitamina A e ferro é mais eficaz na redução da anemia que a suplementação de cada nutriente isoladamente.

Toxicidade

Sintomas de toxicidade podem ocorrer pela suplementação prolongada de altas doses, como náuseas, vômitos, pele seca, unhas frágeis, queda de cabelo, hepatomegalia, anorexia e fadiga.

Sintomas e causas de deficiência

A deficiência de vitamina A é um problema mundial de saúde pública. Um estudo feito no Brasil mostrou que 74,5% das crianças avaliadas estavam deficientes em vitamina A.

O primeiro sinal clínico de deficiência de vitamina A é a cegueira noturna (reversível). Também são observadas mudanças da conjuntiva (mancha de Bitot). Em casos de deficiência severa e prolongada ocorre xeroftalmia, que pode em última instância resultar em ulcerações da córnea, úlceras e cegueira. Além das manifestações oculares ocorre maior incidência de infecções respiratórias e diarreia.

Estudos do estado nutricional de vitamina A

Estudos da adequação de ingestão de vitamina A em atletas de diversas modalidades esportivas mostraram que em geral o consumo desta vitamina encontra-se adequado. Entre os atletas cujo peso é importante (lutadores, bailarinas e ginastas), o consumo foi inferior (geralmente atingindo menos que 70% das recomendações).

Suplementação e desempenho

Não há muitos dados a respeito da influência da vitamina A no desempenho físico. Uma dieta deficiente em vitamina A durante seis meses não alterou o desempenho de corredores. Os pesquisadores sugeriram que as reservas corporais desta vitamina podem ter sido responsáveis por esses resultados (Henry et al., 2004).

Vitamina D – Calciferol

Estrutura e metabolismo

A vitamina D é encontrada na forma ergocalciferol (vitamina D_2), produzida pelas plantas e como colecalciferol (vitamina D_3), produzida pelos animais. Esta vitamina pode ser considerada um hormônio tendo em vista sua estrutura esteroidal e a nossa capacidade de sintetizá-la na pele.

A síntese cutânea ocorre por ação da radiação ultravioleta entre 290 nm e 315 nm (UVB) sobre o 7-dehidrocolesterol formando a pré-vitamina D_3, que sob indução térmica forma homodímeros denominados vitamina D_3.

Os derivados do colecalciferol são lipossolúveis e circulam principalmente ligados à Proteína Ligadora da Vitamina D (DBP), que transporta estas moléculas a vários órgãos-alvo. A Vitamina D também circula ligada à albumina. Quando proveniente de fontes dietéticas, a vitamina D é absorvida no intestino delgado, incorporada a quilomícrons e transportada ao fígado. A partir deste momento, o metabolismo é igual ao da vitamina D sintetizada pela pele.

A forma mais biologicamente ativa da vitamina D, a 1,25 dihidroxivitamina D é formada por meio de duas reações de hidroxilação. A primeira ocorre no fígado por ação D3-25-hidroxilase (25-OHase) que adiciona uma hidroxila no C25, formando a 25(OH)D. A segunda reação ocorre principalmente nos rins por meio da hidroxilação do carbono 1 pela 25(OH)1αhidroxilase formando a 1,25 dihidroxivitamina D [1,25(OH)₂D] também denominada calcitriol (Figura 9.7).

Funções

A função mais conhecida da 1,25(OH)₂D é a manutenção dos níveis séricos e extracelulares de cálcio constantes por meio do aumento da absorção intestinal de cálcio e aumento da reabsorção óssea. Noventa e nove por cento do cálcio filtrado pelos rins é reabsorvido mesmo existindo deficiência de vitamina D; contudo, um efeito de 1,25(OH)₂D estimulando a reabsorção renal de cálcio foi bem documentado, só não se sabe sua importância fisiológica.

A 1,25(OH)₂D também aumenta a absorção de fósforo pelo intestino. Quando ocorre uma diminuição no fosfato sérico há um aumento na síntese de calcitriol, gerando aumento na absorção deste íon.

Na manutenção da massa óssea, a 1,25(OH)₂D permite a mineralização óssea normal e mobiliza cálcio dos ossos para a circulação (reabsorção óssea) por meio da estimulação dos osteoclastos. Participa da maturação do colágeno e da matriz celular. A vitamina D também estimula a formação de osteocalcina, osteopantina e fosfatase alcalina. Age sinergicamente com o PTH na ativação e maturação das células osteoclásticas.

Receptores de vitamina D são encontrados em praticamente todos os tecidos do nosso organismo, demonstrando que esta possui diversas funções adicionais ao metabolismo ósseo. Dentre estes efeitos destacam-se as ações sobre o múscu-

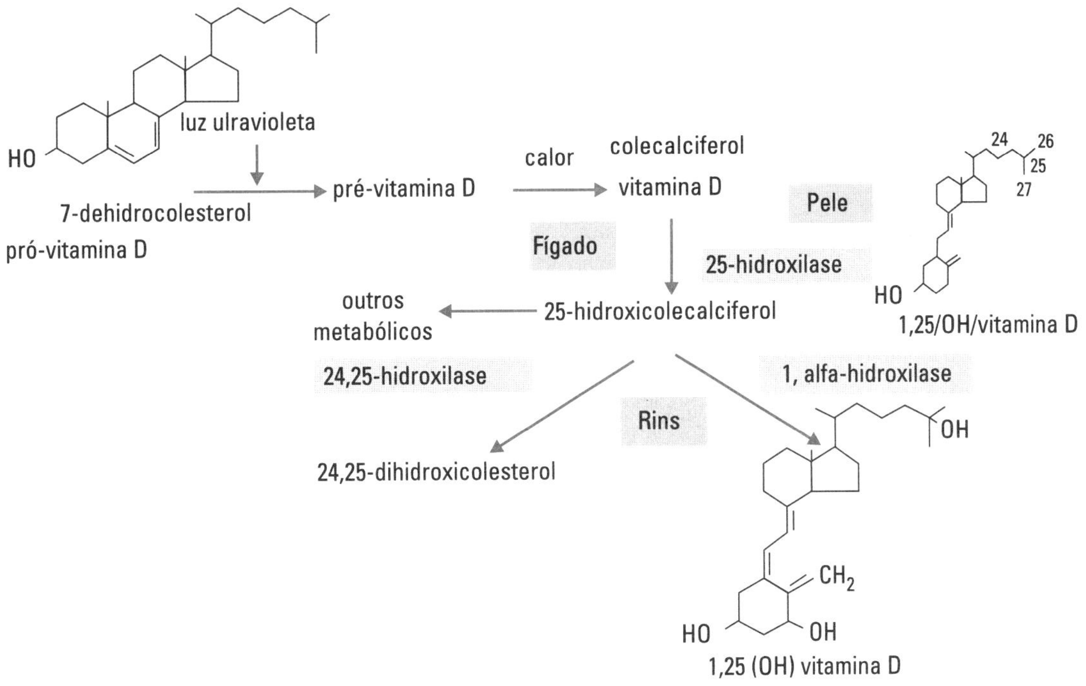

FIGURA 9.7 Metabolismo da vitamina D.

Síntese da 1,25 (OH) vitamina D. O 7-dehidrocolesterol, através da ação da luz ultravioleta e do calor, isomeriza-se em colecalciferol na pele. É então transportado ao fígado, onde sofre ação da 25-hidroxilase transformando-se em 25-hidroxivitamina D. Quando esta molécula chega aos rins pode tanto transformar-se na forma ativa quanto inativa deste hormônio, através da ação da 1-alfa-hidroxilase ou 24,25-hidroxilase, respectivamente (Premaor et al., 2006).

lo esquelético, que envolve o transporte de cálcio e a síntese proteica. Adicionalmente, a deficiência de vitamina D tem sido relacionada à diminuição da força e da massa muscular.

A vitamina D, por meio da regulação do transporte de cálcio, síntese proteica e cinética da contração, é importante para manutenção da massa, da força e da velocidade de contração do músculo esquelético. Estes efeitos são mediados por via genômica e por via não genômica. Os efeitos genômicos seguem o mesmo mecanismo dos hormônios esteroides, que consiste na ligação da 1,25(OH)$_2$D a um receptor nuclear específico (VDR), resultando em modificações na transcrição genética do RNAm e síntese proteica. Os efeitos musculares não genômicos envolvem a ativação de segundos mensageiros e a fosforilação de proteínas intracelulares. Até recentemente não se conheciam os mediadores deste efeito e se acreditava que estes efeitos não dependiam da ligação com o VDR. Entretanto, um estudo recente (Norman et al., 2001) demonstrou que o tratamento com 1,25(OH)$_2$D induziu a translocação do VDR para a fração da membrana plasmática dos mioblastos, sugerindo que o VDR deva ser também o responsável pelos efeitos não genômicos da 1,25(OH)$_2$D.

Várias outras ações foram atribuídas à vitamina D, entre elas a regulação do magnésio, ação na liberação de insulina pelo pâncreas, na secreção de prolactina pela hipófise, na manutenção da musculatura esquelética e alguma participação na depuração da creatinina endógena. A 1,25(OH)$_2$D também atua de maneira parácrina na pele inibindo a proliferação de queratinócitos e fibroblastos e estimula a diferenciação terminal dos queratinócitos.

Recomendações e alimentos fonte

A vitamina D está presente naturalmente em poucos alimentos. Dentre eles destacam-se o óleo de fígado de bacalhau e alguns peixes como o salmão e a sardinha. O leite e derivados somente são fonte quando fortificados com esta vitamina, política adotada por alguns países como o Canadá e os Estados Unidos. Ovos de galinhas que receberam vitamina D também podem ter quantidades significativas. As recomendações para as diversas faixas etárias estão resumidas na Tabela 9.11.

Toxicidade

Doses excessivas de vitamina D podem levar a hipercalcemia por aumento da absorção intestinal de cálcio e aumento da reabsorção óssea. Hipercalcemia foi observada em indivíduos com consumo diário de doses superiores a 50000 UI/dia. Adicionalmente, a ingestão prolongada de altas doses (50000 UI/dia a 200000 UI/dia) pode causar calcificação de tecidos moles como os rins, vasos sanguíneos, coração e pulmões. Outros sintomas que também podem estar presentes em casos de intoxicação são náuseas, vômitos e anorexia.

Sintomas e causas de deficiência

Nas crianças, a deficiência de vitamina D pode resultar em raquitismo e nos adultos em osteomalácia, condição na qual há falha na mineralização da matriz orgânica dos ossos. Indivíduos com baixa exposição à luz solar ou com problemas no metabolismo lipídico estão mais susceptíveis a ter deficiência desta vitamina.

Estudos do estado nutricional de vitamina D

Vários estudos em diferentes partes do mundo mostraram alta prevalência de deficiência de vitamina D. No Brasil, poucos estudos avaliaram os níveis séricos de vitamina D. Um estudo feito em São Paulo mostrou que aproximadamente 50% dos participantes apresentaram níveis séricos de 25(OH)D abaixo de 75 nmol/L (Maeda et al., 2007). Um estudo mais recente realizado pela FMUSP também mostrou uma prevalência muito alta desta deficiência em moradores de São Paulo: após o inverno foi obtida uma média de 21,4 ng/ml e 77,4% dos voluntários estavam deficientes; após o verão, 39,6% dos analisados estavam com baixos níveis séricos desta vitamina.

TABELA 9.11 Recomendações vitamina D.

Vitamina D Função principal	Estágio de vida	RDA/AI* (µg/dia)	UL	Efeitos adversos do consumo excessivo
Manutenção das concentrações séricas de cálcio e fósforo	0 – 6 meses	5*	25	Concentrações elevadas de 25(OH)D pode causar hipercalcemia
	7 – 12 meses	5*	25	
	1 – 8 anos	5*	50	
	Homens			
Nota: 1µg de calciferol = 40 UI de vitamina D.	9 – 50 anos	5*	50	
	50 – 70 anos	10*	50	
	> 70 anos	15*	50	
	Mulheres			
As DRIs são baseadas na ausência de exposição solar adequada.	9 – 50 anos	5*	50	
	50 – 70 anos	10*	50	
	> 70 anos	15*	50	
	Gravidez			
	≤ 18 anos	5*	50	
	19 – 50 anos	5*	50	
	Lactação			
	≤ 18 anos	5*	50	
	19 – 50 anos	5*	50	

Adaptado de: "Dietary Reference Intakes for Calcium, Phosphorus, Magnesium, Vitamin D, and Fluoride", disponível em: <www.nap.edu>. Em negrito → RDA; fonte normal seguida por asterisco (*) → AI = ingestão adequada; UL = maior dose diária que provavelmente não causa efeitos colaterais. Representa o somatório do consumo de alimentos + suplemento; ND = não determinado graças à falta de dados de efeitos colaterais nessa faixa etária ou à habilidade do organismo em lidar com altas doses. Dar preferência às fontes alimentares para evitar altos níveis de consumo.

Adicionalmente, o parâmetro de corte utilizado no estudo foi de 30 ng/mL, que é considerado mínimo, mas não ótimo, tendo em vista que este valor foi definido considerando apenas o metabolismo ósseo e não as outras funções fisiológicas como a expressão gênica, função imune, e prevenção de câncer, que foram mais recentemente descobertas.

No Brasil, apesar da incidência dos raios UVB ser suficiente para a produção de vitamina D durante todo o ano, alguns fatores como baixa exposição à luz solar, uso de protetores com alto fator de proteção e cor da pele podem resultar em deficiências desta vitamina.

Suplementação e desempenho

Há poucos estudos sobre vitamina D e rendimento esportivo. Um estudo recente feito no Reino Unido determinou as concentrações séricas de 25(OH)D e PTH em 99 mulheres entre 12 e 14 anos e avaliou a potência muscular por meio de mecanomiografia. Após correção para o peso corporal e altura, foi constatado que as voluntárias com maiores níveis séricos desta vitamina apresentaram desempenho muscular significativamente melhor que aquelas com concentrações menores (Ward et al., 2009).

Vitamina E – Tocoferol

Estrutura e metabolismo

O termo vitamina E refere-se a oito formas químicas: quatro tocoferóis (alfa, beta, gama e delta), que possuem cadeia lateral saturada e quatro tocotrienóis (alfa, beta, gama e delta) cuja cadeia lateral é insaturada (Figura 9.8). O isômero α-tocoferol é a única forma com atividade biológica e, portanto, encontrada em grandes quantidades no sangue e nos tecidos.

Funções

A principal função do alfa-tocoferol é atuar com antioxidante não enzimático em ambientes lipofílicos como as membranas celulares, protegendo-as da peroxidação lipídica (Figura 9.9). O alfa-tocoferol também protege os lipídios da LDL contra oxidação. A oxidação da LDL é o principal fator de risco para a formação e a progressão da placa aterosclerótica.

Além de sua bem descrita capacidade antioxidante, o alfa-tocoferol possui outras ações fisiológicas como inibição da agregação plaquetária e aumento da vasodilatação e inibição da proteína quinase C, uma molécula envolvida na sinalização celular.

Recomendações, alimentos fonte e biodisponibilidade

Fontes lipídicas vegetais geralmente são boas fontes de vitamina E. Nos alimentos estão presentes os oito isômeros de ocorrência natural da vitamina E em proporções diferentes. Entre as principais fontes de alfa-tocoferol estão os óleos vegetais (de gérmen de trigo, girassol, amêndoa, soja, milho), o azeite de oliva, as oleaginosas (amêndoa, pistache e castanha do Brasil). Menores quantidades também são encontradas em algumas frutas como manga, mamão, abacate, uva e ameixa.

A forma isomérica do alfa-tocoferol encontrada nos alimentos é o RRR-alfa-tocoferol, também conhecido como D-alfa-tocoferol ou tocoferol natural. Nos suplementos, é utilizada uma forma sintética, denominada DL-alfa-tocoferol, que possui apenas metade da atividade biológica da forma natural.

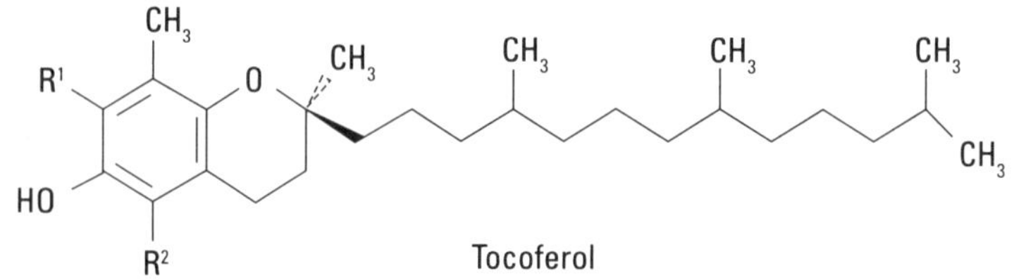

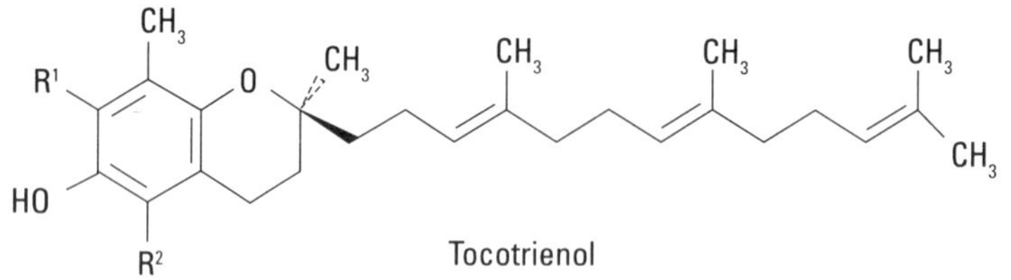

Tocoferol/Tocotrienol	R¹	R²
α	CH₃	CH₃
β	H	CH₃
γ	CH₃	H
δ	H	H

FIGURA 9.8 Estrutura química dos tocoferóis e tocotrienóis (Cerqueira et al., 2007).

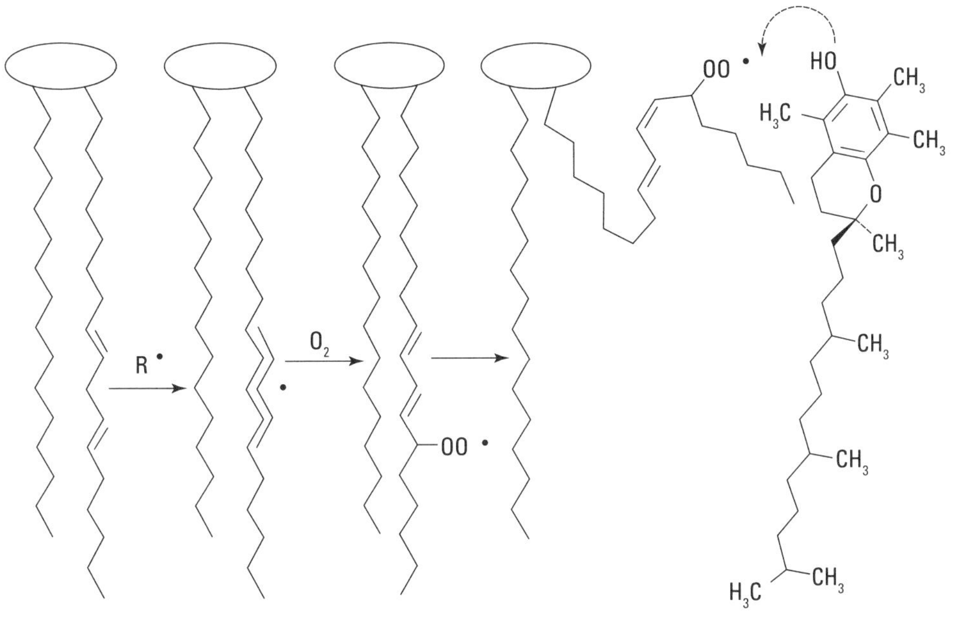

FIGURA 9.9 Ação antioxidante do tocoferol na peroxidação lipídica.

Na peroxidação lipídica o grupo metileno de ácidos graxos poliinsaturados é atacado por radicais livres, o que leva à formação de um radical alquila (R) no carbono central. Este radical reage com O_2 formando o radical alquilperoxila (ROO), que ataca outras moléculas lipídicas na etapa de propagação. A reação em cadeia pode ser interrompida pela interação entre os próprios radicais ou pelo tocoferol, que após inativação do radical livre se converte no radical tocoferil, que poderá ser regenerado pela vitamina C (não mostrado) (Modificado de: Cerqueira et al., 2007).

As recomendações para as diversas faixas etárias estão resumidas na Tabela 9.12.

Toxicidade e efeitos adversos da suplementação

A toxicidade por vitamina E é muito baixa. Estudos com animais não demonstraram propriedade mutagênicas, carcinogênicas ou teratogênicas. Em humanos, doses de 100 mg a 300 mg não apresentaram efeitos tóxicos. Entretanto, altas doses de vitamina E podem exacerbar os defeitos de coagulação na deficiência de vitamina K causada por má absorção ou uso de anticoagulantes.

Sintomas e causas de deficiência

A deficiência de vitamina E é rara e tem sido descrita apenas em indivíduos com doenças disabsortivas ou alterações genéticas da proteína ligadora de α-tocoferol. Na deficiência pode ocorrer neuropatia periférica e danos resultantes do estresse oxidativo como hemólise peroxidativa.

Suplementação e desempenho

A suplementação com vitamina E será discutida na seção "Suplementação com vitaminas antioxidantes e atividade física".

Riscos da suplementação

As funções do gama-tocoferol ainda não foram bem estabelecidas. Apesar de que muitos alimentos fonte de vitamina E contêm quantidades maiores de gama do que alfa-tocoferol, no sangue as concentrações de gama-tocoferol são 10 vezes inferiores ao alfa-tocoferol.

O alfa-tocoferol é preferencialmente retido no organismo por ação da proteína de transferência de alfa-tocoferol (TTP, do inglês *alpha-tocopherol transfer protein*), forma circulante que entrega

TABELA 9.12 Recomendações vitamina E.

Vitamina E Função principal	Estágio de vida	RDA/AI* (µg/dia)	UL	Efeitos adversos do consumo excessivo
Antioxidante.	0 – 6 meses	4*	ND	Não há evidências de efeitos tóxicos pelo consumo de alimentos. Doses excessivas por suplementação podem resultar em toxicidade hemorrágica.
	7 – 12 meses	5*	ND	
	1 – 8 anos	5	50	
	Homens			
	9 – 13 anos	11	600	
	14 – 18 anos	15	800	
	> 18 anos	15	1000	
	Mulheres			
	9 – 13 anos	11	600	
	14 – 18 anos	15	800	
	> 18 anos	15	1000	
	Gravidez			
	≤ 18 anos	15	800	
	19 – 50 anos	15	1000	
	Lactação			
	≤ 18 anos	19	800	
	19 – 50 anos	19	1000	

Adaptado de: "Dietary Reference Intakes for Vitamin C, Vitamin E, Selenium, and Carotenoids", disponível em: <www.nap.edu>. Em negrito → RDA; fonte normal seguida por asterisco (*) → AI = ingestão adequada; UL = maior dose diária que provavelmente não causa efeitos colaterais. Representa o somatório do consumo de alimentos + suplemento; ND = não determinado graças à falta de dados de efeitos colaterais nessa faixa etária ou à habilidade do organismo em lidar com altas doses. Dar preferência às fontes alimentares para evitar altos níveis de consumo.

alfa-tocoferol aos tecidos. Outras formas de tocoferol também são ativamente metabolizadas. A absorção do gama-tocoferol é similar ao alfa-tocoferol, mas apenas pequenas quantidades do gama-tocoferol são detectadas no sangue e nos tecidos. Na urina são encontrados mais produtos de degradação do gama-tocoferol do que do alfa-tocoferol, sugerindo que o gama-tocoferol é necessário para o organismo.

O uso de suplementos de alfa-tocoferol reduz os níveis sanguíneos de gama-tocoferol. Um estudo prospectivo mostrou que altos níveis plasmáticos de alfa-tocoferol e selênio somente tinham efeito protetor contra o câncer de próstata quando os níveis de gama-tocoferol também estavam elevados (Helzlsouer et al., 2000). Deste modo, até que mais estudos sejam feitos, parece prudente recomendar que a ingestão desta vitamina seja preferencialmente por meio de alimentos fonte e não suplementos. A Tabela 9.13 mostra as quantidades de alfa e gama tocoferol em alguns alimentos fonte de vitamina E.

TABELA 9.13 Tocoferóis presentes em alimentos fonte de vitamina E.

Alimento (100g)	α-tocoferol (mg)	γ-tocoferol (mg)	β-tocoferol (mg)	δ-tocoferol
Azeite de oliva	14,35	0,83	0,11	0,00
Óleo de soja	8,18	64,26	0,90	21,30
Óleo de milho	14,84	35,37	0,00	1,28
Óleo de canola	17,46	27,34	0,01	0,99
Amêndoas	26,22	0,65	0,29	0,05
Avelã	15,03	0,00	0,33	0,00
Castanha de caju	0,90	5,31	0,03	0,36

(USDA National Nutrient Database for Standard Reference.)

Vitamina K

Estrutura e metabolismo

A vitamina K encontra-se naturalmente em duas formas químicas: a filoquinona (K_1), presente nos alimentos, e a menaquinona (K_2), sintetizada por bactérias (Figura 9.10).

Funções

A vitamina K é cofator para a carboxilação do ácido glutâmico em ácido gama-carboxiglutamico (Gla). Esta carboxilação é crítica para a ligação de íons cálcio requerida para a ativação de diversos fatores de coagulação envolvidos na cascata de coagulação sanguínea.

Esta vitamina também tem papel essencial no metabolismo ósseo: três proteínas Gla relacionadas ao metabolismo ósseo são dependentes da vitamina K: a proteína Gla da matriz (MGP), a osteocalcina e a proteína S. A MGP está relacionada à mineralização óssea e à prevenção da calcificação de tecidos moles e vasos sanguíneos.

A osteocalcina é uma proteína não colágeno, que é incorporada à matriz orgânica durante a formação óssea e liberada na circulação durante a reabsorção óssea. A síntese da osteocalcina pelos osteoblastos é regulada pela $1,25(OH)_2D$. A proteína anticoagulante S é sintetizada pelos osteoblastos, mas seu papel no metabolismo ósseo ainda não está claro.

Recomendações, alimentos fonte e biodisponibilidade

A forma predominante de vitamina K nos alimentos é a filoquinona. As fontes com maiores quantidades são os vegetais verde-escuros como espinafre, agrião e brócolis. Quantidades significativas também estão presentes no repolho, na couve de Bruxelas e na alface. A vitamina K também está presente em óleos vegetais como soja e canola.

A vitamina K (filoquinona) de fontes vegetais tem baixa biodisponibilidade (de 10% a 20%), provavelmente graças à sua localização nos cloroplastos e forte associação com a membrana tilacoide. A vitamina presente nos óleos, apesar de menores quantidades, representa uma forma mais biodisponível.

> A vitamina K presente nos óleos vegetais é estável ao calor e processamento, mas destruída pela luz. O óleo de canola perde 87% da vitamina após dois dias de exposição à luz do dia. Portanto, os óleos devem ser estocados em embalagens opacas para preservar a vitamina.

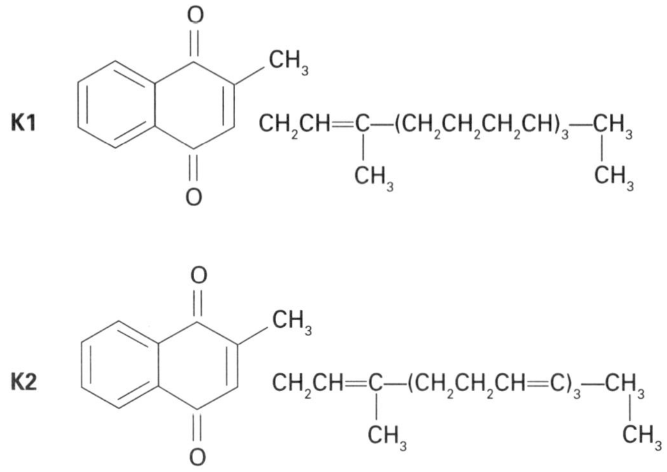

FIGURA 9.10 Estrutura da vitamina K.

As recomendações para as diversas faixas etárias estão resumidas na Tabela 9.14.

Vitamina K produzida pela microbiota intestinal

A menaquinona é produzida por diversas bactérias que colonizam o intestino. Acreditava-se que esta síntese poderia contribuir com até 50% dos requerimentos de vitamina K. Entretanto, estudos mais recentes têm questionado esta contribuição. Os estudos sugerem baixa biodisponibilidade tendo em vista que a maior parte da menaquinona está fortemente ligada à membrana citoplasmática bacteriana e a maior concentração destas bactérias está no cólon, onde não há presença dos ácidos biliares necessários para sua solubilização.

Toxicidade e efeitos adversos da suplementação

Não há relatos de toxicidade por ingestão de alimentos fonte ou suplementos. Entretanto, deve-se tomar cuidado com pacientes que fazem uso de anticoagulantes como a varfarina.

Sintomas e causas de deficiência

Na deficiência de vitamina K ocorre aumento do tempo de protrombina e, em casos severos, doença hemorrágica. A deficiência pode ocorrer em indivíduos com síndrome de má absorção intestinal de lipídios, problemas gastrointestinais, câncer, alcoolismo, cirurgias e dieta inadequada. A administração de antibióticos por longos períodos de tempo também podem causar deficiência de vitamina K. Não está claro se o efeito dos antibióticos é pela redução da síntese bacteriana, se é resultado da desnutrição em vários dos pacientes submetidos a esta terapia ou ainda da ação antiplaquetária de muitas destas drogas.

Suplementação e desempenho

A vitamina K tem sido mais estudada em relação à saúde óssea, mas os resultados têm sido inconsistentes. Um trabalho com oito atletas de elite do sexo feminino mostrou que a suplementação com vitamina K durante 1 mês teve um impacto positivo em marcadores de formação óssea (Cracium et al., 1998).

Por outro lado, um estudo de maior duração (2 anos) com atletas de endurance amenorreicas e eumenorreicas não mostrou qualquer efeito benéfico da suplementação com vitamina K na densidade mineral óssea (Lavienja et al., 2003).

Estresse oxidativo e exercício

Espécies reativas de oxigênio (EROs) são continuamente produzidas como parte do meta-

TABELA 9.14 Recomendações de vitamina K.

Vitamina K Função principal	Estágio de vida	RDA/AI* (µg/dia)	UL	Efeitos adversos do consumo excessivo
Coenzima na síntese de diversas proteínas envolvidas na cascata de coagulação e no metabolismo ósseo.	0 – 6 meses	2,0*	ND	Não há relatos.
	7 – 12 meses	2,5*	ND	
	1 – 3 anos	30*	ND	
	4 – 8 anos	55*	ND	
	Homens			
	9 – 13 anos	60*	ND	
	14 – 18 anos	75*	ND	
	> 18 anos	120*	ND	
	Mulheres			
	9 – 13 anos	60*	ND	
	14 – 18 anos	75*	ND	
	> 18 anos	90*	ND	
	Gravidez			
	≤ 18 anos	75*	ND	
	19 – 50 anos	90*	ND	
	Lactação			
	≤ 18 anos	75*	ND	
	19 – 50 anos	90*	ND	

Adaptado de: "Dietary Reference Intakes for Vitamin A, Vitamin K, Arsenic, Boron, Chromium, Copper, Iodine, Iron, Manganese, Molybdenium, Nickel, Silicon, Vanadium, and Zinc", disponível em: <www.nap.edu>. Em negrito → RDA; fonte normal seguida por asterisco (*) → AI = ingestão adequada; UL = maior dose diária que provavelmente não causa efeitos colaterais. Representa o somatório do consumo de alimentos + suplemento; ND = não determinado graças à falta de dados de efeitos colaterais nessa faixa etária ou à habilidade do organismo em lidar com altas doses. Dar preferência às fontes alimentares para evitar altos níveis de consumo.

bolismo normal da célula. Estas espécies são neutralizadas por um sistema de defesa antioxidante. O sistema antioxidante enzimático é composto pela catalase, superóxido dismutase e glutationa peroxidase e o não enzimático inclui as vitaminas A, C e E, a glutationa, ubiquinona e os flavonoides, dentre outros. O estresse oxidativo é a condição na qual ocorre um desequilíbrio entre a produção de EROs e a capacidade do organismo em neutralizá-las. O estresse oxidativo pode lesar diversas estruturas celulares como membranas, DNA e proteínas.

A atividade física pode aumentar a geração de EROs por meio de diversos mecanismos: aumento da fosforilação oxidativa, aumento da produção e auto-oxidação das catecolaminas, metabolismo de prostanoides, via da xantina oxidase e via da NAD(P)H oxidase (Figura 9.11). Adicionalmente, a produção do ácido láctico pode converter o radical superóxido em um radical muito mais reativo, o radical hidroxila.

A vitamina E é o principal antioxidante das membranas celulares, que protege a célula contra a peroxidação lipídica. Ao neutralizar os radicais livres, a vitamina E forma o radical tocoferil, que pode ser regenerado à sua forma reduzida pela vitamina C, e esta também inativa radicais livres nos compartimentos hidrossolúveis. Por este motivo, grande parte dos estudos utiliza suplementação conjunta das vitaminas C e E.

MITOCÔNDRIA E PRODUÇÃO DE ESPÉCIES REATIVAS DE OXIGÊNIO

Radicais livres são moléculas com um ou mais elétrons não pareados na camada de valência. Espécies reativas de oxigênio são altamente reativas, mas não necessariamente são um radical livre. Na cadeia de transporte de elétrons entre 4% a 5% do oxigênio consumido não é completamente reduzido a água formando radicais livres e espécies reativas de oxigênio (superóxido, peróxido de hidrogênio e radical hidroxila). Portanto, com o aumento do consumo de oxigênio durante o exercício aumenta a produção de radicais livres e peroxidação lipídica.

Suplementação com vitaminas antioxidantes e atividade física

Um artigo de revisão (Williams et al., 2006) analisou os trabalhos com suplementação de antioxidantes publicados até 2004. A maior parte dos estudos suplementou α-D-tocoferol, vitamina C e/ou β-caroteno e em 20 deles a suplementação reduziu o estresse oxidativo, em 23 a suplementação não teve efeito e em 4 a suplementação aumentou o estresse oxidativo.

Muitas vezes a resposta à suplementação depende da associação de um ou mais antioxidantes. Bryant et al. (2003) mostraram que a suplementação isolada com 1 g/dia de vitamina C aumentou as concentrações plasmáticas de malondialdeído após 90 min de ciclismo. Entretanto, quando a vitamina C foi suplementada em conjunto com a vitamina E, não ocorreu este aumento.

Diversos fatores podem estar envolvidos nas diferentes respostas, entre eles a forma química utilizada (natural ou sintética), o tempo de suplementação, o nível de treinamento dos indivíduos participantes e o tipo de exercício utilizado para induzir o estresse oxidativo.

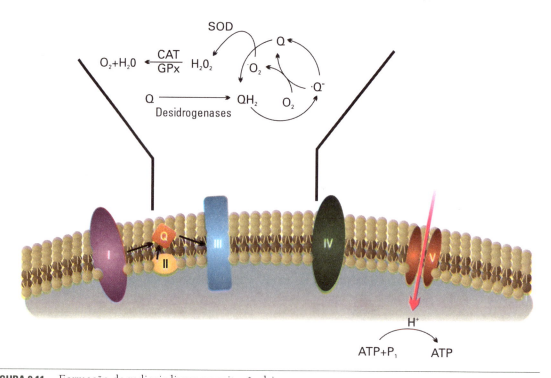

FIGURA 9.11 Formação de radicais livres na mitocôndria.

O complexo III é uma das principais fontes de produção de EROS na mitocôndria. A redução da ubiquinona forma um intermediário instável (a forma semiquinona), que pode transferir elétrons para o oxigênio molecular formando o radical superóxido ($\cdot O_2^-$). Este pode ser dismutado enzimaticamente por ação da superóxido dismutase (SOD) originando peróxido de hidrogênio (H_2O_2) que, por ação da catalase (CAT) ou glutationa peroxidase (PGx), regeneram água e oxigênio molecular. Com o aumento do metabolismo este processo é acelerado e quando estes não são neutralizados podem causar danos celulares. Modificado de: Finkel e Holbrook, 2000.

Os antioxidantes estão entre os suplementos mais utilizados por atletas e praticantes de atividade física. Como foi demonstrado, nem sempre a suplementação reduz o estresse oxidativo e às vezes o uso destes suplementos pode ter ação pró-oxidante. A vitamina E, por exemplo, quando em altas doses e combinada com estresse oxidativo gera radicais tocoferil que podem iniciar o processo de peroxidação lipídica.

Um trabalho mostrou que o exercício aeróbio induziu a danos oxidativos ao DNA, e que a suplementação com antioxidantes (400 mg ácido lipoico, 200 mg coenzima Q10, 12 mg manganês, 600 mg vitamina C, 800 mg N-acetil cisteína, 400 mcgs de selênio e 400 UI alfa-tocoferol/dia) não teve efeito protetor contra esses danos (Davison et al., 2005).

Nieman et al. (2004) suplementaram atletas com 800 UI de α-tocoferol durante 2 meses prévios ao campeonato mundial de Ironman (Kona Triathlon World Championship). Eles mostraram que, contrariamente às suas expectativas, a suplementação com α-tocoferol não reduziu marcadores de estresse oxidativo. Pelo contrário, os níveis plasmáticos de F2-isoprostano aumentaram duas vezes em comparação ao placebo e diversas citocinas inflamatórias também estiveram significativamente aumentadas no grupo suplementado.

Outro trabalho também mostrou aumento significativo nas concentrações de MDA e redução da glutationa peroxidase pré e pós-exercício após quatro semanas de suplementação com antioxidantes (107 UI vitamina E, 450 mg vitamina C, 36 mg beta-caroteno e 100 mcg selênio) em ciclistas (Lamprecht et al., 2009).

Por outro lado, um estudo com suplementação de antioxidantes (400 UI de alfa-tocoferol, ácido ascórbico 200 mg/dia) durante 4,5 semanas previamente a uma maratona não mostrou alteração nas enzimas antioxidantes glutationa peroxidase e catalase, mas mostrou que o grupo suplementado teve menor aumento das concentrações sanguíneas de creatina quinase em relação ao placebo (Rokitzki et al., 1994).

Um estudo recente avaliou o efeito da suplementação com vitaminas C (1000mg/dia) e E (400UI) durante quatro semanas em indivíduos treinados e não treinados. O exercício melhorou a sensibilidade à insulina e induziu a expressão dos antioxidantes endógenos (superóxido dismutase 1 e 2 e glutationa peroxidase) apenas nos grupos não suplementados (a resposta foi igual em indivíduos treinados e não treinados) (Ristowa et al., 2009).

Com base nestes resultados, os autores propuseram um papel essencial das espécies reativas de oxigênio na melhora da sensibilidade à insulina. Essa indução aparentemente envolve coativadores transcricionais dependentes de EROS: PGC1α e PGC1β, o fator de transcrição PPARγ e seus genes alvo SOD1, SOD2 e GPx (glutationa peroxidase) e, em menor extensão, CAT (catalase). As mudanças na expressão destes genes e o aumento na sensibilidade à insulina são praticamente bloqueados pela ingestão concomitante de vitaminas C e E, de onde se pode concluir que a ingestão de antioxidantes pode bloquear, pelo menos parcialmente, os efeitos benéficos do exercício (Figura 9.12).

Interessantemente, evidências que os radicais livres poderiam ser os responsáveis pela indução de mecanismos adaptativos no exercício já tinham sido publicadas há mais de uma década. Yamashita et al. (1999) mostraram que radicais livres e citocinas são os responsáveis pela indução da expressão da Mn-SOD e que a administração de um antioxidante foi capaz de bloquear a indução desta enzima, abolindo o efeito protetor do exercício no infarto do miocárdio.

Corroborando com estes dados, uma revisão recente (McGinley et al., 2009) sobre o efeito da suplementação com antioxidantes isolados ou combinados na injúria muscular e estresse oxidativo mostrou resultados controversos. Apesar de que alguns estudos mostraram redução do estresse oxidativo com a suplementação dos antioxidantes, não há evidências de que estes sejam benéficos na redução da injúria muscular. Adicionalmente, a suplementação com antioxidantes pode interferir com vias de sinalização celular das EROs exercendo efeitos adversos no desempenho muscular.

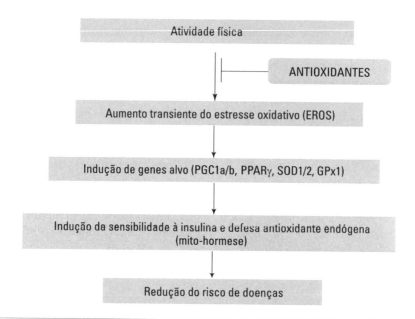

FIGURA 9.12 Relação entre atividade física, estresse oxidativo, indução da defesa antioxidante e risco de doenças.

Modificado de: Ristow et al., 2009.

Lamprecht et al. (2009) mostraram que a suplementação com um concentrado de antioxidantes encapsulados (107 UI vitamina E, 450 mg vitamina C, 36 mg β-caroteno, 100 mcg de selênio) aumentou a peroxidação lipídica e reduziu a atividade da enzima antioxidante glutationa peroxidase em ciclistas.

Entretanto, ainda são necessários muitos estudos para estabelecer se a suplementação é benéfica e segura. Ainda mais estudos são necessários para determinar qual a melhor forma química, tempo de suplementação e atletas que se beneficiariam desta.

Teixeira et al. (2009) concluíram que a suplementação com antioxidantes (272 mg α-tocoferol, 400 mg vitamina C, 30 mg β-caroteno, 2 mg luteína, 400 mcg selênio, 30 mg de zinco e 600 mg magnésio) em remadores profissionais não reduziu a peroxidação lipídica ou inflamação e pode ser prejudicial à recuperação muscular.

Atletas profissionais de remo possuíram maiores níveis plasmáticos de antioxidantes e maior atividade da superóxido dismutase em relação a indivíduos sedentários, mas possuíram também níveis mais elevados de marcadores de estresse oxidativo o que mostra que em praticantes de atividades extenuantes o aumento da defesa antioxidante pode não ser suficiente para contrabalançar os danos causados pelo estresse oxidativo (Teixeira et al., 2009).

A suplementação com antioxidantes também pode ter diferentes efeitos dependentemente da faixa etária. Wray et al. (2009) mostraram que a suplementação com uma mistura de vitamina C, vitamina E e ácido lipoico melhorou significativamente parâmetros hemodinâmicos e a capacidade muscular oxidativa em indivíduos idosos, mas não ocasionou nenhuma alteração em indivíduos jovens, o que sugere que o estresse oxidativo pode ser pelo menos parcialmente responsável pelo declínio da função muscular esquelética em indivíduos idosos.

Se as defesas antioxidantes naturais do organismo são suficientes para contrabalançar o aumento de EROS ocasionado pela prática de exercícios ou se a suplementação de antioxidantes é benéfica e segura em longo prazo ainda não está totalmente estabelecido. Deste modo, até que estes pontos sejam esclarecidos, parece seguro recomendar que indivíduos fisicamente ativos ingiram uma dieta rica em antioxidantes em vez de suplementar vitaminas ou minerais isoladamente.

Conclusão: suplementação de vitaminas

De modo geral, as vitaminas possuem um papel essencial no metabolismo dos macronutrientes, no metabolismo ósseo, sanguíneo e dos ácidos nucleicos, afetando diretamente a saúde e o rendimento esportivo.

Teoricamente, uma dieta adequada é capaz de suprir as necessidades de micronutrientes do organismo. Segundo a Associação Dietética Americana (2000), uma dieta capaz de suprir os requerimentos energéticos e com uma ampla variedade de alimentos dispensa suplementação.

Entretanto, como foi discutido anteriormente, podem ocorrer deficiências nutricionais em atletas e praticantes de atividade física. Estas podem ser decorrentes de dietas inadequadas (por exemplo, atletas que fazem restrição calórica ou ingerem dietas ricas em alimentos refinados, com baixo conteúdo de micronutrientes), problemas de absorção, aumento das perdas e/ou requerimentos.

A deficiência de vitaminas hidrossolúveis como o complexo B pode ter impacto negativo no rendimento físico e, nestes casos, a suplementação pode ser benéfica. Aparentemente, a suplementação de vitaminas hidrossolúveis possui baixo risco de toxicidade em indivíduos saudáveis graças à eliminação do excesso principalmente por excreção renal. Mesmo assim, não se pode afirmar que a suplementação destas é segura em longo prazo tendo em vista a falta de estudos desta natureza.

Entretanto, mais cautela deve ser tomada em relação à vitamina C, uma vez que altas doses podem não ser tóxicas, mas, mesmo assim, ter efeitos negativos no estresse oxidativo e nas adaptações do organismo em resposta à atividade física.

Em relação às vitaminas lipossolúveis, é maior o risco de toxicidade, principalmente quando são utilizadas altas doses e em longo prazo, mas mesmo doses relativamente baixas podem ter efeitos adversos ainda pouco estudados. Um exemplo que foi discutido anteriormente é a suplementação de apenas uma forma química sintética da vitamina E (o alfa-tocoferol) e os possíveis efeitos adversos na absorção das outras formas químicas que estão naturalmente presentes nos alimentos.

Portanto, recomenda-se adequar a dieta para que a maior parte das vitaminas seja proveniente dos alimentos, que possuem diversas formas químicas naturais das vitaminas e não uma forma química sintética isolada. A suplementação pode ser benéfica quando comprovada a deficiência por meio de exames bioquímicos e durante um período de tempo suficiente para corrigir essa deficiência.

REFERÊNCIAS BIBLIOGRÁFICAS

VITAMINA B$_1$

- Institute of Medicine. Dietary reference intakes. Thiamin, riboflavin, niacin, vitamin B-6, folate, vitamin B-12, pantothenic acid, biotin, and choline. Washington, DC: National Academy Press; 1998.

- Van der Beek EJ, et al. Thiamin, riboflavin, and vitamins B-6 and C: impact of combined restricted intake on functional performance in man. Am J Clin Nutr. 1998.

- Manore MM. Effect of physical activity on thiamine, riboflavin, and vitamin B-6 requirements. Am J Clin Nutr. 2000; 72Suppl:598S-606S.
- Suzuki M, et al. Effects of Thiamine Supplementation on Exercise-induced Fatigue. Metabolic Brain Disease 1996:11(1).
- Fogelholm M, et al. Lack of association between indices of vitamin B1, B2, and B6 status and exercise-induced blood lactate in young adults. Int J Sport Nutr. 1993;3(2):165-76.
- Costa MJC. Interpretação de Exames Bioquímicos para o Nutricionista. São Paulo: Atheneu; 2009.

VITAMINA B$_2$

- Soares MJ, et al. The effect of exercise on the riboflavin status of adult men. Br J Nutr. 1993;69:541-51.
- Belko AZ, Obarzanek E, Kalkwarf HJ, et al. Effects of exercise on riboflavin requirements of young women. Am J Clin Nutr. 1983;37:509-17.
- Powers HJ. Current knowledge concerning optimum nutritional status of riboflavin, niacin and pyridoxine. Proc Nutr Soc. 1999;58(2):435-40.
- Institute of Medicine. Dietary reference intakes. Thiamin, riboflavin, niacin, vitamin B-6, folate, vitamin B-12, pantothenic acid, biotin, and choline. Washington, DC: National Academy Press; 1998.
- McCormick DB. Two interconnected B vitamins: riboflavin and pyridoxine. Physiol Rev. 1989;69(4):1170-98.
- Madigan SM, et al. Riboflavin and vitamin B-6 intakes and status and biochemical response to riboflavin supplementation in free-living elderly people. Am J Clin Nutr. 1998;68(2):389-95.
- Lowik MR, et al. Interrelationships between riboflavin and vitamin B6 among elderly people (Dutch Nutrition Surveillance System). Int J Vitam Nutr Res. 1994;64(3):198-203.
- Jacques PF, et al. Determinants of plasma total homocysteine concentration in the Framingham Offspring cohort. Am J Clin Nutr. 2001;73(3):613-21.
- Bohles H. Antioxidative vitamins in prematurely and maturely born infants. Int J Vitam Nutr Res. 1997;67 (5):321-8.
- Rokitzki L, et al. Assessment of vitamin B2 status in performance athletes of various types of sports. J Nutr Sci Vitaminol. (Tokyo) 1994;40(1):11-22.
- Van der Beek EJ, et al. Thiamin, riboflavin, and vitamins B6 and C: impact of combined restricted intake on functional performance in man. Am J Clin Nutr. 1988;48:1451-62.
- Van der Beek EJ, et al. Thiamin, riboflavin and vitamin B6:impact of restricted intake on physical performance in man. J Am Coll Nutr. 1994; 13:629-40.
- Suboticanec K, et al. Effects of pyridoxine and riboflavin supplementation on physical fitness in young adolescents. Int J Vitam Nutr Res. 1990;60:81-8.

VITAMINA B$_3$

- Institute of Medicine. Dietary reference intakes. Thiamin, riboflavin, niacin, vitamin B-6, folate, vitamin B-12, pantothenic acid, biotin, and choline. Washington, DC: National Academy Press; 1998.
- Vannucchi H, Chiarello PG. Niacina. In: Cozzolino SMFC. Biodisponibilidade de nutrientes. 2ª ed. Barueri, SP: Manole; 2007.
- Fu CS, Swendseid ME, Jacob RA, McKee RW. Biochemical markers for assessment of niacin status in young men: levels of erythrocyte niacin coenzymes and plasma tryptophan. J Nutr. 1989;119(12):1949-55.
- Williams MH. Dietary Supplements and Sports Performance: Introduction and Vitamins. J Int Soc Sports Nutr. 2004;1(2):1-6.

VITAMINA B$_5$

- Food and Nutrition Board, Institute of Medicine. Pantothenic acid. Dietary Reference Intakes: Thiamin, Riboflavin, Niacin, Vitamin B-6, Vitamin B-12, Pantothenic Acid, Biotin, and Choline. Washington, D.C.: National Academy Press. 1998;357-73.
- Hodges RE, et al. Pantothenic acid deficiency in man. J Clin Invest. 1958;37:1642-57.
- Rokitzki L, et al. Pantothenic acid levels in blood of athletes at rest and after aerobic exercise [abstract]. Z Ernahrungswiss 1993 32(4):282-8.
- Webster MJ. Physiological and performance responses to supplementation with thiamin and pantothenic acid derivatives. Eur J Appl Physiol Occup Physiol. 1998; 77(6):486-91.

VITAMINA B$_6$

- Leklem JE. Vitamin B-6: a status report. J Nutr 1990; 120:1503-17.
- Cominetti C, Cozzolino SMFC. Vitamina B6 (piridoxina). In: Cozzolino SMFC. Biodisponibilidade de nutrientes. 2ª ed. Barueri, SP: Manole; 2007.
- Leklem JE. Vitamin B-6: a status report. J Nutr 1990; 120:1503-17.
- Manore MM. Effect of physical activity on thiamine, riboflavin, and vitamin B-6 requirements. Am J Clin Nutr. 2000; 72Suppl: 598S-606S.
- Virk RS, et al. Effect of vitamin B-6 supplementation on fuels, catecholamines, and amino acids during exercise in men. Med Sci Sports Exerc. 1999;31(3):400-8.
- Rokitzki L, et al. Acute changes in vitamin B6 status in endurance athletes before and after a marathon. Int J Sport Nutr. 1994; 4(2):154-65.

VITAMINA B$_9$

- Food and Nutrition Board, Institute of Medicine. Folic Acid. Dietary Reference Intakes: Thiamin, Riboflavin, Niacin, Vitamin B$_6$, Vitamin B$_{12}$, Pantothenic Acid, Biotin, and Choline. Washington, D.C.: National Academy Press. 1998;193-305.
- Choi SW, Mason JB. Folate and carcinogenesis: an integrated scheme. J Nutr. 2000; 130(2):129-32.
- Bailey LB, Gregory JF. 3rd. Folate metabolism and requirements. J Nutr. 1999;129(4):779-82.
- Neves LB, et al. Homocisteína. J Bras Patol Med Lab. 2004;40(5):311-20.
- Nair KG, et al. The genetic basis of hiperhomocysteinemia. IHJ 2000;52:S16-7Suppl.
- Bailey LB. Dietary reference intakes for folate: the debut of dietary folate equivalents. Nutr Rev. 1998,56(10):294-9.
- Chadefaux B, et al. Homocysteine: Relationship to serum cobalamin, serum folate, erythrocyte folate, and lobation of neutrophils. Clin Invest Med. 1994; 17:540-50.
- Curtis D, et al. Elevated serum homocysteine as a predictor for vitamin B12 or folate deficiency. Eur J Haematol. 1994;52:227-32.
- Wever RM, et al. Tetrahydrobiopterin regulates superoxide and nitric oxide generation by recombinant endothelial nitric oxide synthase. Bioch Biophys Res. 1997; Com 2237,340-4.
- Rousseau AS, et al. Plasma homocysteine is related to folate intake but not training status. Nutr Metab Cardiovasc Dis. 2005;15(2):125-33.
- Konig D, et al. Influence of Training Volume and Acute Physical Exercise on the Homocysteine Levels in Endurance-Trained Men: Interactions with Plasma Folate and Vitamin B$_{12}$. Annals of Nutr & Metab. 2003;47:114-8.
- Ghishan FK, et al. Intestinal transport of zinc and folic acid: a mutual inhibitory effect. The Am J Clin Nutr. 1986;258-62.
- Milne DB, et al. Effect of oral folic acid supplements on zinc, copper, and iron absorption and excretion. The Am J Clin Nutr. 1984;39:535-9.
- Hoch AZ, et al. Possible relationship of folic acid supplementation and improved flow-mediated dilation in premenopausal, eumenorrheic athletic women. J Sports Sci Med. 2009;8:123-9.

VITAMINA B$_{12}$

- Institute of Medicine. Dietary reference intakes. Thiamin, riboflavin, niacin, vitamin B-6, folate, vitamin B-12, pantothenic acid, biotin, and choline. Washington, DC: National Academy Press; 1998.
- Watanabe F. Vitamin B12 Sources and Bioavailability. Exp Biol Med. 2007;232:1266-74.
- Doscherholmen A, McMahon J, Ripley D. Inhibitory effect of eggs on vitamin B-12 absorption: description of a simple ovalbumin [57]Covitamin B$_{12}$ absorption test. Br J Haematol. 1976;33:261–72.
- Herrmann M, et al. Altered vitamin B12 status in recreational endurance athletes. Int J Sport Nutr Exerc Metab.2005;15(4):433-41.
- Montoye HJ, Spata PJ, Pinckney V, Barron L. Effect of vitamin B12 supplementation on physical fitness and growth of boys. J Appl Physiol. 1955;7:589.
- Tin-May T, Ma-Win M, Khin-Sann A, Mya-Tu M. Effect of vitamin B12 on physical performance capacity. Br J Nutr. 1978;240:69.
- Benardot D. Nutrition for serious athletes. Human Kinetics, 2000.

VITAMINA C

- Carr AC, Frei B. Toward a new recommended dietary allowance for vitamin C based on antioxidant and health effects in humans. Am J Clin Nutr. 1999; 69(6):1086-107.
- Simon JA, Hudes ES. Serum ascorbic acid and gallbladder disease prevalence among US adults: the Third National Health and Nutrition Examination Survey (NHANES III). Arch Intern Med. 2000;160(7):931-6.
- Johnston CS, Luo B. Comparison of the absorption and excretion of three commercially available sources of vitamin C. J Am Diet Assoc. 1994;94:779-81.
- Mangels AR, et al. The bioavailability to humans of ascorbic acid from oranges, orange juice and cooked broccoli is similar to that of synthetic ascorbic acid. J Nutr. 123:1054-61.
- Weinstein M, Babyn P, Zlotkin S. An orange a day keeps the doctor away: scurvy in the year 2000. Pediatrics. 2001;108(3):E55.
- Silva VL, Cozzolino SMF. Vitamina C (ácido ascórbico). In: Cozzolino SMFC. Biodisponibilidade de nutrientes. 2ª ed. Barueri, SP: Manole; 2007.
- Peters EM, et al. Vitamin C supplementation reduces the incidence of postrace symptoms of upper-respiratory-tract infection in ultramarathon runners. Am J Clin Nutr. 1993, 57:170-4.

VITAMINA A

- Ferraz IS, et al. Detection of vitamina A deficiency in Brazilian preschool children using the serum 30-day dose-response test. Eur J Clin Nutr. 2004;58(10):1372-7.
- Lynch SR. Interaction of iron with other nutrients. Nutr Rev. 1997;55(4):102-10.
- Russell RM. The vitamin A spectrum: from deficiency to toxicity. Am J Clin Nutr. 2000; 71(4):878-84.
- Jang JT, et al. Kinetic analysis shows that iron deficiency decreases liver vitamin A mobilization in rats. J Nutr. 2000;130(5):1291-6.
- Rosales FJ, et al. Iron deficiency in young rats alters the distribution of vitamin A between plasma and liver and between hepatic retinol and retinyl esters. J Nutr. 1999;129(6):1223-8.
- Yuyama LKO, et al. Vitamina A (retinol. In: Cozzolino SMFC. Biodisponibilidade de nutrientes. 2ª ed. Barueri, SP: Manole; 2007.
- Field CJ, et al. Nutrients and their role in host resistance to infection. J Leukoc Biol. 2002; 71(1):16-32.
- Ambrósio CLB, et al. Carotenoides como alternativa contra a hipovitaminose A. Rev Nutr. Campinas 2006;19(2):233-43.
- Lukaski HC. Vitamin and mineral status: effects on physical performance.
- Henry C. Lukaski. Nutr. 2004;20:632-44.

VITAMINA D

- Peters BSE. Vitamina D em adolescentes: ingestão, nível sérico e associação com adiposidade e pressão arterial [tese de doutorado]. São Paulo: Faculdade de Saúde Pública da USP; 2009.
- Verboven C, et al. A structural basis for the unique binding features of the human vitamin D-binding protein. Nat Struct Biol. 2002;9:131-6.
- Premaor MO, Furlanetto TW. Hipovitaminose D em Adultos: Entendendo Melhor a Apresentação de Uma Velha Doença. Arq Bras Endocrinol Metab. 2006; 50/1:25-37.
- Haussler MR, McCain TA. Basic and clinical concepts related to vitamin D metabolism and action (second of two parts). N Engl J Med. 1977;297:1041-50.
- Bouillon R, Okamura WH, Norman AW. Structure-function relationships in the vitamin D endocrine system. Endocr Rev. 1995;16:200-57.
- Norman AW, et al. Different shapes of the steroid hormone 1alpha,25(OH)(2)-vitamin D(3) act as agonists for two different receptors in the vitamin D endocrine system to mediate genomic and rapid responses. Steroids 2001;66:147-58.
- Pfeifer M, et al. Vitamin D and muscle function. Osteoporos Int. 2002;13:187-94.
- Holick MF. Vitamin D: Photobiology, metabolism, and clinical applications. In: de Groot LC, ed. Endocrinol. 1995;990-1011.
- Hollis BW. Assessment of vitamin D status and definition of a normal circulating range of 25-hydroxyvitamin D. Current Opinion Endocrinol Diab & Obesity. 2008;15:489-94.
- Maeda SS, et al. The effect of Sun exposure on 25-dydroxyvitamin D concentrations in Young

- healthy subjects living in the city of São Paulo, Brazil. Braz J Med Biol Res. 2007; 40(12): 1653-59.
- Ward KA, Das G, Berry JL, Roberts SA, Rawer R, Adams JE, et al. Vitamin D status and muscle function in post-menarchal adolescent girls. J Clin Endocrinol Metab. 2009;94:559-63.
- Fapesp. http://www.agencia.fapesp.br/materia/11245/especiais/carencia-tropical.htm

VITAMINA E

- Traber MG. Utilization of vitamin E. Biofactors 1999; 10(2-3):115-20.
- Bruno RS, et al. Faster plasma vitamin E disappearance in smokers is normalized by vitamin C supplementation. Free Radic Biol Med 2006;40 (4):689-97.
- Kappus H, Diplock AT. Tolerance and safety of vitamin E: a toxicological position report. Free Radic Biol Med. 1992;13(1):55-74.
- Traber MG. Does vitamin E decrease heart attack risk? summary and implications with respect to dietary recommendations. J Nutr. 2001;131(2):395S-397S.
- Costa MJC. Interpretação de Exames Bioquímicos para o Nutricionista. São Paulo: Atheneu; 2009.
- Zingg JM. Vitamin E: An overview of major research directions. Mol Aspects Med. 2007;28:400-22.
- Traber MG. Vitamin E regulatory mechanisms. Annu Rev Nutr. 2007;27:347-62.
- Cerqueira FM, et al. Antioxidantes dietéticos: controvérsias e perspectivas. Quim Nova. 2007;30(2).
- Traber MG, et al. Synthetic as compared with natural vitamin E is preferentially excreted as alpha--CEHC in human urine: studies using deuterated alpha-tocopheryl acetates. FEBS Lett 1998;437(1-2):145-8.
- Helzlsouer KJ, et al. Association between alpha--tocopherol, gamma-tocopherol, selenium, and subsequent prostate cancer. J Natl Cancer Inst. 2000;92(24):2018-23.

VITAMINA K

- DORES SMC, et al. Vitamina K: metabolismo e nutrição. Rev Nutr. 2001;14(3):207-18.
- Suttie JW. The importance of menaquinones in human nutrition. Annu Rev Nutr. 1995;15:399-417.
- Shearer MJ. The roles of vitamins D and K in bone health and osteoporosis prevention. Proc Nutr Soc. 1997;56(3):915-37.
- Suttie JW. The importance of menaquinones in human nutrition. Annu Rev Nutr. 1995;15:399-417.
- Booth SL. Skeletal functions of vitamin K-dependent proteins: not just for clotting anymore. Nutr Rev. 1997;55(7):282-4.
- Craciun AM, et al. Improved bone metabolism in female elite athletes after vitamin K supplementation [abstract]. Internat J Sports Med. 1998;19(7):479-84.
- Lavienja AJL, et al. Factors Affecting Bone Loss in Female Endurance Athletes. A Two-Year Follow-Up Study. Am J Sport Med. 2003;31(6):889-95.

ESTRESSE OXIDATIVO E EXERCÍCIO

- Williams SL, et al. Antioxidant Requirements of Endurance Athletes: Implications for Health. Nutr Revs. 2006;64(3):93-108.
- Bryant RJ, et al. Effects of vitamin E and C supplementation either alone or in combination on exercise-induced lipid peroxidation in trained cyclists. J Strength Cond Res. 2003;17:792-800.
- Nieman DC, et al. Vitamin E and immunity after the Kona Triathlon World Championship. Med Sci Sports Exerc. 2004;36:1328-35.
- Lamprecht M, et al. Increased lipid peroxidation in trained men after 2 weeks of antioxidant supplementation. Int J Sport Nutr Exerc Metab. 2009;19(4):389-99.
- Rokitzki L, et al. Lipid peroxidation and antioxidative vitamins under extreme endurance stress. Acta Physiol Scand. 1994;151(2):149-58.
- Ristowa M, et al. Antioxidants prevent health-promoting effects of physical exercise in humans. PNAS 2009;106(21):8665-70.
- Davison GW, et al. Exercise and mononuclear cell DNA damage: the effects of antioxidant supplementation. Int J Sport Nutr Exerc Metab. 2005;15 (5):480-92.
- Yamashita N, et al. Exercise Provides Direct Biphasic Cardioprotection via Manganese Superoxide Dismutase Activation. J Exper Med. 1999;189(11):1699-706.

- McGinley C, et al. Does Antioxidant Vitamin Supplementation Protect against Muscle Damage? Sports Med. 2009;39(12):1011-32.
- Lawrence JD. Effects of alpha-tocopherol acetate on the swimming endurance of trained swimmers. Am J Clin Nutr. 1975,;28:205-8.
- Clarkson PM, Thompson HS. Antioxidants: what role do they play in physical activity and health? Am J Clin Nutr 2000;72(2):205-8.
- Jackson, MJ. Free radicals in skin and muscle: damaging agents or signals for adaptation? Proc Nutr Soc. 1999;58(3):673-6.
- Rietjens IMCM, Boersma MG, De Haan L, et al. The pro-oxidant chemistry of the natural antioxidants vitamin C, vitamin E, carotenoids and flavonoids. Environ. Toxicol. Pharmacol. 2002;11:321-33.
- Teixeira V, et al. Antioxidant status, oxidative stress, and damage in elite trained kayakers and canoeists and sedentary controls. Int J Sport Nutr Exerc Metab. 2009;19(5):443-56.
- Wray DW, et al. Antioxidants and aging: NMR-based evidence of improved skeletal muscle perfusion and energetics. Am J Physiol Heart Circ Physiol. 2009; 297(5):H1870-1875.
- Teixeira VH, et al. Antioxidants do not prevent postexercise peroxidation and may delay muscle recovery. Med Sci Sports Exer. 2009;41(9):1752-60.
- Lamprecht, et al. Increased lipid peroxidation in trained men after 2 weeks of antioxidant supplementation. Int J Sport Nutr Exerc Metab. 2009;19(4):385-99.
- Finkel T, Holbrook N. Oxidants, oxidative stress and the biology of ageing. Nature 2000;408(9): 239-47.
- Batello CF. Efeito antioxidante in vitro dos medicamentos homeopáticos arsenicum album, cuprum metallicum, manganum e zincum metallicum [dissertação de mestrado]. São Paulo: Faculdade de Ciências da Saúde de São Paulo; 2002.
- Ada reports. Position of the American Dietetic Association, Dietitians of Canadá, and the American College of Sports Medicine: Nutrition and athletic performance. J Am Diet Assoc. 2000;100:1543-56.

CAPÍTULO 10

Minerais

autores

DANIELA FOJO SEIXAS CHAVES
ANTONIO HERBERT LANCHA JUNIOR
LUCIANA OQUENDO PREREIRA-LANCHA

Os minerais são compostos inorgânicos com papel essencial em uma diversa gama de processos metabólicos e fisiológicos como contração muscular, condução de impulsos nervosos, transporte de oxigênio, ativação enzimática, função antioxidante e equilíbrio ácido-base, entre outros. Podem ser classificados como macrominerais ou microminerais, conforme as necessidades diárias. O cálcio (Ca), o fósforo (P), o magnésio (Mg), o potássio (K) e o sódio (Na) são exemplos de macrominerais, tendo em vista que o consumo recomendado é acima de 100 mg/dia. Por outro lado, o ferro (Fe), o cobre (Cu), o cobalto (Co), o zinco (Zn), o manganês (Mn) e o iodo (I) são exemplos de microminerais, tendo em vista que as necessidades diárias são inferiores a 100 mg.

Macrominerais

Cálcio

Estrutura e metabolismo

O cálcio é o mineral mais abundante no nosso organismo. Aproximadamente 99% se encontra nos ossos e nos dentes e 1% está distribuído nos fluidos corporais e nos tecidos.

Funções

O cálcio participa na sinalização celular, na transmissão de impulsos nervos e na secreção de hormônios (por exemplo insulina). Canais de cálcio voltagem-dependentes estão presentes em células musculares e nervosas, permitindo rápidas mudanças na concentração deste mineral.

O cálcio também é cofator de várias enzimas e proteínas. A ligação de íons cálcio é requerida para a ativação de proteínas da cascata de coagulação. Ele atua na ativação de enzimas hidrolíticas que participam do metabolismo de carboidratos, proteínas e fosfolipídios. Adicionalmente, proteínas ligadoras de cálcio são essenciais na secreção de hormônios e neurotransmissores, na adesão celular e na função de proteínas do citoesqueleto.

Recomendações, alimentos fonte e biodisponibilidade

As necessidades dietéticas de cálcio são determinadas pelas necessidades do esqueleto e variam em diferentes estágios da vida, sendo maiores durante o crescimento, a gestação/lactação e o envelhecimento. Um consumo adequado de cálcio é um componente essencial na obtenção do pico de massa óssea (PMO) durante os primeiros estágios da vida e na prevenção da perda tardia que ocorre durante o processo de envelhecimento e em mulheres é acelerada nos primeiros anos após a menopausa.

Vários fatores interferem no balanço de cálcio, entre eles o consumo de sódio, cafeína e proteína (Figura 10.1). A relação entre consumo proteico e metabolismo do cálcio é influenciada por muitos fatores. Diversos trabalhos mostraram que o elevado consumo de proteínas purificadas pode levar à hipercalciúria graças à diminuição do pH decorrente do metabolismo de aminoácidos sulfurados. Entretanto, quando o consumo proteico é proveniente de fontes dietéticas (que são também fonte de fósforo), este efeito é menos evidente. Adicionalmente, a redução do pH também é influenciada por outros componentes da dieta.

Por outro lado, o baixo consumo proteico (0,7g/kg) pode reduzir a absorção de cálcio e aumentar a reabsorção óssea pelo aumento do PTH.

As recomendações para as diversas faixas etárias estão resumidas na Tabela 10.1.

Toxicidade e efeitos adversos da suplementação

Não há relatos de toxicidade pelo consumo de alimentos. O excesso de cálcio via suplementos pode levar à hipercalcemia em alguns casos. Na hipercalcemia moderada pode ocorrer anorexia, transtornos gastrointestinais (náuseas, vômitos, dores abdominais, constipação), sede e micção frequente. Na hipercalcemia severa pode ocorrer confusão metal, delírio, coma e até mesmo morte. Os casos de hipercalcemia normalmente são decorrentes de grandes doses de suplemento em combinação com antiácidos. O excesso de cálcio também pode comprometer o estado nutricional de outros minerais (Figura 10.1).

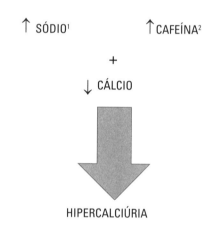

1. Para cada 2300 mg de Na a excreção urinária de Ca aumenta entre 20 a 60mg. Os efeitos do Na dependem do consumo de Ca, tendo em vista que em dietas com aporte de aproximadamente 1000 mg os mecanismos compensatórios podem contrabalançar as perdas. Já o alto consumo de Na aliado à dieta deficiente em Ca pode resultar em balanço de cálcio negativo.

2. Duas doses de 3 mg cafeína/kg de peso aumentam a excreção urinária em 0,32 mmol. Em dietas com ingestão de cálcio <800 mg a alta ingestão de cafeína pode ocasionar hipercalciúria.

ESQUEMA 10.1 Consumo de sódio, cafeína e hipercalciúria.

As concentrações sanguíneas de cálcio são reguladas por um mecanismo de ação conjunta do PTH, calcitonina e vitamina D. Baixas concentrações de cálcio ionizado estimulam as paratireoides a liberar paratormônio (PTH), que age nos rins, no intestino (por meio da vitamina D) e nos ossos restabelecendo as concentrações sanguíneas deste mineral. Em concentrações aumentadas de cálcio ionizado, a tireoide libera calcitonina, que por meio de ação nos mesmos órgãos leva a reduções do cálcio sanguíneo.

TABELA 10.1   Recomendações de cálcio.

Cálcio Função principal	Estágio de vida	RDA/AI* (mg/dia)	UL	Efeitos adversos do consumo excessivo
Essencial para a coagulação sanguínea, contração muscular, transmissão do impulso nervoso, formação de ossos e dentes.	0 – 6 meses	210*	ND	Cálculo renal, hipercalcemia, síndrome de alcalose e insuficiência renal.
	7 – 12 meses	270*	ND	
	1 – 3 anos	500*	2.500	
	4 – 8 anos	800*	2.500	
	Homens			
	9 – 18 anos	1300*	2.500	
	19 – 50 anos	1000*	2.500	
	> 50 anos	1200*	2.500	
	Mulheres			
	9 – 18 anos	1300*	2.500	
	19 – 50 anos	1000*	2.500	
	> 50 anos	1200*	2.500	
	Gravidez			
	≤ 18 anos	1300*	2.500	
	19 – 50 anos	1000*	2.500	
	Lactação			
	≤ 18 anos	1300*	2.500	
	19 – 50 anos	1000*	2.500	

Adaptado de: "Dietary Reference Intakes for Calcium, Phosphorus, Magnesium, Vitamin D, and Fluoride", disponível em: <www.nap.edu>. Em negrito → RDA; fonte normal seguida por asterisco (*) → AI = ingestão adequada; UL = maior dose diária que provavelmente não causa efeitos colaterais. Representa o somatório do consumo de alimentos + suplemento; ND = não determinado graças à falta de dados de efeitos colaterais nessa faixa etária ou à habilidade do organismo em lidar com altas doses. Dar preferência às fontes alimentares para evitar altos níveis de consumo.

Sintomas e causas de deficiência

Baixos níveis sanguíneos de cálcio normalmente indicam mau funcionamento das paratireoides e não baixo consumo (visto que o esqueleto possui amplas reservas de cálcio para manutenção dos níveis sanguíneos). Outras causas podem ser falência renal, deficiência de vitamina D e baixos níveis de magnésio. Em crianças em crescimento, o consumo inadequado de cálcio pode prejudicar a obtenção do pico de massa óssea e nos adultos pode contribuir na aceleração da perda de massa óssea.

Suplementação e desempenho

Apesar dos efeitos benéficos de algumas modalidades de exercício na DMO, atletas do sexo feminino que restringem o consumo energético graças às exigências estéticas do esporte podem possuir deficiência de diversos nutrientes, entre eles o cálcio.

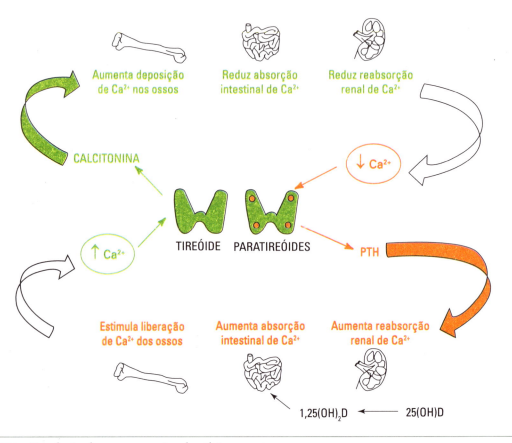

FIGURA 10.1 Regulação das concentrações de cálcio sanguíneo.

Em algumas situações específicas a suplementação com cálcio parece ter efeitos benéficos. Em dietas restritivas para perda de peso normalmente ocorre também decréscimo da DMO. Um estudo avaliou o efeito da suplementação com cálcio em mulheres durante um período de três meses em dieta restritiva para perda de peso (porém com quantidades adequadas de cálcio). Os resultados mostraram que a suplementação com cálcio protegeu contra perda óssea na coluna lombar (mas não a DMO total) e reduziu os níveis de PTH em relação ao grupo placebo (Jensen et al., 2001). Estes resultados indicam que a suplementação com cálcio pode ser benéfica durante dietas de emagrecimento, tendo em vista que ocorreram mudanças na DMO da coluna lombar mesmo em um curto período de tempo.

O exercício pode aumentar as perdas de cálcio. Dressendorfer et al. (2002) mostraram aumento da excreção urinária durante um período de 10 semanas de treinamento intenso. Também foi observada redução na DMO de ciclistas após treinamento de um ano e os autores sugeriram que, apesar de os mecanismos ainda não serem conhecidos, esta redução poderia ser pelo menos parcialmente explicada pelas perdas de cálcio através do suor (Barry et al., 2008). Interessantemente, os mesmos autores mostraram que a suplementação com citrato de cálcio nestes atletas não teve efeito na DMO.

Estudos com suplementação de cálcio têm demonstrado resultados contraditórios em relação à DMO. Um estudo duplo-cego mostrou que a suplementação com 1000 mg de cálcio elementar em atletas jovens do sexo feminino (18 a 22 anos) durante um ano não levou a alterações significativas na DMO em relação ao grupo placebo (Kathleen et al., 1998). Outro estudo recente realizado no

Brasil não encontrou correlação entre o consumo de cálcio e DMO em tenistas do sexo masculino (Juzwiak et al., 2008). Corteix et al. (2005) mostraram que a suplementação com fosfato de cálcio teve efeito positivo na DMO somente quando associada à atividade física (Courteix et al., 2005). Do mesmo modo, em adolescentes do sexo feminino (entre 12 e 18 anos), a prática de exercícios físicos, mas não o consumo de cálcio (que variou entre 500 mg e 1500 mg), esteve correlacionada à DMO (Lloyd et al., 2000).

Esses resultados não são difíceis de serem entendidos se levarmos em conta que a DMO é decorrente de diversos fatores, entre eles a genética (exemplo: polimorfismo nos receptores da vitamina D), atividade física, uso de medicamentos e dieta (Figura 10.2).

Ainda há controvérsia em relação à biodisponibilidade das diferentes formas químicas dos suplementos. Heller et al. (2000) relataram superioridade do citrato de cálcio em relação ao carbonato de cálcio. Por outro lado, Heaney et al. (1999) argumentaram que a absorção das duas formas é similar e, segundo estes autores, os resultados prévios foram decorrentes de limitações metodológicas. Heaney (2001) discute os diversos fatores relacionados aos estudos de biodisponibilidade de minerais e utiliza o cálcio para exemplificar como as diversas metodologias de análise podem levar a resultados diferentes. Outro ponto importante em relação à forma molecular de ingestão do cálcio é o desconforto gastrointestinal produzido. O carbonato de cálcio está associado ao aumento do desconforto gástrico assim como maior flatulência, o que não ocorre na forma de citrato de cálcio.

Vale ressaltar que, além da forma química do suplemento, outros fatores interferem na absorção do cálcio entre eles o estado nutricional (a absorção é maior quando há deficiência deste mineral), tempo de trânsito intestinal, idade, número de doses durante o dia (a absorção de várias doses ao dia é superior a uma dose única), vitamina D, presença de alimentos, aminoácidos e outras condições metabólicas como por exemplo o crescimento, a gravidez e a lactação.

Apesar do envolvimento do cálcio na contração muscular, a suplementação com cálcio não tem demonstrado efeitos ergogênicos tendo em vista que se os requerimentos forem aumentados o cálcio pode ser recrutado dos tecidos de reserva (ossos).

CÁLCIO E AMENORREIA

Condições que levam a baixos níveis de estrogênio podem alterar a homeostase do cálcio. Mulheres amenorreicas têm absorção reduzida de cálcio, excreção urinária aumentada e menores taxas de formação óssea quando comparadas a mulheres eumenorreicas.

FÓSFORO

Funções

A maior parte do fósforo no organismo está presente na forma de fosfato (PO_4) e aproximadamente 85% se encontra nos ossos, nos quais tem papel estrutural como componente da hidroxiapatita e também como componente dos fosfolipídios presentes nas membranas celulares. Todas as vias de produção energética são dependentes de compostos fosforilados como a adenosina trifosfato (ATP) e a creatina fosfato. Os ácidos nuclei-

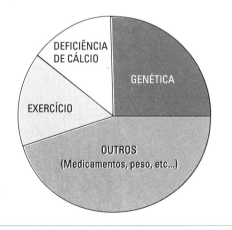

FIGURA 10.2 Fatores que interferem na DMO.

Como pode ser observado na figura, a DMO é resultante de diversos fatores e não de um componente individual (Miller, 2000).

cos também contêm grupamentos fosfato como parte de sua estrutura. Outra função do fosfato é o equilíbrio ácido-base por sua ação em sistemas tampão.

O 2,3 difosfoglicerato (DPG) é um fosfato orgânico encontrado nas hemácias que desempenha um importante papel na liberação de oxigênio para os tecidos.

Recomendações, alimentos fonte e biodisponibilidade

O fósforo está amplamente distribuído na maior parte dos alimentos. A carne vermelha, os peixes, o leite e derivados são fontes bastante ricas deste mineral. Adicionalmente, ele é um componente de vários aditivos alimentares e está presente nos refrigerantes tipo cola na forma de ácido fosfórico.

As recomendações para as diversas faixas etárias estão resumidas na Tabela 10.2.

Toxicidade e efeitos adversos da suplementação

A hiperfosfatemia (deposição de cálcio em tecidos não ósseos) pode ocorrer em pacientes renais ou em condições de hipoparatireoidismo.

FÓSFORO E DENSIDADE MINERAL ÓSSEA

Altos níveis sanguíneos de fosfato reduzem a formação da forma ativa da vitamina D (calcitriol), levam a redução do cálcio sanguíneo e aumento da liberação de PTH. O excesso de fosfato por fontes dietéticas (refrigerantes tipo cola e aditivos alimentares) pode levar a aumento da reabsorção óssea se a dieta for pobre em cálcio. Entretanto, quando o consumo de cálcio é elevado (2000 mg/dia), esse efeito não é observado.

Sintomas e causas de deficiência

A deficiência de fósforo é muito rara tendo em vista que este nutriente está amplamente distribuído em diversas fontes alimentares. O consumo inadequado de fósforo leva a baixas concentrações séricas deste mineral (hipofosfatemia), que resulta em anorexia, anemia, fraqueza muscular, dores ósseas, raquitismo (crianças) ou osteomalácia (adultos). A hipofosfatemia severa pode resultar em morte e ocorrer em casos de desnutrição severa, em alcoólatras ou pacientes anoréxicos durante dieta de realimentação (alta em calorias, mas deficiente em fósforo).

Suplementação e desempenho

A suplementação de fósforo tem sido utilizada com o intuito de aumentar os níveis de 2,3-bifosfoglicerato (2,3-BPG) melhorando portanto a oxigenação dos tecidos. Um trabalho mostrou que a suplementação com fosfato aumentou em 30% as concentrações plasmáticas de fosfato inorgânico e em 25% as concentrações eritrocitárias de 2,3-BPG (Bremmer et al., 2002).

O efeito da sobrecarga de fosfato no desempenho também foi estudado em triatletas e ciclistas em um estudo duplo-cego do tipo experimental cruzado. Os resultados mostraram que a sobrecarga de fosfato atenuou o limiar anaeróbio, aumentou a fração de ejeção do miocárdio, melhorou a capacidade oxidativa e o desempenho em ciclistas e triatletas competitivos (Kreider et al., 1992). Outro estudo também mostrou que a sobrecarga de fosfato em ciclistas aumentou o $VO_2máx$ (Folland et al., 2008).

Magnésio

Estrutura e metabolismo

O magnésio possui diversas funções estruturais e bioquímicas no organismo. Um adulto contém aproximadamente 25 g deste mineral e mais de 60% está presente no esqueleto. Aproximadamente 27% se localiza nos músculos e o restante está distribuído em outras células. Apenas 1% se encontra em compartimentos extracelulares.

Funções

O magnésio participa de aproximadamente 300 reações metabólicas essenciais, entre elas a produ-

TABELA 10.2 Recomendações de fósforo.

Fósforo Função principal	Estágio de vida	RDA/AI* (mg/dia)	UL	Efeitos adversos do consumo excessivo
Manutenção do pH, armazenamento e transferência de energia, síntese de nucleotídeos.	0 – 6 meses	100*	ND	Calcificação *metastática*, ossos porosos, interferência com a absorção de cálcio.
	7 – 12 meses	275*	ND	
	1 – 3 anos	**460**	3000	
	4 – 8 anos	500	3000	
	Homens			Atletas e indivíduos com alto gasto energético consomem quantidades superiores à UL sem efeitos colaterais aparentes.
	9 – 18 anos	1250	4000	
	> 18 anos	700	4000	
	Mulheres			
	9 – 18 anos	1250	4000	
	19 – 70 anos	700	4000	
	> 70 anos	700	3000	
	Gravidez			
	≤ 18 anos	1250	3500	
	19 – 50 anos	700	3500	
	Lactação			
	≤ 18 anos	1250	4000	
	19 – 50 anos	700	4000	

Adaptado de: "Dietary Reference Intakes for Calcium, Phosphorus, Magnesium, Vitamin D, and Fluoride", disponível em: <www.nap.edu>. Em negrito → RDA; fonte normal seguida por asterisco (*) → AI = ingestão adequada; UL = maior dose diária que provavelmente não causa efeitos colaterais. Representa o somatório do consumo de alimentos + suplemento; ND = não determinado graças à falta de dados de efeitos colaterais nessa faixa etária ou à habilidade do organismo em lidar com altas doses. Dar preferência às fontes alimentares para evitar altos níveis de consumo.

ção energética, síntese de moléculas como DNA, RNA e proteínas, transporte de íons, sinalização e migração celular. Possui também papel estrutural nos ossos, nas membranas e nos cromossomos.

De modo geral, todas as reações envolvidas na produção energética são dependentes direta ou indiretamente do magnésio, tendo em vista que o verdadeiro substrato para enzimas ATP – dependentes é o complexo Mg-ATP e não o ATP isoladamente (Figura 10.3). Na glicólise, por exemplo, o magnésio está envolvido indiretamente como parte do complexo Mg-ATP e diretamente como ativador de diversas enzimas desta rota.

O magnésio também tem função na síntese dos ácidos nucleicos e proteínas. Diversas enzimas que participam na síntese de carboidratos e lipídios requerem magnésio para sua atividade. Este mineral tem função antioxidante, tendo em vista que a síntese de glutationa é dependente deste mineral.

O magnésio é requerido para o transporte ativo de íons como potássio e cálcio através de membranas celulares. Deste modo, o magnésio interfere nos impulsos nervosos, contração muscular e batimento cardíaco normal. Na sinalização celular o complexo ATP-Mg participa da fosforilação de proteínas e formação do AMPc, importante molécula sinalizadora envolvida em processos como a secreção do PTH.

> **MAGNÉSIO E HIPOCALEMIA**
>
> O equilíbrio das concentrações de sódio e potássio intra e extracular é feito pela bomba de Na/K ATPase, que é dependente de magnésio. Isso explica porque a administração isolada de K pode não corrigir hipocalcemia.

Recomendações, alimentos fonte e biodisponibilidade

O magnésio faz parte da clorofila, deste modo, vegetais verdes são boas fontes deste mineral. Ele também está presente em diversos alimentos como sementes de abóbora, amêndoas, avelã, nozes, pistache, amendoim e *tofu*. Cereais integrais também são boas fontes, mas o refinamento das farinhas faz com que o conteúdo de magnésio seja reduzido em aproximadamente 80%. O excesso de fibras, fitatos e álcool diminuem a absorção de magnésio e o excesso de cafeína e álcool aumentam sua excreção urinária.

As recomendações para as diversas faixas etárias estão resumidas na Tabela 10.3.

Toxicidade e efeitos adversos da suplementação

Não há relatos de toxicidade pela ingestão de alimentos. O consumo de mega doses de suplemento pode levar a diarreia osmótica.

Sintomas e causas de deficiência

Depleção de magnésio tem sido observada em um grande número de distúrbios cardiovasculares e neuromusculares, em síndromes de má absorção, no diabetes mellitus em *renal waisting* e no alcoolismo.

> O magnésio é considerado o bloqueador natural dos canais de cálcio → na depleção de magnésio aumenta o cálcio intracelular o que pode causar câimbras musculares, hipertensão e vasoespasmos coronários cerebrais.

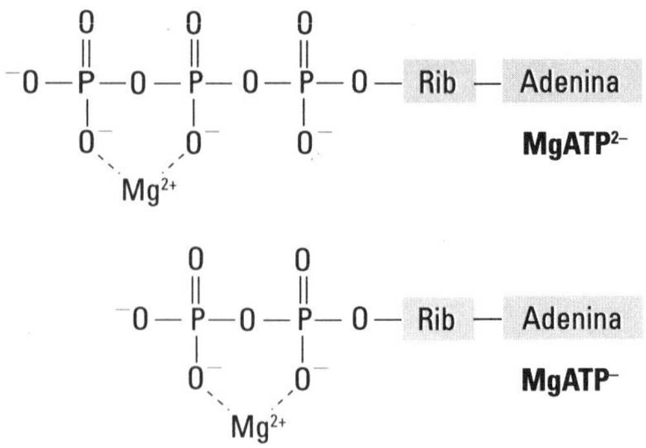

FIGURA 10.3 Complexo Mg-ATP.

Estudos do estado nutricional de magnésio

É comum o consumo inadequado de magnésio por atletas, principalmente os do sexo feminino e aqueles envolvidos em esportes cuja prática de restrição dietética é comum (bailarinas, ginastas e lutadores, por exemplo) (Lukaski et al., 1995). Atletas com restrição dietética podem ter consumo de apenas 30% a 55% da RDA em alguns casos (Hickson et al., 1986). Na deficiência de magnésio o rendimento é prejudicado. Foram observados baixos níveis de magnésio sérico em tenistas com espasmos musculares e a suplementação deste mineral (500 mg gluconato de magnésio/dia) reduziu os sintomas em poucos dias (Liu et al., 1983).

Suplementação e desempenho

Na restrição dietética de magnésio ocorre prejuízo do metabolismo glicolítico e menor eficiência muscular durante o trabalho submáximo (Lukaski et al., 2003).

A suplementação com magnésio tem demonstrado efeitos benéficos em atletas de endurance de diversas modalidades (Golf et al., 1993; Rayssiguier et al., 1990). Em exercícios resistidos a suplementação com este mineral também levou a maiores ganhos de força (20% a mais em relação ao placebo).

Entretanto, a suplementação parece ser benéfica apenas em atletas com deficiência deste

TABELA 10.3 Recomendações de magnésio.

Magnésio Função principal	Estágio de vida	RDA/AI* (mg/dia)	UL**	Efeitos adversos do consumo excessivo
Cofator de diversas enzimas.	0 – 6 meses	30*	ND	Não há relatos de efeitos adversos pelo consumo de alimentos. O consumo excessivo na forma de suplemento pode levar a diarreia osmótica. **A UL do magnésio é referente ao uso de suplementos, não inclui o consumo proveniente de alimentos ou água.
	7 – 12 meses	75*	ND	
	1 – 3 anos	80	65	
	4 – 8 anos	130	110	
	Homens			
	9 – 13 anos	240	350	
	14 – 18 anos	410	350	
	19 – 30 anos	400	350	
	> 30 anos	420	350	
	Mulheres			
	9 – 13 anos	240	350	
	14 – 18 anos	360	350	
	19 – 30 anos	310	350	
	> 30 anos	320	350	
	Gravidez			
	≤ 18 anos	400	350	
	19 – 30 anos	350	350	
	31 – 50 anos	360	350	
	Lactação			
	≤ 18 anos	360	350	
	19 – 30 anos	310	350	
	19 – 50 anos	320	350	

Adaptado de: "Dietary Reference Intakes for Calcium, Phosphorus, Magnesium, Vitamin D, and Fluoride.", disponível em: <www.nap.edu>. Em negrito → RDA; fonte normal seguida por asterisco (*) → AI = ingestão adequada; UL = maior dose diária que provavelmente não causa efeitos colaterais. Representa o somatório do consumo de alimentos + suplemento; ND = não determinado graças à falta de dados de efeitos colaterais nessa faixa etária ou à habilidade do organismo em lidar com altas doses. Dar preferência às fontes alimentares para evitar altos níveis de consumo.

mineral. Maratonistas com estado nutricional adequado não tiveram nenhum benefício com a suplementação de magnésio (Terblanche et al., 1992).

Potássio

Funções

O potássio é o principal cátion intracelular: atua na regulação da excitabilidade neuromuscular e contratilidade muscular, no equilíbrio ácido-base, síntese proteica e formação do glicogênio. Junto com o sódio, é responsável pela regulação do equilíbrio hidroeletrolítico. O potencial de membrana é mantido principalmente pela bomba sódio-potássio ATPase, cuja atividade é essencial na transmissão de impulsos nervosos, contração muscular e função cardíaca.

Recomendações, alimentos fonte e biodisponibilidade

O consumo adequado de potássio é essencial para manter a pressão arterial em níveis adequados e reduzir os efeitos colaterais decorrentes do consumo excessivo de cloreto de sódio na pressão arterial, o risco de formação de cálculos renais em pessoas susceptíveis e a perda de massa óssea.

As leguminosas, as frutas e os vegetais são as principais fontes de K. As recomendações para as diversas faixas etárias estão resumidas na Tabela 10.4.

Toxicidade e efeitos adversos da suplementação

Em indivíduos saudáveis, não há relatos de toxicidade pelo consumo de alimentos fonte de

TABELA 10.4 Recomendações de potássio.

Potássio Função principal	Estágio de vida	RDA/AI* (mg/dia)	UL	Efeitos adversos do consumo excessivo
Regulação do equilíbrio hidroeletrolítico, manutenção do potencial de membrana.	0 – 6 meses	400*	ND	Quando proveniente de alimentos, não há relatos de toxicidade por potássio em indivíduos com adequada função renal.
	7 – 12 meses	700*	ND	
	1 – 3 anos	3000*	ND	
	4 – 8 anos	3800*	ND	
	Homens			
	9 – 13 anos	4500*	ND	
	14 – 18 anos	4700*	ND	
	> 18 anos	4700*	ND	
	Mulheres			
	9 – 13 anos	4500*	ND	
	14 – 18 anos	4700*	ND	
	> 18 anos	4700*	ND	
	Gravidez	4700*	ND	
	Lactação	5100*	ND	

Adaptado de: "Dietary Reference Intakes for Water, Potassium, Sodium, Chloride, and Sulfate", disponível em: <www.nap.edu>. Em negrito → RDA; fonte normal seguida por asterisco (*) → AI = ingestão adequada; UL = maior dose diária que provavelmente não causa efeitos colaterais. Representa o somatório do consumo de alimentos + suplemento; ND = não determinado graças à falta de dados de efeitos colaterais nessa faixa etária ou à habilidade do organismo em lidar com altas doses. Dar preferência às fontes alimentares para evitar altos níveis de consumo.

potássio. Níveis séricos anormalmente elevados (hipercalemia) podem ocorrer em casos de falência renal, uso de diuréticos poupadores de potássio ou em condições de secreção inadequada de aldosterona. Em indivíduos saudáveis, a hipercalemia pode ser decorrente do consumo de altas doses de suplementos (acima de 18g) de uma só vez. Os sintomas incluem formigamento das mãos e dos pés, fraqueza muscular e paralisia temporária. Em casos extremos pode ocorrer arritmia cardíaca.

Sintomas e causas de deficiência

A deficiência de potássio (hipocalemia) normalmente é resultante de perdas excessivas deste decorrente de vômitos, uso de diuréticos e em algumas patologias renais. Os sintomas incluem fadiga, fraqueza muscular, câimbras, constipação e dores abdominais. Casos de hipocalemia severa podem resultar em paralisia muscular, batimentos cardíacos anormais e morte.

Suplementação e desempenho

O efeito da suplementação de potássio na hipertensão arterial tem sido bastante estudado. A redução da pressão arterial é em parte resultante do seu efeito natriurético, tendo em vista que o K atua diretamente no túbulo renal aumentando a excreção de cloreto de sódio. Uma metanálise de 33 estudos clínicos (2609 participantes) mostrou que a suplementação de potássio esteve associada à redução significativa da pressão arterial sistólica e diastólica, o que levou os autores a sugerir que um aumento no consumo deste mineral pode ser uma alternativa eficaz na prevenção e no tratamento da hipertensão arterial (Whelton et al., 1997).

Entretanto, em relação à atividade física, ainda não há dados suficientes que justifiquem sua suplementação. O potássio é armazenado junto com o glicogênio muscular e durante o exercício há liberação de potássio dos músculos para a corrente sanguínea sendo esta diretamente relacionada à intensidade da atividade física.

Um estudo com atletas de meio ironman demonstrou que não ocorreram alterações significativas nas concentrações plasmáticas de potássio e que nenhum atleta apresentou sintomas de hipocalemia, apesar de que este estudo não quantificou a reposição hidroeletrolítica durante a competição (Burger-Mendonça, et al 2008). Estes dados foram corroborados por outros estudos que demonstraram ausência de alterações significativas nos níveis de potássio plasmático em eventos de *endurance* ou ultra-*endurance* (Reid et al., 2004; Fallon et al., 1999).

Cohen et al. (1978) avaliaram os eletrólitos séricos em sujeitos treinados após a conclusão de uma maratona (na qual os participantes não fizeram qualquer tipo de reposição de eletrólitos). Ocorreu redução altamente significativa das concentrações séricas de magnésio e aumento dos níveis de sódio e potássio, o que levou estes autores a recomendar que esses minerais não sejam suplementados durante eventos de *endurance*.

Por outro lado, a diminuição da atividade física também leva a alterações do metabolismo do potássio. Dois estudos (Zorbas et al., 2000; Zorbas et al., 2002) mostraram que durante um período prolongado de movimento diminuído (hipoquinésia) ocorre um balanço negativo de potássio, demonstrado pelo aumento das concentrações plasmáticas e maior excreção urinária e fecal deste mineral. A suplementação com cloreto de potássio (50 mg/kg) foi ineficaz em reverter este balanço negativo.

Apesar da falta de estudos que mostrem efeitos benéficos da suplementação de potássio na atividade física, vale ressaltar que o efeito do consumo de alimentos ricos neste mineral pode ser diferente. Quando o potássio é proveniente de fontes alimentares (como as frutas e os vegetais, por exemplo) está geralmente ligado a ânions orgânicos como o citrato, que no organismo pode ser convertido a bicarbonato. O bicarbonato age como tampão na neutralização de ácidos derivados da dieta, como, por exemplo, o ácido sulfúrico resultante do metabolismo dos aminoácidos sulfurados. Quando o organismo não é capaz de neutralizar o excesso de carga ácida (por falta de precursores do bicarbonato, por exemplo) ocorre desmineralização óssea para o fornecimento de substâncias tampão como o carbonato de cálcio. Observa-se que quando há excesso de carga ácida ocorre maior excreção urinária de cálcio (proveniente dos ossos) e menor excreção urinária de citrato.

Deste modo, é difícil separar os efeitos benéficos do potássio provenientes dos alimentos daqueles provenientes do ânion conjugado. Quando o potássio é adicionado a alimentos processados, o ânion conjugado normalmente é o cloreto, que não possui ação tamponante. Portanto, recomenda-se o consumo de alimentos fonte deste mineral ao invés da suplementação.

Microminerais

Cobre

Funções

O cobre, por ser um metal de transição, participa como doador e aceptor de elétrons em reações de óxido-redução. No organismo humano ele alterna entre as formas cúprico (Cu^{2+}) e cuproso (Cu^{1+}).

O cobre funciona como cofator para diversas cupro-enzimas envolvidas na produção de energia (citocromo c oxidase), formação de tecido conectivo (lisil oxidase), metabolismo do ferro (ceruloplasmina e ferroxidase II). Também participa na síntese e no metabolismo de neurotransmissores como a norepinefrina, epinefrina e dopamina. A bainha de mielina é constituída de fosfolipídios, cuja síntese é dependente da citocromo c oxidase. A melanina é formada nos melanócitos por ação da tirosinase, uma cupro-enzima.

O cobre também é cofator da superóxido dismutase (SOD) citosólica e extracelular, uma enzima antioxidante que catalisa a dismutação do radical superóxido em peróxido de hidrogênio (Equação 10.1). A isoforma citosólica está presente em praticamente todas as células do organismo e a isoforma extracelular, nos pulmões em altas concentrações e no plasma em baixas concentrações.

A ceruloplasmina também é considerada como uma enzima antioxidante graças à sua capacidade de ligação aos íons cobre e ferro livres

$$2O^-_2 + 2H_+ \xrightarrow[\text{(Cu·Zn ou Mn)}]{\text{SOD}} O_2 + H_2O$$

EQUAÇÃO 10.1 Reação catalisada pela superóxido Dismutase (SOD). A SOD citosólica e extracelular é dependente de cobre e zinco enquanto a isoforma mitocondrial é dependente de manganês.

impedindo que estes catalisem reações que formam radicais livres.

Recomendações, alimentos fonte e biodisponibilidade

As principais fontes de cobre são as carnes, os frutos do mar, as oleaginosas e as sementes. Boas quantidades também estão presentes nos cereais integrais. A água pode conter quantidades significativas deste mineral quando passa por encanamentos de cobre.

As recomendações para as diversas faixas etárias estão resumidas na Tabela 10.5.

Toxicidade e efeitos adversos da suplementação

Sintomas de toxicidade aguda foram observados pelo consumo de alimentos e bebidas de fontes contaminadas com este mineral. Entre os sintomas de toxicidade estão dores abdominais, náuseas, vômitos e diarreia. Em casos mais sérios pode ocorrer toxicidade hepática, falência renal, coma e morte. A UL foi estabelecida em 10 mg/dia, mas esta dosagem parece ser muito alta, tendo em vista que um estudo mostrou que a suplementação com doses de 7,8 mg/dia durante cinco meses demonstrou prejuízo do sistema imune e função antioxidante.

Sintomas e causas de deficiência

Na deficiência severa de cobre ocorre anemia hipocrômica microcítica (similar ao que ocorre na deficiência de ferro). Um estado nutricional adequado de cobre é necessário para o metabolismo do ferro e a formação de células vermelhas. A anemia é um sintoma clínico da deficiência deste mineral, tendo

TABELA 10.5   Recomendações de cobre.

Cobre Função principal	Estágio de vida	RDA/AI* (µg/dia)	UL	Efeitos adversos do consumo excessivo
Componente de enzimas que participam do metabolismo do ferro.	0 – 6 meses	200*	ND	Falência renal crônica.
	7 – 12 meses	220*	ND	
	1 – 3 anos	340	1000	
	4 – 8 anos	440	3000	
	Homens			
	9 – 13 anos	700	5000	
	14 – 18 anos	890	8000	
	> 18 anos	900	10000	
	Mulheres			
	9 – 13 anos	700	5000	
	14 – 18 anos	890	8000	
	> 18 anos	900	10000	
	Gravidez			
	≤ 18 anos	1000	8000	
	19 – 50 anos	1000	10000	
	Lactação			
	≤ 18 anos	1300	8000	
	19 – 50 anos	1300	10000	

Adaptado de: "Dietary Reference Intakes for Vitamin A, Vitamin K, Arsenic, Boron, Chromium, Copper, Iodine, Iron, Manganese, Molybdenium, Nickel, Silicon, Vanadium, and Zinc.", disponível em: <www.nap.edu>. Em negrito → RDA; fonte normal seguida por asterisco (*) → AI = ingestão adequada; UL = maior dose diária que provavelmente não causa efeitos colaterais. Representa o somatório do consumo de alimentos + suplemento; ND = não determinado graças à falta de dados de efeitos colaterais nessa faixa etária ou à habilidade do organismo em lidar com altas doses. Dar preferência às fontes alimentares para evitar altos níveis de consumo.

em vista que a ceruloplasmina é requerida para o transporte do ferro até a medula óssea para a formação dos eritrócitos. Na deficiência moderada de cobre podem ocorrer alterações do metabolismo ósseo, com maior reabsorção óssea.

Cobre e estresse oxidativo

O cobre, assim como o ferro, é um mineral cuja deficiência ou excesso podem ser prejudiciais. Se por um lado participa como cofator da SOD na defesa antioxidante, em situações de excesso deste mineral este pode ser desligado das proteínas e quando livre funciona como um catalisador em reações formadoras de radicais livres.

Estudos do estado nutricional de cobre

Estudos têm demonstrado que em atletas as concentrações séricas de cobre podem estar aumentadas (Tuya et al., 1996) ou não alteradas (Lukaski et al., 1990). Alguns autores sugerem que a perda de cobre pelo suor poderia justificar essas alterações apesar de que deficiências severas não têm sido relatadas (Tuya et al., 1996; Lukaski et al., 1990). O treinamento físico aparentemente aumenta a síntese da ceruloplasmina e SOD Cu-Zn (Koury et al., 2004). Dowdy e Burt (1980) observaram redução da ceruloplasmina e dos níveis séricos de cobre durante um período de treinamento de seis meses em nadadores competitivos.

Cromo
Funções

O cromo está presente nas formas trivalente (III) e hexavalente (VI), sendo a primeira a forma biologicamente ativa. O cromo hexavalente é utilizado na indústria e é carcinogênico quando inalado. Pouco se sabe ainda a respeito das funções biológicas do cromo. Sua ação mais estudada é no metabolismo da glicose como potencializador da ação da insulina. Esta ação ocorre por meio de uma proteína de baixo peso molecular que se liga ao cromo (LMWCr): quando ocorre interação do receptor da insulina com a insulina ocasiona entrada do cromo no interior da célula e ligação à proteína LMWCr, que quando ligada ao cromo é capaz de aumentar a atividade de tirosina quinase do receptor da insulina, aumentando portanto a ação deste hormônio (Figura 10.4).

Recomendações, alimentos fonte e biodisponibilidade

Há ainda poucos dados em relação ao conteúdo de cromo em alimentos. Adicionalmente, análises de diferentes lotes de um mesmo produto têm demonstrado variações muito grandes nas concentrações deste mineral. Entre as fontes mais ricas em cromo estão: brócolis, presunto, suco de uva e batata.

A administração de cromo junto com vitamina C aumenta a absorção do cromo. Dietas com excesso de carboidratos simples resultam em aumento da excreção urinária de cromo (possivelmente ocasionado pelo aumento da secreção de insulina).

As recomendações para as diversas faixas etárias estão resumidas na Tabela 10.6.

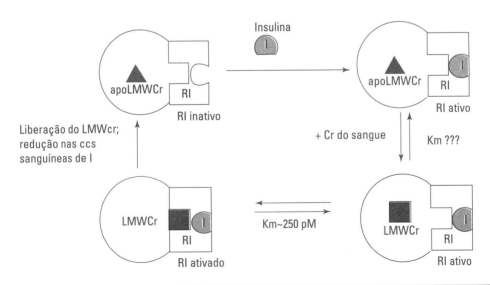

FIGURA 10.4 Mecanismo proposto de ativação do receptor da insulina pelo LMWCr em resposta à insulina. I = insulina; RI = receptor da insulina.

Adaptado de Vincent, 1999.

TABELA 10.6 Recomendações de cromo.

Cromo Função principal	Estágio de vida	RDA/AI* (mg/dia)	UL	Efeitos adversos do consumo excessivo
Ajuda na manutenção de níveis adequados de glicose.	0 – 6 meses	0,2*	ND	Falência renal crônica.
	7 – 12 meses	5,5*	ND	
	1 – 3 anos	11*	ND	
	4 – 8 anos	15*	ND	
	Homens			
	9 – 13 anos	25*	ND	
	14 – 50 anos	35*		
	> 50 anos	30*	ND	
	Mulheres			
	9 – 13 anos	21*	ND	
	14 – 18 anos	24*	ND	
	19 – 50 anos	25*	ND	
	> 50 anos	20*	ND	
	Gravidez			
	≤ 18 anos	29*	ND	
	19 – 50 anos	30*	ND	
	Lactação			
	≤ 18 anos	44*	ND	
	19 – 50 anos	45*	ND	

Adaptado de: "Dietary Reference Intakes for Vitamin A, Vitamin K, Arsenic, Boron, Chromium, Copper, Iodine, Iron, Manganese, Molybdenium, Nickel, Silicon, Vanadium, and Zinc.", disponível em: <www.nap.edu>. Em negrito → RDA; fonte normal seguida por asterisco (*) → AI = ingestão adequada; UL = maior dose diária que provavelmente não causa efeitos colaterais. Representa o somatório do consumo de alimentos + suplemento; ND = não determinado graças à falta de dados de efeitos colaterais nessa faixa etária ou à habilidade do organismo em lidar com altas doses. Dar preferência às fontes alimentares para evitar altos níveis de consumo.

Toxicidade e efeitos adversos da suplementação

O cromo trivalente é aparentemente seguro, talvez por causa da sua baixa absorção. Entre os efeitos colaterais decorrentes de altas doses via suplementação estão a disfunção hepática e a rabdomiólise (injúria muscular caracterizada pela liberação de conteúdo de células musculares no plasma). Indivíduos com doença renal ou hepática pré-existente devem ter mais cautela graças ao maior risco de efeitos colaterais.

Sintomas e causas de deficiência

Na deficiência de cromo a utilização normal da glicose pode ser prejudicada levando a intolerância à glicose. Graças à função do cromo na ação da insulina, a deficiência de cromo pode ser um fator contribuinte no diabetes tipo 2.

Suplementação e desempenho

Estudos têm demonstrado aumento da excreção urinária de cromo tanto em atletas de *endurance* (Lukaski et al., 2000) quanto em atletas de exercício resistido (Rubin et al., 1998). Em decorrência das perdas de cromo durante o exercício, a suplementação com picolinato de cromo (uma forma altamente biodisponível) tem sido bastante estudada com o intuito de melhorar o desempenho físico e devido aos seus possíveis efeitos anabólicos (Evans et al., 1989).

Um estudo mostrou que a suplementação com picolinato de cromo (200 mcg/dia) durante 40 dias levou a um aumento significativo do peso (2,2 kg), massa magra (1,6kg) e gordura em indivíduos que participam de um programa de treinamento resistido (Evans et al., 1989).

Evans et al. (1989) suplementaram jogadores de futebol em regime intenso de treinamento e demonstraram redução de peso (1,2 kg) e gordura (3,4 kg) e aumento de massa magra (2,6 kg).

Entretanto, nem todos os estudos têm mostrado resultados favoráveis. Hasten et al. (1990) não encontraram nenhum efeito na força ou nas medidas antropométricas com a suplementação de picolinato de cromo (200 mcg/dia) em homens e mulheres que iniciam um programa de treinamento de força. Outros estudos (Trent et al., 1995; Clancy et al., 1994; Hallmark et al., 1996) tampouco mostraram efeitos benéficos da suplementação em nenhum dos parâmetros avaliados (força ou composição corporal).

Portanto, apesar de muitas dietas não fornecerem quantidades adequadas de cromo, o uso de suplementos para melhorar o rendimento ou a composição corporal ainda é controversa e mais estudos são necessários para esclarecer em quais casos esta pode ser benéfica.

Ferro

Funções

O ferro é um dos elementos mais comuns na natureza e como metal de transição é essencial no transporte de elétrons. Ele é requerido para o funcionamento de proteínas envolvidas na produção oxidativa de energia, transporte de oxigênio, respiração mitocondrial e inativação de radicais livres (apesar do excesso poder ser pró-oxidante, como será discutido mais adiante). O ferro também é um fator limitante na síntese do DNA. A Tabela 10.7 exemplifica algumas funções metabólicas do ferro.

TABELA 10.7   Funções metabólicas do ferro.

Função	Enzima
Produção oxidativa de energia	Citocromos a, b, c Citocromo P-450 Catalase, peroxidase
Transporte de oxigênio	Hemoglobina Mioglobina
Respiração mitocondrial	Succinato-desidrogenase
Inativação de espécies reativas de oxigênio	Xantina-oxidase
Síntese de DNA	Ribonucleotídeo-redutase

Recomendações, alimentos fonte e biodisponibilidade

O ferro utilizado pelo organismo é obtido de duas fontes principais: da dieta e da reciclagem de hemácias senescentes. Do total dos aproximadamente 15 mg de ferro consumidos diariamente apenas 1 mg a 2 mg são absorvidos na forma inorgânica ou na forma heme.

A aquisição do ferro da dieta na forma heme corresponde a aproximadamente 1/3 do total e é proveniente da quebra da hemoglobina e mioglobina contidas na carne vermelha. O ferro heme é absorvido pela proteína transportadora de heme-1 (HCP-1). O ferro inorgânico, por sua vez, precisa ser reduzido a Fe^{+2} pela redutase citocromo b duodenal para ser transportado para dentro do enterócito pela proteína transportadora de metal divalente (DMT-1, *do inglês: divalent metal transporter 1*), que também transporta o Mn^{2+}, Co^{2+}, Cu^{2+} e Zn^{2+} (Figura 10.5).

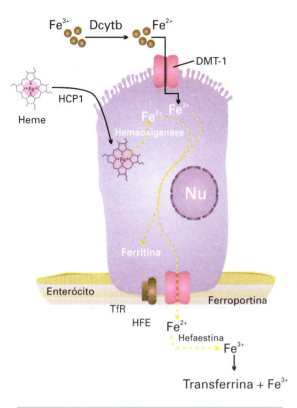

FIGURA 10.5 Enterócito e as proteínas envolvidas na absorção do ferro.

Dcytb: ferroredutase; DMT-1: transportador de metal divalente-1; HCP-1: proteína transportadora do heme-1; Nu: núcleo; HFE: proteína da hemocromatose; TfR: receptor da transferrina. Reproduzido de Grotto 2008 com permissão.

A absorção do Fe-heme é pouco influenciada por outros componentes da dieta (apenas a suplementação com altas doses de cálcio pode reduzir sua absorção), mas o ferro inorgânico está sujeito a diversos fatores que influenciam em sua biodisponibilidade. O ácido ascórbico (vitamina C) facilita a redução do ferro férrico (Fe^{3+}) para ferroso (Fe^{2+}) permitindo absorção do complexo ferro-ácido ascórbico pelos enterócitos. Alguns estudos também mostraram que a vitamina C influencia a síntese da ferritina e o armazenamento do ferro. Por outro lado, o excesso de cálcio, fibra alimentar, oxalatos, fosfatos, polifenóis e a proteína de soja diminuem a biodisponibilidade do ferro não heme.

As carnes constituem a fonte de ferro mais biodisponível tendo em vista que além da alta quantidade de ferro heme aumentam a biodisponibilidade do ferro inorgânico.

As recomendações para as diversas faixas etárias estão resumidas na Tabela 10.8.

Toxicidade e efeitos adversos da suplementação

Não existe um mecanismo fisiológico que seja capaz de remover o excesso de ferro do organismo. Sua eliminação ocorre apenas pelas secreções corpóreas, descamação das células intestinais e epidermais ou sangramento menstrual. Por este motivo, a overdose deste mineral é potencialmente tóxica.

Doses extremamente altas (200 mg a 250 mg de ferro elementar/kg de peso) são letais e sintomas de toxicidade aguda são observados com doses entre 20 mg/kg e 60 mg/kg de peso. Os sintomas de toxicidade aguda (nas primeiras seis horas) incluem náuseas, vômitos, dores abdominais, letargia, dificuldade de respirar e coma. Em um período entre 12 e 48 horas pode ocorrer comprometimento do sistema nervoso central, coração, rins e fígado.

Sintomas e causas de deficiência

Na deficiência severa de ferro ocorre anemia microcítica hipocrômica (eritrócitos menores e com menores quantidades de hemoglobina). A síntese do anel heme também pode estar prejudicada na deficiência de B_6 ou vitamina C. Os sintomas observados são cansaço, diminuição da capacidade de trabalho, aumento dos batimentos cardíacos, dores de cabeça e irritabilidade.

A deficiência de ferro é altamente prevalente em todo o mundo, sendo mais comum em crianças e mulheres em idade fértil. Entre os fatores de risco estão baixa ingestão e/ou absorção, aumento da excreção e redução da acidez gástrica decorrente do consumo de antiácidos ou acloridria.

Estudos do estado nutricional de ferro

Atletas do sexo masculino geralmente consomem quantidades acima das recomendações; entretan-

TABELA 10.8 Recomendações de ferro.

Ferro Função principal	Estágio de vida	RDA/AI* (mg/dia)	UL	Efeitos adversos do consumo excessivo
Componente da hemoglobina e diversas enzimas; prevenção da anemia hipocrômica.	0 – 6 meses	0,27*	40	Desordens gastrointestinais
	7 – 12 meses	11	40	
	1 – 3 anos	7	40	
	4 – 8 anos	10	40	
	Homens			
	9 – 13 anos	8	40	
	14 – 18 anos	11	45	
	> 18 anos	8	45	
	Mulheres			
	9 – 13 anos	18	45	
	14 – 50 anos	8	45	
	> 50 anos	11	45	
	Gravidez	27	45	
	Lactação			
	≤ 18 anos	10	45	
	19 – 50 anos	9	45	

Adaptado de: "Dietary Reference Intakes for Vitamin A, Vitamin K, Arsenic, Boron, Chromium, Copper, Iodine, Iron, Manganese, Molybdenium, Nickel, Silicon, Vanadium, and Zinc.", disponível em: <www.nap.edu>. Em negrito → RDA; fonte normal seguida por asterisco (*) → AI = ingestão adequada; UL = maior dose diária que provavelmente não causa efeitos colaterais. Representa o somatório do consumo de alimentos + suplemento; ND = não determinado graças à falta de dados de efeitos colaterais nessa faixa etária ou à habilidade do organismo em lidar com altas doses. Dar preferência às fontes alimentares para evitar altos níveis de consumo.

to, o consumo inadequado de ferro (< 18mg) é bastante comum em atletas do sexo feminino. Estudos mostram que corredoras consomem entre 12 mg/dia e 15 mg/dia (Haymes et al., 1989; Manore et al., 1989; Pate et al., 1993). Adicionalmente, o alto consumo de fibras e baixo consumo de carne pode diminuir a biodisponibilidade deste mineral, que, aliado às perdas menstruais e ao suor, podem levar à deficiência leve ou até mesmo severa deste mineral.

Suplementação e desempenho

Em mulheres com anemia ferropriva, a suplementação melhora o estado nutricional, aumenta a capacidade de trabalho e reduz as concentrações séricas de lactato (Gardner et al., 1975).

A suplementação em atletas não anêmicas, porém com deficiência de ferro, tem demonstrado resultados inconsistentes. Matter et al. (1987) suplementaram corredoras de maratona deficientes em ferro e observaram aumento na ferritina sérica. Entretanto, não foram observados efeitos na captação máxima de oxigênio ou concentrações de lactato séricas.

Por outro lado, Rowland et al. (1988) mostraram melhora no rendimento em atletas adolescentes do sexo feminino após suplementação com ferro. Outros estudos mostraram redução do lactato sanguíneo sem modificações na captação máxima de oxigênio em mulheres com deficiência de ferro (mas não anêmicas) (Newhouse et al., 1995; Lukaski et al., 1991), o que enfatiza a maior dependência do metabolismo glicolítico quando há depleção tecidual de ferro.

Ferro e estresse oxidativo

O ferro possui um efeito dicotômico no estresse oxidativo. Se por um lado é um mineral essencial na defesa antioxidante (como cofator da catalase, enzima que decompõe o peróxido de hidrogênio), o excesso deste mineral pode ser pró-oxidante.

A transferrina transporta o Fe^{+3}. Além de solubilizar o ferro, ela atenua sua reatividade e facilita sua liberação para as células. A transferrina tem capacidade de transportar aproximadamente 12 mg de ferro, mas raramente é utilizada. Normalmente ela está apenas 30% saturada. Quando a capacidade de ligação está totalmente saturada, o ferro pode circular em sua forma livre, que é facilmente internalizado pelas células contribuindo para o dano oxidativo. O ferro participa das reações de Fenton e Haber-Weiss originando o radical livre hidroxila, que causa peroxidação lipídica e danos ao DNA.

Iodo

Funções

O iodo é requerido para a síntese dos hormônios tireoideanos triiodotironina (T_3) e tiroxina (T_4), sendo essencial portanto para o funcionamento adequado da tireoide. Nos tecidos alvo T_4 é convertido em T_3 por ação de deiododinases, enzimas dependentes de selênio. A triiodotironina (T_3) é a forma mais ativa do hormônio, capaz de se ligar a receptores de hormônios tireoideanos no núcleo da célula e regular a expressão de diversos genes envolvidos no metabolismo, no crescimento e na reprodução.

Recomendações, alimentos fonte e biodisponibilidade

Entre as principais fontes alimentares de iodo estão os alimentos de origem marinha, os ovos e o leite. O conteúdo no leite varia amplamente dependendo da exposição do gado a fatores ambientais como suplementos de iodo na água, ração e uso de blocos de sal mineral. Os produtos vegetais não são uma boa fonte deste mineral. O sal, por ser fortificado com iodeto de potássio ou iodato de potássio, representa uma das principais fontes de iodo no Brasil.

Alguns alimentos contêm substâncias que podem interferir negativamente na utilização do iodo ou na produção dos hormônios tireoideanos. Os isotiocianatos das brássicas e as isoflavonas da soja (genisteína e daidzeína) são exemplos destes compostos, e seu alto consumo torna-se potencialmente mais prejudicial quando aliado ao baixo consumo de iodo.

As recomendações para as diversas faixas etárias estão resumidas na Tabela 10.9.

Toxicidade e efeitos adversos da suplementação

A toxicidade por iodo é rara e somente ocorre caso sejam ingeridas doses de várias gramas na forma de suplementos. Os sintomas de intoxicação aguda são queimação da garganta e estômago, febre, náuseas, vômitos, diarreia e coma.

O risco de bócio também aumenta em casos de ingestão crônica excessiva de iodo (acima de 18 mg/dia).

Sintomas e causas de deficiência

A deficiência de iodo é um problema de saúde pública em vários locais do mundo onde o solo é muito pobre neste mineral. A deficiência de iodo resulta em produção deficiente de T_4, com consequente aumento da produção de TSH. Na elevação crônica dos níveis de TSH ocorre hipertrofia da glândula, ocasionando o bócio. A deficiência de iodo é exacerbada na deficiência de vitamina A ou ferro.

Suplementação e desempenho

O exercício intenso acarreta perdas significativas de iodo pelo suor (de 35 ug/L a 45 ug/L). Desse modo, o estado nutricional deste mineral poderia

TABELA 10.9 Recomendações de iodo.

Iodo Função principal	Estágio de vida	RDA/AI* (µg/dia)	UL	Efeitos adversos do consumo excessivo
Componente dos hormônios tireoideanos; prevenção do bócio e cretinismo.	0 – 6 meses	110*	ND	Concentrações elevadas do hormônio estimulador da tireoide (TSH).
	7 – 12 meses	130*	ND	
	1 – 3 anos	90	200	
	4 – 8 anos	90	300	
	Homens			
	9 – 13 anos	120	600	
	14 – 18 anos	150	900	
	> 18 anos	150	1100	
	Mulheres			
	9 – 13 anos	120	600	
	14 – 18 anos	150	900	
	> 18 anos	150	1100	
	Gravidez			
	≤ 18 anos	220	900	
	19 – 50 anos	220	1100	
	Lactação			
	≤ 18 anos	290	900	
	19 – 50 anos	290	1100	

Adaptado de: "Dietary Reference Intakes for Vitamin A, Vitamin K, Arsenic, Boron, Chromium, Copper, Iodine, Iron, Manganese, Molybdenium, Nickel, Silicon, Vanadium, and Zinc.", disponível em: <www.nap.edu>. Em negrito → RDA; fonte normal seguida por asterisco (*) → AI = ingestão adequada; UL = maior dose diária que provavelmente não causa efeitos colaterais. Representa o somatório do consumo de alimentos + suplemento; ND = não determinado graças à falta de dados de efeitos colaterais nessa faixa etária ou à habilidade do organismo em lidar com altas doses. Dar preferência às fontes alimentares para evitar altos níveis de consumo.

ficar comprometido levando a prejuízo na síntese de hormônios tireoideanos em casos de sua ingestão deficiente (que de fato acontece em algumas partes do mundo).

Mao et al. (2001) demonstraram a perda potencial de iodo em atletas sob intensa atividade física. Os autores demonstraram que 46% desses atletas apresentaram aumento da glândula tireoide em comparação a apenas 2% no grupo controle sedentário.

Apesar de outros trabalhos também terem demonstrado a perda excessiva de iodo pelo suor, há carência de trabalhos que investigam o efeito destas perdas na função tireoideana em longo prazo e os possíveis efeitos da suplementação em grupos de atletas de risco.

Manganês

Funções

O manganês participa do metabolismo de carboidratos, aminoácidos e colesterol. A piruvato carboxilase e fosfoenolpiruvato carboxiquinase (gliconeogênese) e a arginase (ciclo da ureia) são dependentes de manganês. Este mineral também participa da estrutura óssea como cofator das glicosiltransferases, requeridas para a síntese de proteoglicanos necessários à formação dos ossos e das cartilagens.

O manganês também tem papel antioxidante como cofator da superóxido dismutase mitocondrial (SOD$_{Mn}$), responsável pela conversão dos radicais superóxido gerados na mitocôndria em peróxido de hidrogênio.

Recomendações, alimentos fonte e biodisponibilidade

As principais fontes de manganês são os cereais integrais, oleaginosas e vegetais folhosos. O manganês presente em alimentos com alto conteúdo de ácido oxálico (repolho, espinafre) é menos biodisponível. O chá também é uma boa fonte de manganês, mas a absorção deste pode estar reduzida pela presença dos taninos. O excesso de cálcio, zinco e ferro podem prejudicar a absorção de manganês. Por outro lado, a vitamina C aumenta a absorção.

As recomendações para as diversas faixas etárias estão resumidas na Tabela 10.10.

Toxicidade e efeitos adversos da suplementação

Como a absorção do manganês é baixa, sintomas de toxicidade são resultantes principalmente da inalação do óxido de manganês. Os sintomas são

TABELA 10.10 Recomendações de manganês.

Manganês Função principal	Estágio de vida	RDA/AI* (mg/dia)	UL	Efeitos adversos do consumo excessivo
Envolvido na formação óssea e em enzimas envolvidas no metabolismo de aminoácidos, colesterol e metabolismo de carboidratos.	0 – 6 meses	0,003*	ND	Elevadas concentrações sanguíneas e neurotoxicidade.
	7 – 12 meses	0,6*	ND	
	1 – 3 anos	1,2*	2	Indivíduos com problemas hepáticos podem ser mais susceptíveis aos efeitos tóxicos do manganês.
	4 – 8 anos	1,5*	3	
	Homens			
	9 – 13 anos	1,9*	9	
	14 – 18 anos	2,2*	9	
	> 18 anos	2,3*	11	
	Mulheres			
	9 – 13 anos	1,6*	6	
	14 – 18 anos	1,6*	9	
	> 18 anos	1,8*	11	
	Gravidez			
	≤ 18 anos	2,0*	9	
	19 – 50 anos	2,0*	11	
	Lactação			
	≤ 18 anos	2,6*	9	
	19 – 50 anos	2,6*	11	

Adaptado de: "Dietary Reference Intakes for Vitamin A, Vitamin K, Arsenic, Boron, Chromium, Copper, Iodine, Iron, Manganese, Molybdenium, Nickel, Silicon, Vanadium, and Zinc.", disponível em: <www.nap.edu>. Em negrito → RDA; fonte normal seguida por asterisco (*) → AI = ingestão adequada; UL = maior dose diária que provavelmente não causa efeitos colaterais. Representa o somatório do consumo de alimentos + suplemento; ND = não determinado graças à falta de dados de efeitos colaterais nessa faixa etária ou à habilidade do organismo em lidar com altas doses. Dar preferência às fontes alimentares para evitar altos níveis de consumo.

similares à doença de Parkinson: tremores, dificuldade para caminhar e espasmos faciais. Também podem ocorrer manifestações psiquiátricas como irritabilidade, agressividade e alucinações.

Sintomas e causas de deficiência

Experimentos em humanos que induziram deficiência dietética deste mineral demonstraram que os indivíduos desenvolveram hipocolesterolemia e *rash* cutâneo (Friedman et al., 1987). Adicionalmente, parâmetros de cálcio sanguíneo, fósforo e fosfatase alcalina sofreram alterações indicativas de maior remodelação óssea. Um estudo também demonstrou que mulheres com osteoporose apresentaram níveis plasmáticos reduzidos de manganês (Freeland et al., 1994).

Molibdênio

Funções

O molibdênio é cofator de três enzimas: a sulfito oxidase (participa do metabolismo de aminoácidos sulfurados), a xantina oxidase (catabolismo dos nucleotídeos para formar ácido úrico, que tem função antioxidante) e aldeído oxidase, que catalisa reações de oxidação importantes no metabolismo de drogas e toxinas.

Recomendações, alimentos fonte e biodisponibilidade

As principais fontes de molibdênio são as leguminosas (feijão, lentilha e ervilha). Os grãos e as oleaginosas também são boas fontes, e o conteúdo deste mineral nos alimentos pode variar consideravelmente dependente das condições de cultivo.

As recomendações para as diversas faixas etárias estão resumidas na Tabela 10.11.

Toxicidade e efeitos adversos da suplementação

Em humanos a toxicidade por molibdênio é baixa. Altas doses (de 10 mg/dia a 15 mg/dia) podem levar a aumento dos níveis séricos de ácido úrico e ceruloplasmina e sintomas neurológicos como crises e alucinações.

Sintomas e causas de deficiência

Não há relatos de deficiência de molibdênio em pessoas saudáveis.

Suplementação e desempenho

Há poucos dados a respeito do estado nutricional de atletas em relação ao molibdênio ou dos efeitos da suplementação. Um estudo conduzido no Japão mostrou redução das concentrações sanguíneas de molibdênio em atletas em comparação ao grupo controle o que levou estes autores a sugerir que o exercício possa causar deficiência deste mineral (Kondo et al., 2003).

Entretanto, ainda é muito cedo para tirar conclusões, tendo em vista que a dosagem sanguínea não é considerada um bom marcador do estado nutricional e pouco se sabe da homeostase do molibdênio durante o exercício físico. Portanto, são necessários mais estudos para elucidar o papel deste mineral no exercício físico e possíveis efeitos da suplementação.

Selênio

Funções

O selênio é cofator de diversas selenoproteínas, como a glutationa peroxidase, a tioredoxina redutase, as iodotironinas deiodinases, as selenoproteínas P e W, entre outras.

É considerado um mineral antioxidante por ser cofator das cinco isoformas da glutationa peroxidase (GPx) (celular, extracelular, fosfolipídio hidroperoxidase, gastrointestinal e olfatória). Todas elas têm ação antioxidante por meio da catálise da redução do peróxido de hidrogênio a água. A tioredoxina redutase é outra enzima antioxidante que participa na regeneração de diversos antioxidantes, entre eles a vitamina C. A Figura 10.6 mostra o papel da glutationa peroxidase e outras enzimas na defesa antioxidante.

TABELA 10.11   Recomendações de molibdênio.

Molibdênio Função principal	Estágio de vida	RDA/AI* (µg/dia)	UL	Efeitos adversos do consumo excessivo
Cofator de enzimas envolvidas no catabolismo de aminoácidos sulfurados, purinas e pirimidinas.	0 – 6 meses	2*	ND	Problemas reprodutivos (em animais)
	7 – 12 meses	75*	ND	
	1 – 3 anos	**17**	300	Indivíduos com deficiência de cobre podem ter risco aumentado de toxicidade por molibdênio.
	4 – 8 anos	**22**	600	
	Homens			
	9 – 13 anos	**34**	1100	
	14 – 18 anos	**43**	1700	
	> 30 anos	**45**	2000	
	Mulheres			
	9 – 13 anos	**34**	1100	
	14 – 18 anos	**43**	1700	
	> 18 anos	**45**	2000	
	Gravidez			
	≤ 18 anos	**50**	1700	
	19 – 50 anos	**50**	2000	
	Lactação			
	≤ 18 anos	**50**	1700	
	19 – 50 anos	**50**	2000	

Adaptado de: "Dietary Reference Intakes for Vitamin A, Vitamin K, Arsenic, Boron, Chromium, Copper, Iodine, Iron, Manganese, Molybdenium, Nickel, Silicon, Vanadium, and Zinc.", disponível em: <www.nap.edu>. Em negrito → RDA; fonte normal seguida por asterisco (*) → AI = ingestão adequada; UL = maior dose diária que provavelmente não causa efeitos colaterais. Representa o somatório do consumo de alimentos + suplemento; ND = não determinado devido à falta de dados de efeitos colaterais nessa faixa etária ou devido à habilidade do organismo em lidar com altas doses. Dar preferência às fontes alimentares para evitar altos níveis de consumo.

O selênio também influencia o crescimento, o desenvolvimento e o metabolismo pela sua participação no metabolismo dos hormônios tireoideanos como cofator das iodotironina deiodinases, enzimas que catalisam a remoção de um átomo de iodo da tiroxina (T_4) para formar a forma biologicamente ativa, a triiodotironina (T_3).

Recomendações, alimentos fonte e biodisponibilidade

A biodisponibilidade do selênio depende de sua forma química. Os compostos orgânicos (selenometionina e selenocisteína) são mais biodisponíveis que os inorgânicos (selenito e selenato). Na

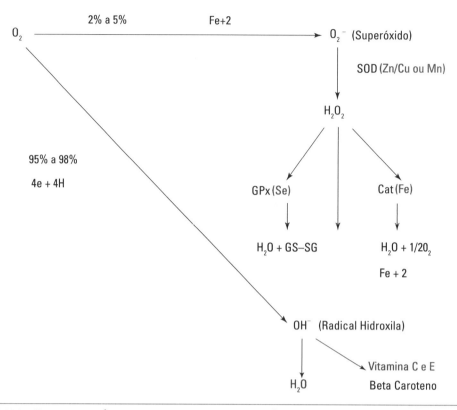

FIGURA 10.6 Participação dos minerais em enzimas antioxidantes.

Aproximadamente 95 a 98% do oxigênio é reduzido a água pelos organismos aeróbios na cadeia de transporte de elétrons mitocondrial. Entretanto entre 2% a 5% sofrem redução univalente, formando radicais livres e espécies reativas de oxigênio. A superóxido dismutase (SOD) é dependente de Cu e Zn ou Mn. A glutationa peroxidase (GPx) é dependente de selênio e a catalase é uma heme-proteína, logo, dependente de ferro. Adaptado de: Batello 2002.

selenometionina e selenocisteína o átomo de enxofre é substituído por um átomo de selênio, mas estes continuam sendo absorvidos pelo mesmo transportador dos aminoácidos não modificados. Adicionalmente, o tRNA não diferencia entre metionina e SeMet, o que resulta na incorporação deste aminoácido no *pool* de proteínas corporais.

Poucos alimentos são fonte significativa de selênio. Ele está presente em alguns produtos de origem vegetal (como as oleaginosas, principalmente a castanha-do-Brasil) e em produtos de origem animal (como peixes e ovos). As recomendações para as diversas faixas etárias estão resumidas na Tabela 10.12.

TEOR DE SELÊNIO NAS CASTANHAS-DO-BRASIL

Tradicionalmente, a Castanha-do-Brasil é considerada a principal fonte alimentar de selênio. Entretanto, a recomendação de que 1 castanha/dia é suficiente para suprir as necessidades diárias de selênio não é válida, tendo em vista que o teor de selênio varia muito conforme a região de cultivo. Uma metanálise recente mostrou que 25,53% das amostras analisadas apresentaram menos de 55 mcg de selênio e 5,24% das amostras apresentaram teores superiores a 400mcg.

Toxicidade e efeitos adversos da suplementação

A toxicidade por selênio leva a uma condição denominada selenose. A selenose pode ser decor-

TABELA 10.12 Recomendações de selênio.

Selênio Função principal	Estágio de vida	RDA/AI* (mg/dia)	UL	Efeitos adversos do consumo excessivo
Função antioxidante e regulação da ação de hormônios tireoideanos, redução e oxidação da vitamina C e outras moléculas.	0 – 6 meses	15*	45	Enfraquecimento e queda de unhas e cabelo.
	7 – 12 meses	20*	60	
	1 – 3 anos	20	90	
	4 – 8 anos	30	150	
	Homens			
	9 – 13 anos	40	280	
	> 13 anos	55	400	
	Mulheres			
	9 – 13 anos	40	280	
	> 13 anos	55	400	
	Gravidez	60	400	
	Lactação	70	400	

Adaptado de: "Dietary Reference Intakes for Vitamin C, Vitamin E, Selenium, and Carotenoids", disponível em www.nap.edu. Em negrito → RDA; fonte normal seguida por asterisco (*) → AI = ingestão adequada; UL = maior dose diária que provavelmente não causa efeitos colaterais. Representa o somatório do consumo de alimentos + suplemento; ND = não determinado graças à falta de dados de efeitos colaterais nessa faixa etária ou à habilidade do organismo em lidar com altas doses. Dar preferência às fontes alimentares para evitar altos níveis de consumo.

rente da ingestão aguda de megadoses (27000 mcg) ou da ingestão de doses menos elevadas (850 mcg/dia) por longos períodos de tempo. Os sintomas são distúrbios gastrointestinais, fragilidade das unhas e cabelo, fadiga, irritabilidade e hálito com odor a alho. O selênio é o único mineral cuja UL (400 mcg) pode ser alcançada via ingestão de alimentos.

Sintomas e causas de deficiência

Na deficiência de selênio ocorre redução da atividade das glutationas peroxidases e outras enzimas com função antioxidante, o que faz com que indivíduos deficientes neste mineral tornem-se mais susceptíveis ao estresse fisiológico.

A deficiência de selênio pode exacerbar os sintomas da deficiência de iodo, tendo em vista que o iodo é essencial para a síntese dos hormônios tireoideanos, mas as enzimas responsáveis pela conversão da tiroxina (T_4) na sua forma biologicamente ativa (T_3) são dependentes de selênio.

Estudos do estado nutricional de selênio

O selênio é um mineral cujo consumo normalmente se encontra abaixo do recomendado. Estudos têm demonstrado que alguns atletas consomem aproximadamente 1/3 das recomendações deste mineral (Margaritis et al., 2005).

Suplementação e desempenho

Graças à participação do selênio na glutationa peroxidase, os requerimentos de selênio podem estar aumentados com a elevação do gasto energético para que o balanço antioxidante possa ser mantido. Margaritis et al. (2005) mostraram que os requerimentos de selênio aumentam de modo não linear com a elevação do gasto energético. Adicionalmente, outro estudo mostrou que o treinamento físico aumenta a atividade plasmática e eritrocitária da glutationa peroxidase (Tessier et al., 1995).

Opostamente, dois estudos mostraram que as concentrações plasmáticas ou a atividade da glutationa peroxidase eritrocitária não sofrem alterações após a maratona (Rokitzki et al., 1993; Logemann et al., 1989). Entretanto, são necessários mais estudos que utilizam outros marcadores (como, por exemplo, dosagem da atividade da glutationa peroxidase extracelular) e/ou indicadores de estresse oxidativo, tendo em vista que os marcadores utilizados nestes estudos não são necessariamente bons marcadores das alterações de selênio a curto prazo.

Em indivíduos treinados, a suplementação com selênio aumenta os níveis basais de glutationa peroxidase (GPx) sem efeitos no desempenho físico (Tessier et al., 1995).

Zinco

Funções

O zinco tem papel essencial no crescimento, no desenvolvimento, na resposta imune, na reprodução e na função neurológica. Aproximadamente 300 enzimas são zinco-dependentes, como RNA polimerase, álcool desidrogenase, anidrase carbônica e fosfatase alcalina.

Este mineral também participa dos motivos conhecidos como "dedos de zinco", responsáveis pela estabilização da estrutura de diversas proteínas, principalmente fatores de transcrição, que regulam a expressão gênica. A enzima antioxidante superóxido dismutase citosólica é dependente de cobre e zinco: o zinco tem papel estrutural e o cobre papel catalítico. As membranas biológicas tornam-se mais susceptíveis ao estresse oxidativo na ausência deste mineral. O zinco também tem papel na sinalização celular, liberação de hormônios, transmissão de impulsos nervosos e até mesmo papel regulador na apoptose.

Recomendações, alimentos fonte e biodisponibilidade

As ostras são a fonte mais rica em zinco. Boas quantidades também estão presentes na carne vermelha e em outras carnes. O zinco presente em alimentos de origem vegetal tem menor biodisponibilidade graças às concentrações relativamente altas de ácido fítico. O excesso de cálcio e ferro também tem efeitos negativos reduzindo a absorção do zinco.

As recomendações para as diversas faixas etárias estão resumidas na Tabela 10.13.

Toxicidade e efeitos adversos da suplementação

A suplementação de altas doses de zinco (doses iguais ou superiores a 50 mg/dia) pode levar à deficiência de cobre pelo aumento da síntese intestinal de metalotioneína, uma proteína que possui alta afinidade com o cobre, podendo reduzir sua absorção.

Sintomas e causas de deficiência

Na deficiência severa de zinco ocorre comprometimento do crescimento, maturação sexual, diarreia crônica e severa, prejuízo do sistema imune. Esses sintomas foram observados principalmente em indivíduos com acrodermatite enteropática, uma doença genética na qual ocorre menor absorção e transporte do zinco. Na deficiência moderada pode ocorrer comprometimento do desenvolvimento físico e psicológico e maior susceptibilidade a infecções. Pessoas com desnutrição, gestantes ou mulheres que amamentam e crianças estão entre as populações de risco. Idosos e vegetarianos restritos também têm maiores chances de apresentar deficiência.

Suplementação e desempenho

A suplementação com zinco reduziu os níveis de malondialdeído e aumentou os níveis séricos de glutationa e a atividade das enzimas antioxidantes superóxido dismutase (SOD) e glutationa peroxidase (GPx) em lutadores e indivíduos sedentários. Deste modo, a suplementação com zinco pode ser eficaz no aumento das defesas enzimáticas endógenas (Kara et al., 2009).

Kilic et al. (2006) suplementaram lutadores com sulfato de zinco (3 mg/kg/dia) durante quatro semanas e observaram aumento nos hormô-

TABELA 10.13 Recomendações de zinco.

Zinco Função principal	Estágio de vida	RDA/AI* (mg/dia)	UL	Efeitos adversos do consumo excessivo
Componente de diversas enzimas e proteínas; envolvido na regulação da expressão gênica	0 – 6 meses	2*	4	Redução do estado nutricional de cobre.
	7 – 12 meses	3*	5	
	1 – 3 anos	3	7	
	4 – 8 anos	5	12	
	Homens			
	9 – 13 anos	8	23	
	14 – 50 anos	11	34	
	> 50 anos	11	40	
	Mulheres			
	9 – 13 anos	8	23	
	14 – 18 anos	9	34	
	> 18	8	40	
	Gravidez			
	≤ 18 anos	12	34	
	19 – 50 anos	11	40	
	Lactação			
	≤ 18 anos	13	34	
	19 – 50 anos	12	40	

Adaptado de: "Dietary Reference Intakes for Vitamin A, Vitamin K, Arsenic, Boron, Chromium, Copper, Iodine, Iron, Manganese, Molybdenium, Nickel, Silicon, Vanadium, and Zinc.", disponível em: <www.nap.edu>. Em negrito → RDA; fonte normal seguida por asterisco (*) → AI = ingestão adequada; UL = maior dose diária que provavelmente não causa efeitos colaterais. Representa o somatório do consumo de alimentos + suplemento; ND = não determinado graças à falta de dados de efeitos colaterais nessa faixa etária ou à habilidade do organismo em lidar com altas doses. Dar preferência às fontes alimentares para evitar altos níveis de consumo.

nios tireoideanos e testosterona tanto em repouso como após teste de exercício exaustivo, o que levou estes autores a concluírem que a suplementação com zinco pode melhorar o desempenho. O papel do zinco em parâmetros hematológicos também foi avaliado. Neste estudo, a suplementação com 3 mg/kg/dia durante quatro semanas levou a aumento significativo na contagem de trombócitos, leucócitos e eritrócitos (Kilic et al., 2004).

Os exercícios intensos assim como o estresse podem aumentar as perdas urinárias de zinco (Cordova et al., 1998). Adicionalmente, a biodisponibilidade do zinco depende da composição da dieta. O consumo de zinco juntamente com determinados cereais reduz significativamente sua disponibilidade graças à presença do fitato que forma com o zinco complexos que não são absorvidos.

Entretanto, apesar dos possíveis benefícios da suplementação com zinco, a suplementação deste mineral deve ser feita com cautela pela sua interferência com o metabolismo de outros minerais. Um estudo (De Oliveira et al., 2009) mostrou que a suplementação de 22 mg zinco/dia melhorou a capacidade antioxidante em jogadores de futebol americano. Entretanto, essa suplementação levou a reduções plasmáticas de ferro e cobre o que poderia, a longo prazo, levar a deficiências nestes minerais.

Deste modo, apesar de melhorar o estado antioxidante, ocorreu um prejuízo do estado nutricional do ferro e do cobre, o que pode levar a outros efeitos indesejáveis.

Conclusão: suplementação de minerais

É comum que atletas e praticantes de atividade física recorram a suplementos de minerais com o intuito de melhorar o condicionamento físico e o rendimento.

Apesar da sua indiscutível importância no metabolismo, a suplementação não necessariamente acarretará em benefícios ao desempenho. Como foi demonstrado anteriormente, a suplementação pode ser benéfica, neutra ou até mesmo prejudicial.

Vários fatores são responsáveis por estas respostas aparentemente paradoxais, entre eles:

a) avaliação laboratorial

Para que os resultados dos estudos científicos sejam confiáveis, é necessária uma avaliação do estado nutricional dos participantes em relação aos minerais sendo estudados (antes e após a suplementação). Em muitos casos, não há um parâmetro bioquímico sensível e específico capaz de avaliar essa condição. Sabe-se, por exemplo, que as concentrações séricas de diversos minerais podem estar adequadas mesmo quando o consumo é inadequado ou em casos de deficiência mais prolongada. Alguns exemplos são o cálcio sérico, que não reflete o consumo deste mineral, e o magnésio e o zinco séricos, que somente se alteram em casos extremos, sendo necessária a avaliação de parâmetros adicionais.

b) forma química da suplementação

Existem várias formas de suplementação possíveis para cada mineral e, entre elas, pode haver diferença na biodisponibilidade. Assim, dependendo da forma química, e da dose, a suplementação pode ou não ser efetiva. Adicionalmente, o efeito da suplementação individual de um mineral pode variar conforme o estado nutricional do indivíduo em relação a outros micronutrientes que são necessários para sua metabolização ou que atuam na mesma rota bioquímica.

c) suplementação isolada

Normalmente a deficiência de minerais é decorrente de consumo deficiente, problemas de absorção, aumento das necessidades/perdas ou uma combinação de todos estes fatores. Deste modo, é comum que nestes casos haja deficiência de diversos minerais (e não de um micronutriente isoladamente). Portanto, a suplementação isolada de um micronutriente dificilmente será capaz de restabelecer o funcionamento normal do organismo.

d) possíveis efeitos sobre o estado nutricional de outros nutrientes

A maior parte dos trabalhos é de curta duração e não avalia o resultado da suplementação em outros parâmetros bioquímicos. Sabe-se que diversos minerais competem pelos mesmos carreadores intestinais (e muitas vezes pela mesma proteína de transporte). Deste modo, a suplementação isolada de altas doses de um mineral pode, em longo prazo, acarretar na deficiência de outro.

e) variações individuais

Um mesmo suplemento pode ter efeito diferente dependendo de diversos fatores, entre eles sexo, idade, estado nutricional, hábitos de vida, temperatura e variações genéticas.

Portanto, não é possível fazer recomendações generalizadas a respeito da suplementação de vitaminas e minerais. Cada indivíduo deve ser avaliado e a suplementação, quando necessária, deve ser feita levando em conta as necessidades específicas e as interações com outros nutrientes.

REFERÊNCIAS BIBLIOGRÁFICAS

CÁLCIO

- Food and Nutrition Board, Institute of Medicine. Calcium. Dietary Reference Intakes: Calcium, Phosphorus, Magnesium, Vitamin D, and Fluoride. Washington, D.C.: National Academy Press; 1997:71-145.
- Kathleen R, et al. Effect of calcium supplementation on bone mineral density in female athletes. Nutr Res. 1998;18(5):775-83.
- Juzwiak CR, et al. Effect of calcium intake, tennis playing, and body composition on bone-mineral density of Brazilian male adolescents. Int J Sports Nutr Exerc Metab. 2008;18(5):524-38.
- Lloyd T, et al. Adult Female Hip Bone Density Reflects Teenage Sports-Exercise Patterns But Not Teenage Calcium Intake. Pedriatics. 2000;106(1):40-4.
- Courteix D, et al. Cumulative effects of calcium supplementation and physical activity on bone accretion in premenarchal children: A double-blind randomised placebo-controlled trial. Internat J Sports Med. 2005;26(5):332-8.
- Jensen LB, et al. Bone Mineral Changes in Obese Women During a Moderate Weight Loss With and Without Calcium Supplementation. J Bone Miner Res. 2001;16(1).
- Miller GD. Year 2000 dietary guidelines: new thoughts for a new millennium. Am J Clin Nutr. 2000;71: 657-64.
- Dressendorfer R, et al. Mineral metabolism in male cyclists during high-intensity endurance training. International Journal of Sport Nutrition and Exercise Metabolism. 2002;12:63-72.
- Barry DW, Kohrt WM. BMD decreases over the course of a year in competitive male cyclists. J Bone Miner Res. 2008; 23(4):484-91.
- Heller HJ, et al. Pharmacokinetic and pharmacodynamic comparison of two calcium supplements in postmenopausal women. J Clin Pharmacol. 2000; 40:1237-12.
- Heaney RP. Factors Influencing the Measurement of Bioavailability, Taking Calcium as a Model. J Nutr. 2001;131:1344S-1348S.
- Heaney RP, et al. Absorption of calcium as the carbonate and citrate salts, with some observations on method. Osteoporos Int. 1999;9(1):19-23.

FÓSFORO

- Food and Nutrition Board, Institute of Medicine. Phosphorus. Dietary Reference Intakes: Calcium, Phosphorus, Magnesium, Vitamin D, and Fluoride. Washington D.C.: National Academy Press; 1997:146-189.
- Bremmer K, et al. The effect of phosphate loading on erythrocyte 2,3-bisphosphoglycerate levels. Clin Chim Acta. 2002;323(1-2):111-4.
- Kreider RB, et al. Effects of phosphate loading on metabolic and myocardial responses to maximal and endurance exercise. Int J Sport Nutr.1992;2(1):20-47.
- Folland JP, et al. Sodium phosphate loading improves laboratory cycling time-trial performance in trained cyclists. J Sci Med Sport. 2008;11(5):464-8.

MAGNÉSIO

- Fine KD, Santa Ana CA. Diagnosis of magnesium-induced diarrhea. N Engl J Med. 1991;324:1012-7.
- Hickson JF, et al. Dietary intakes of female basketball and gymnastics athletes. J Am Diet Assoc. 1986;86:251.
- Liu L, et al. Hypomagnesemia in a tennis player. Phys Sports Med. 1983,11;79.
- Golf SW, et al. Is magnesium a limiting factor in competitive exercise? A summary of relevant scientific data. In: Golf S, Dralle D, Vecchiet L, editores. Magnesium. London: John Libbey & Co 1993; 209.

- Rayssiguier Y, et al. New experimental and clinical data on the relationship between magnesium and sport. Magnes Res. 1990;3:93.
- Food and Nutrition Board, Institute of Medicine. Dietary reference intakes for calcium, magnesium, phosphorus, vitamin D, and fluorine. Washington, DC: National Academy Press; 1998.
- Lukaski HC, Nielsen FH. Dietary magnesium depletion affects metabolic responses during submaximal exercise in postmenopausal women. J Nutr. 2003;132:930.
- Terblanche S, et al. Failure of magnesium supplementation to influence marathon running performance or recovery in magnesium-replete subjects. Int J Sports Nutr. 1992;2:154.

POTÁSSIO

- Évora PRB, et al. Distúrbios do equilíbrio hidroeletrolítico e do equilíbrio acidobásico. Uma revisão prática. Medicina, Ribeirão Preto. 1999;32:451-69.
- Food and Nutrition Board, Institute of Medicine. Potassium. Dietary Reference Intakes for Water, Potassium, Sodium, Chloride, and Sulfate. Washington, D. C.: National Academies Press; 2004:173-246.
- Whelton PK, et al. Effects of oral potassium on blood pressure. Meta-analysis of randomized controlled clinical trials. Jama. 1997;277(20):1624-32.
- Burger-Mendonça M, et al. Comportamento da calemia antes e após triathlon meio ironman em triatletas brasileiros. Braz J Biomot. 2008;2(2):101-8.
- Reid SA, et al. Study of hematological and biochemical parameters in runners completing a standard marathon. Clin Sport Med. 2004;14(6):344-53.
- Fallon KE, et al. The biochemistry of runners in a 1600 km ultramarathon. Br J Sports Med. 1999;33(4):264-9.
- Cohen I, et al. Changes in serum electrolyte levels during marathon running. S Afre Med J. 1978;53(12):449-53.
- Zorbas YB, et al. Potassium supplements' effect on potassium balance in athletes during prolonged hypokinetic and ambulatory conditions. Biol Trace Elem Res. 2000;78(1-3):93-112.
- Zorbas YG, et al. Measurements in potassium-supplemented athletes during and after hypokinetic and ambulatory conditions. Biol Trace Elem Res. 2002;85 (1),1-22.
- Cappucio FP, et al. Does potassium supplementation lower blood pressure? A meta-analysis of published trials. J Hypertension. 1991;9(5).
- Warburton DE, et al. Biochemical changes as a result of prolonged strenuous exercise. Br J Sports Med. 2002;36(4):301-3.
- Mohr M, et al. Potassium kinetics in human muscle interstitium during repeated intense exercise in relation to fatigue. Eur J Physiol. 2004;448(4):452-6.
- Street D, et al. Metabolic alkalosis reduces exercise-induced acidosis and potassium accumulation in human skeletal muscle interstitium. J Physiol. 2005; 566:481-9.
- Gennari FJ. Hypokalemia. N Engl J Med. 1998;339(7):451-8.

COBRE

- Linder MC, Hazegh-Azam M. Copper biochemistry and molecular biology. Am J Clin Nutr. 1996;63(5):797S-811S.
- Turnlund JR. C. In: Shils ME, Shike M, Ross AC, Caballero B, Cousins RJ, editores. Modern Nutrition in Health and Disease. 10ª ed. Philadelphia: Lippincott Williams & Wilkins; 2006. P.286-99.
- Uauy R, Olivares M, Gonzalez M. Essentiality of copper in humans. Am J Clin Nutr. 1998; 67(5 Suppl):952S-959S.
- Harris ED. Copper. In: O'Dell BL, Sunde RA, editores. Handbook of nutritionally essential minerals. New York: Marcel Dekker, Inc; 1997. p. 231-73.
- Johnson MA, Fischer JG, Kays SE. Is copper an antioxidant nutrient? Crit Rev Food Sci Nutr. 1992; 32(1):1-31.
- Gaetke LM, Chow CK. Copper toxicity, oxidative stress, and antioxidant nutrients. Toxicology. 2003;189(1-2):147-63.
- Turnlund JR, Jacob RA, Keen CL, et al. Long-term high copper intake: effects on indexes of copper status, antioxidant status, and immune function in young men. Am J Clin Nutr, 2004; 79(6):1037-44.
- Turnlund JR, Keyes WR, Kim SK, Domek JM. Long-term high copper intake: effects on copper absorption, retention, and homeostasis in men. Am J Clin Nutr. 2005;81(4):822-8.
- Food and Nutrition Board, Institute of Medicine. Copper. Dietary reference intakes for vitamin A, vitamin K, boron, chromium, copper, iodine, iron, manganese, molybdenum, nickel, silicon,

vanadium, and zinc. Washington, D.C.: National Academy Press; 2001:224-57.
- Baker A, et al. Effect of dietary copper intakes on biochemical markers of metabolism in healthy adult males. Eur J Clin Nutr. 1999;53:408-12.
- Tuya IR, et al. Evaluation of the influence of physical activity on the plasma concentrations of several trace elements. Eur J Appl Physiol. 1996;73:299-303.
- Lukaski HC, et al. Physical training and copper, iron, and zinc status of swimmers. Am J Clin Nutr. 1990;51:1093-9.
- Koury JC, et al. Zinc and copper biochemical indices of antioxidant status in elite athletes of different modalities. Int J Sport Nutr Exerc Metab. 2004;14:364-78.
- Dowdy RP, Burt J. Effect of intensive, long-term training on copper and iron nutriture in man. Fed Proc. 1980;39 [abstract].

CROMO

- Food and Nutrition Board, Institute of Medicine. Chromium. Dietary reference intakes for vitamin A, vitamin K, boron, chromium, copper, iodine, iron, manganese, molybdenum, nickel, silicon, vanadium, and zinc. Washington, D.C.: National Academy Press; 2001. p.197-223.
- Vincent JB. Elucidating a biological role for chromium at a molecular level. Acc Chem Res. 2000;33(7):503-10.
- Lukaski HC. Magnesium, zinc, and chromium nutriture and physical activity. Am J Clin Nutr. 2000;72(2 Suppl):585S-593S.
- Rubin MA, et al. Acute and chronic resistive exercise increase urinary chromium excretion in men as measured with an enriched chromium stable isotope. J Nutr. 1998;128(1):73-8.
- Jeejeebhoy KN. The role of chromium in nutrition and therapeutics and as a potential toxin. Nutr Rev. 1999;57(11):329-35.
- Anderson RA, et al. Dietary chromium intake. Freely chosen diets, institutional diet, and individual foods. Biol Trace Elem Res. 1992;32:117-21.
- Kamath SM, et al. Absorption, retention and urinary excretion of chromium-51 in rats pretreated with indomethacin and dosed with dimethylprostaglandin E2, misoprostol or prostacyclin. J Nutr. 1997;127:478-82.
- Loubieres Y, et al. Acute, fatal, oral chromic acid poisoning. J Toxicol Clin Toxicol. 1999;37:333-6.
- Martin WR, Fuller RE. Suspected chromium picolinate-induced rhabdomyolysis. Pharmacotherapy 1998;18:860-2.
- Evans GW. The effect of chromium picolinate on insulin-controlled parameters in humans. Int J Biosoc Med Res. 1989;11:163.
- Lukaski HC. Chromium as a supplement. In: McCormick DB, Bier DM, Goodridge AG, Parmer R, editores. Annual Rev Nutr. 1999; 19 Palo Alto, CA: Annual Reviews Inc. 1999. p. 279
- Hasten DL, et al. Effects of chromium picolinate on beginning weight training students. Int J Sports Nutr. 1990;2:343.
- Trent LK, Thieding-Cancel D. Effects of chromium picolinate on body composition. J Sports Med Phys Fitness. 1995;35:273.
- Clancy SP, et al. Effects of chromium supplementation on body composition, strength and urinary chromium loss in football players. Int J Sports Nutr. 1994;4:142.
- Hallmark MA, et al. Effects of chromium and resistive training on muscle strength and body composition. Med Sci Sports Exerc. 1996;28:139.
- Althuis MA, et al. Glucose and insulin responses to dietary chromium supplements: a meta-analysis. Am J Clin Nutr. 2002;76:148.
- Vincent JB. Mechanisms of chromium action: Low-molecular-weight chromium-binding substance. J Am Coll Nutr. 1999;18:6-12.

FERRO

- Grotto HZW. Metabolismo do ferro: uma revisão sobre os principais mecanismos envolvidos em sua homeostase. Ver Bras Hematol e Hemot. 2008;390-7.
- Food and Nutrition Board, Institute of Medicine. Iron. Dietary reference intakes for vitamin A, vitamin K, boron, chromium, copper, iodine, iron, manganese, molybdenum, nickel, silicon, vanadium, and zinc. Washington D.C.: National Academy Press; 2001. p. 290-393.
- Paiva, A.A. et al. Parâmetros para avaliação do estado nutricional de ferro. Rev. Saúde Pública, 34: 421-6, 2000.
- Henriques JS, Cozzolino SMF. Ferro. In: Cozzolino SMFC. Biodisponibilidade de nutrientes. 2ª ed. São Paulo: Manole; 2007.

- Lynch SR. Interaction of iron with other nutrients. Nutr Rev. 1997;55(4):102-110.
- Matter M, Stittfall T, Graves J, Myburgh K, Adams B, Noakes TD. The effect of iron and folate therapy on maximal exercise performance in female marathon runners with iron and folate deficiency. Clin Sci 1987,72:415.
- Haymes EM, Spillman DM. Iron status of women distance runners. Int J Sports Med. 1989;10:430-82.
- Manore MM, Besenfelder PD, Wells CL, Carroll SS, Hooker SP. Nutrient intakes and iron status among female runners. J Am Diet Assoc.1989;89:257.
- Pate RR, Miller BJ, Davis JM, Slentz CA, Klingshirn LA. Iron status of female runners. Int J Sports Nutr. 1993;3:222.
- Gardner GW, Edgerton VR, Barnard RJ, Bernauer EH. Cardiorespiratory, hematological and physical performance responses of anemic subjects to iron treatment. Am J Clin Nutr. 1975;28:982.
- Newhouse IJ, Clement DB, Taunton JE, McKenzie DC. The effects of prelatent/latent iron deficiency on physical work capacity. Med Sci Sports Exerc. 1989;21:263.
- Schoene RB, Escaourrou P, Robertson HT, Nilson KL, Parsons JR, Smith NJ. Iron repletion decreases maximal exercise lactate concentrations in female athletes with minimal iron deficiency anemia. J Lab Clin Med. 1983;102:306.
- Rowland TW, Deisroth MB, Green GM, Kelleher JF. The effect of iron therapy on the exercise capacity of nonanemic iron-deficient adolescent runners. Am J Dis Child. 1988;142:165.
- Newhouse IJ, Clement DB. The efficacy of iron supplementation in iron depleted women, In: Kies CV, Driskell JA, editores. Sports nutrition: minerals and electrolytes. Boca Raton, FL: CRC Press; 1995. p. 47.
- Lukaski HC, et al. Altered metabolic response of iron-deficient women during graded maximal exercise testing. Eur J Appl Physiol. 1991;63:140.

IODO

- Dunn JT. What's happening to our iodine? J Clin Endocrinol Metab. 1998;83(10):3398-400.
- Food and Nutrition Board, Institute of Medicine. Iodine. Dietary reference intakes for vitamin A, vitamin K, boron, chromium, copper, iodine, iron, manganese, molybdenum, nickel, silicon, vanadium, and zinc. Washington, D.C.: National Academy Press; 2001. p. 258-89.
- Hendler SS, Rorvik DR, editores. PDR for Nutritional Supplements. Montvale: Medical Economics Company, Inc; 2001.

MANGANÊS

- Food and Nutrition Board, Institute of Medicine. Manganese. Dietary reference intakes for vitamin A, vitamin K, boron, chromium, copper, iodine, iron, manganese, molybdenum, nickel, silicon, vanadium, and zinc. Washington, D.C.: National Academy Press; 2001. p. 394-419.
- Friedman BJ, et al. Manganese balance and clinical observations in young men fed a manganese-deficient diet. J Nutr. 1987;117(1):133-43.
- Pal PK, et al. Manganese neurotoxicity: a review of clinical features, imaging and pathology. Neurotoxicol 1999; 20(2-3):227-38.
- Davis CD, Greger JL. Longitudinal changes of manganese-dependent superoxide dismutase and other indexes of manganese and iron status in women. Am J Clin Nutr. 1992;55:747-52.

MOLIBDÊNIO

- Kondo M, et al. Decrease in Blood Molybdenum (Mo) Concentration as a Result of Competitive Sports Activities. Biomed Res Trace Elem. 2003,14(4):316-8.
- Food and Nutrition Board, Institute of Medicine. Molybdenum. In: Dietary reference intakes for vitamin A, vitamin K, boron, chromium, copper, iodine, iron, manganese, molybdenum, nickel, silicon, vanadium, and zinc. Washington, D.C.: National Academy Press; 2001. p. 420-41.
- Walravens PA, et al. Biochemical abnormalities in workers exposed to molybdenum dust. Arch Environ Health. 1979;34(5):302-8.

SELÊNIO

- DANIELS, L.A. Selenium metabolism and bioavailability. Biological Trace Element Research 1996;54:185-99.
- Freitas SC, et al. Meta-análise do teor de selênio em castanha-do-brasil. Braz J Food Technol. 2008; 11(1):54-62.
- Mustacich D, Powis G. Thioredoxin reductase. Biochem J. 2000;346(1):1-8.

- Margaritis I, et al. Increase in selenium requirements with physical activity loads in well-trained athletes is not linear. Biofactors 2005;23(1):45-55.
- Tessier F, et al. Selenium and training effects on the glutathione system and aerobic performance. Med & Sci in Sports & Exercise. 1995;27(3).
- Rokitzki L, et al. Selenium metabolism and glutathione peroxidase activity of endurance athletes in rest and under exertion [abstract]. Schweiz Z Sportmed. 1993;41(1):21-7.
- Logemann E, et al. Selenium determination in blood plasma samples of high performance athletes [abstract]. Beitr Gerichtl Med. 1989,47:97-102.
- Cohen HJ, et al. Selenium repletion and glutathione peroxidase-Differential effects on plasma and red blood cell enzyme activity. Am J Clin Nutr. 1985,41:735-47.

ZINCO

- O'Dell BL. Role of Zinc in Plasma Membrane Function. J Nutr. 2000;130:1432S-1436S.
- Food and Nutrition Board, Institute of Medicine. Zinc. Dietary reference intakes for vitamin A, vitamin K, boron, chromium, copper, iodine, iron, manganese, molybdenum, nickel, silicon, vanadium, and zinc. Washington, D.C.: National Academy Press; 2001. p. 442-501.
- Truong-Tran AQ, et al. Cellular zinc fluxes and the regulation of apoptosis/gene-directed cell death. J Nutr 2000;130(5S Suppl):1459S-1466S.
- Hambidge M. Human zinc deficiency. J Nutr. 2000;130 (5S Suppl):1344S-1349S.
- Food and Nutrition Board, Institute of Medicine. Copper. Dietary reference intakes for vitamin A, vitamin K, boron, chromium, copper, iodine, iron, manganese, molybdenum, nickel, silicon, vanadium, and zinc. Washington, D.C.: National Academy Press; 2001. p. 224-57.
- Deuster PA, et al. Zinc status of highly trained women runners and untrained women. Am J Clin Nutr. 1989;49:1295-1301.
- Kara E, et al. Effect of Zinc Supplementation on Antioxidant Activity in Young Wrestlers. Biol Trace Elem Res. 2009; [Epub ahead of print].
- De Oliveira Kde J, et al. Effect of zinc supplementation on the antioxidant, copper, and iron status of physically active adolescents. Cell Biochem Funct. 2009;27(3):162-6.
- Kilic M, et al. The effect of exhaustion exercise on thyroid hormones and testosterone levels of elite athletes receiving oral zinc. Neuro Endocrinol Lett. 2006;27(1-2):247-52.
- Kilic M, et al. Effect of zinc supplementation on hematological parameters in athletes. Biol Trace Elem Res. 2004;100(1):31-38.
- Cordova A, Navas FJ. Effect of training on zinc metabolism: changes in serum and sweat zinc concentrations in sportsmen. Ann Nutr Metab. 1998;42(5):274-82.

Índice Remissivo

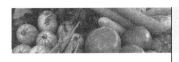

A

Absorção do ferro, 211
Ação antioxidante do tocoferol na peroxidação lipídica, 181
Ácidos graxos (AG)
    armazenados como reserva energética através de uma ligação éster com o glicerol, formando triacilgliceróis (TAG), Os, 71
    comuns. Existem centenas de ácidos graxos. Aqueles com uma ou mais duplas ligações são denominados insaturados, 71
Alimentos
    compostos ricos em carboidratos
        com alto índice glicêmico, 64
        com índice glicêmico baixo, 64
        com índice glicêmico moderado, 64
    e nutrientes, 1
    fonte de cobalamina (B12), 171
    nos quais encontramos Ômega-3, 114
Alterações da frequência cardíaca (batimentos x minuto-1) no estado hipoidratado nos três ambientes pré e pós-aclimatação, 138
Ativação das enzimas proteolíticas no intestino delgado, 37
Atividade e contribuição energética relativa dos diferentes sistemas de acordo com a duração do exercício, 97
Atividade física, 3
    classificação das fibras musculares esqueléticas, 9
        estrutura das fibras musculares, 10
    integração metabólica durante o exercício físico, 4
        avaliação metabólica do exercício, 5
        célula muscular, A, 4
    teste ergoespirométrico, 7
Aumento da necessidade energética com a intensidade do exercício e as relativas contribuições de cada abstrato, 57

B

β-oxidação dos ácidos graxos e geração de oxaloacetato oriundo do metabolismo de carboidratos, 101

C

Características das fibras musculares, 10
Carboidratos, 47
    captação de glicose no exercício, 59
        regulação hormonal do metabolismo de carboidrato durante o exercício, 61
    e desempenho, 62
    e produção de energia, 54
    da dieta, 48, 49
    digestão e absorção, 49
Carotenoides e atividade pró-vitamina A, 174
Ciclo
    Alanina-glicose, 43
    da ureia, 40
    de Krebs, 14
    de oxidação-redução da glutationa, 159
    de Randal (ácido graxo/glicose), 60
Classificação
    do balanço nitrogenado, 34
    dos aminoácidos de acordo com os produtos gerados por suas cadeias carbônicas, 40
    nutricional dos aminoácidos, 33
Comparação entre a eficiência no transporte de glicose do trato intestinal para dentro do enterócito, pelo transportador ativo de glicose (SGLT-1) com o transportador passivo, apresentado na forma apical do GLUT-2, 50
Complexo Mg-ATP, 202

Consumo de glicogênio pelo músculo *vastus lateralis* durante ciclismo. Entre parênteses aparece a intensidade do exercício (% de VO2máx.), 58

Consumo de sódio, cafeína e hipercalciúria, 196

Contribuição
  energética relativa dos diferentes sistemas de acordo com a duração do exercício, 97
  relativa dos substratos plasmáticos e intramusculares para a produção de energia, 76

Conversão
  da glicose em glicose-6-fosfato pela hexoquinase em órgãos que utilizam glicose, 59
  de glicogênio a oxaloacetato (OAA) para produção de citrato (CIT) durante o exercício, 99

D

Desaminação oxidativa promovida pela enzima glutamato desidrogenase, 39

Descrição
  das três diferentes soluções consumidas durante o experimento, 143
  das soluções utilizadas no experimento, 147

Determinantes da concentração de creatina e creatinina, 119

Diagrama de hidratação, 132

Diferença
  estrutural
    entre lipídios saturado, cis e *trans*, 80
  relativas
    individuais entre os tratamentos (JJ x MT) para oxidação de CHO e LIP, 104

Discriminação das soluções, 149

Disponibilidade de glicogênio e degradação de proteínas corporais durante o exercício, 101

Distribuição
  da perda de água corporal entre os espaços (JC – intracelular, IST – intersticial) e diferentes órgãos, 136
  do fluido corporal após duas horas de desidratação e três horas de recuperação, 135
  do fluido corporal entre os compartimentos de acordo com várias porcentagens de desidratação, 135
  percentual dos grupos de ácidos graxos em algumas gorduras, 72

E

Efeito
  da osmolalidade da solução ingerida na taxa de esvaziamento gástrico, 142
  do repouso x exercício no total de água ingerida durante 30 minutos de repouso e períodos de exercício, 145

Enterócito e as proteínas envolvidas na

Ergoespirometria, 6

Esquema
  da lipogênese hepática, 52
  dos limiares ventilatórios e pico de esforço, 8
  das fases do processo de síntese proteica, 33

Estrutura
  da vitamina K, 184
  geral dos aminoácidos, 111
  molecular da hemoglobina, 115
  química
    da cobalamina, 170
    de um triglicerídeo, 124
    dos tocoferóis e tocotrienóis, 180

F

Fatores que interferem na DMO, 199

Fome e saciedade, 15
  diferenciando as sensações, 16
  fome, 19
    grelina, 19
  leptina, 24
  manipulação da dieta, 24
  no dia a dia, 27
  regulação central, 16
  do metabolismo da célula muscular, 12
  saciedade, 20
    sinalização
      adiposa, 24
      gastrointestinal, 20
        colecistocinina, 20
        oxintomodulina, 23

peptídeo semelhante ao glucagon (GLP-1), 23
peptídeo YY, 21
polipeptídeo pancreático, 22
Fontes energéticas das células musculares, 11
Formação de radicais livres na mitocôndria, 186
Fraturas por estresse em membro inferior, comum em atletas e praticantes de atividade física com baixa densidade mineral óssea, 115
Funções metabólicas do ferro, 210

G

Gasto de energia armazenada sob a forma de ATP, 4
Gastrite atrófica, 170

H

Hipercalciúria, 196
Hiperfagia, 20
Hipertermia, 4
Hipoparatireoidismo, 200
Hipotálamo, 21

I

Integração metabólica, 95
durante atividade moderada e prolongada próxima ao segundo limiar, 105
influência do jejum e consumo excessivo de oxigênio após o exercício (EPOC) sobre o metabolismo lipídico, 100
metabolismo energético, 96
oxidação de substratos, 98
variabilidade interindividual no padrão de oxidação de substratos, 102
Intervalo de dias necessários para a ocorrência de diferentes adaptações fisiológicas em resposta à aclimatação de calor, 138

J

Jejum, 12
Jejuno, 20
Junções neuromusculares, 11

L

Lançadeira
de lactato, 62
malato-aspartato, 112
Lipídios, 69
captação, transporte intracitoplasmático, transporte mitocondrial e oxidação – efeitos do treinamento aeróbio moderado de longa duração, 77
controle da lipólise no tecido adiposo, 85
digestão e absorção, 70
exercício intermitente e possíveis estimuladores, 87
lipídios na suplementação nutricional e no exercício físico, 78
Ácido Linoleico Conjugado (CLA), 78
ácidos graxos
de cadeia longa, 80
de cadeia média, 81
gordura *trans*, 79
lipólise do triacilglicerol
armazenado em adipócitos periféricos, 75
intramuscular, 76
metabolismo, 73
modificações no metabolismo lipídico durante o exercício físico, 75
origem do ácido graxo consumido pelo músculo esquelético, 73
papel endócrino do tecido adiposo, 88
suplementação com carnitina e utilização de ácidos graxos de cadeia longa, 82
utilização do triacilglicerol associado a lipoproteínas, 77
Localização do Núcleo Paraventricular (NPV) e do Núcleo Arqueado (ARQ), 19

M

Mecanismo
de absorção de glicose (transporte acoplado ao Na+), 50
de regulação hormonal e parácrina da absorção intestinal de glicose, 51
proposto de ativação do receptor da insulina pelo LMWCr em resposta à insulina, 208
de transporte de aminoácidos nas bordas em escova e basolateral do enterócito, 39

da homocisteína, 167
da vitamina D, 117
da vitamina D, 177
dos BCAA, 112
Microscopia eletrônica
   do músculo gastrocnêmio, 11
   do músculo sóleo, 10
Minerais, 195
   macrominerais, 195
     cálcio, 195
       estrutura e metabolismo, 195
       funções, 195
       recomendações, alimentos fonte e biodisponibilidade, 196
       sintomas e causas de deficiência, 197
       suplementação e desempenho, 197
       toxicidade e efeitos adversos da suplementação, 196
     fósforo, 199
       funções, 199
       recomendações, alimentos fonte e biodisponibilidade, 200
       toxicidade e efeitos adversos da suplementação, 200
   microminerais, 206
     cobre, 206
       e estresse oxidativo, 207
       estudos do estado nutricional de cobre, 207
       funções, 206
       recomendações, alimentos fonte e biodisponibilidade, 206
       sintomas e causas de deficiência, 206
       toxicidade e efeitos adversos da suplementação, 206
     cromo, 208
       funções, 208
       recomendações, alimentos fonte e biodisponibilidade, 208
       sintomas e causas de deficiência, 209
       suplementação e desempenho, 210
       toxicidade e efeitos adversos da suplementação, 209
     ferro, 210
       estudos do estado nutricional de ferro, 211
       e estresse oxidativo, 213
       funções, 210
       recomendações, alimentos fonte e biodisponibilidade, 210
       sintomas e causas de deficiência, 211
       suplementação e desempenho, 212
       toxicidade e efeitos adversos da suplementação, 211
     iodo, 213
       funções, 213
       recomendações, alimentos fonte e biodisponibilidade, 213
       sintomas e causas de deficiência, 213
       suplementação e desempenho, 213
       toxicidade e efeitos adversos da suplementação, 213
     manganês, 214
       funções, 214
       recomendações, alimentos fonte e biodisponibilidade, 215
       sintomas e causas de deficiência, 216
       toxicidade e efeitos adversos da suplementação, 215
     molibdênio, 216
       funções, 216
       recomendações, alimentos fonte e biodisponibilidade, 216
       sintomas e causas de deficiência, 216
       suplementação e desempenho, 216
       toxicidade e efeitos adversos da suplementação, 216
     selênio, 216
       estudos do estado nutricional de selênio, 219
       funções, 216
       recomendações, alimentos fonte e biodisponibilidade, 217
       sintomas e causas de deficiência, 219
       suplementação e desempenho, 219
       toxicidade e efeitos adversos da suplementação, 218
     zinco, 220
       funções, 220
       recomendações, alimentos fonte e biodisponibilidade, 220
       sintomas e causas de deficiência, 220
       suplementação e desempenho, 220

toxicidade e efeitos adversos da suplementação, 220
sintomas e causas de deficiência, 200
magnésio estrutura e metabolismo, 200
   funções, 200
  potássio, 204
   funções, 204
   recomendações, alimentos fonte e biodisponibilidade, 204
   sintomas e causas de deficiência, 205
   suplementação e desempenho, 205
   toxicidade e efeitos adversos da suplementação, 204
  recomendações, alimentos fonte e biodisponibilidade, 202
   estudos do estado nutricional de magnésio, 202
   sintomas e causas de deficiência, 202
   suplementação e desempenho, 202
   toxicidade e efeitos adversos da suplementação, 202
  suplementação e desempenho, 200

N

Necessidades energéticas, 73
Núcleo supraóptico, 23
Nutrição, 1
Nutrientes, 2

O

Osmolalidade do plasma no repouso e no exercício nos estados euidratado e hipoidratado, 139

P

Papel das vitaminas do complexo B no metabolismo energético, 156
Participação dos minerais em enzimas antioxidantes, 218
Pirâmide alimentar: um guia para a escolha de alimentos, 2
Poder de saciedade e saciação relativo a cada macronutriente, 26
Principais constituintes das membranas celulares, 72
Processo de transaminação de aminoácidos, 41
Produção de glutamina pelo músculo esquelético: oxidação de aminoácidos de cadeia ramificada no exercício, 44
Proteínas e aminoácidos, 31
  classificação, 32
  digestão e absorção, 36
  integração metabólica e aminoácidos, 41
   metabolismo de aminoácidos na atividade motora, 42
  metabolismo de proteínas e aminoácidos, 38
  métodos para avaliação da retenção de nitrogênio pelo organismo, 34
  necessidades e recomendações nutricionais de proteínas, 35
  qualidade da proteína da dieta, 33

Q

Quantidade
  de proteína de alguns alimentos por porção, 111
  de vitamina E encontrada em alguns alimentos, 118

R

Reação catalisada pela superóxido Dismutase (SOD), 206
Recomendação
  de ácido pantotênico (B5), 163
  de cálcio, 197
  de cobalamina (B12), 171
  de cobre, 207
  de cromo, 209
  de ferro, 212
  de folato (B9), 168
  de fósforo, 201
  de ingestão diária de proteínas, 35
  de iodo, 214
  de magnésio, 203
  de manganês, 215
  de molibdênio, 217
  de niacina (B3), 162
  de piridoxina (B6), 165
  de potássio, 204
  de riboflavina (B2), 160
  de selênio, 219
  de tiamina (B1), 157

de vitamina A, 175
de vitamina C, 173
de vitamina K, 185
de zinco, 221
vitamina D, 179
vitamina E, 182
Redução de peso corporal devido à sudorese com redução do fluido compartimentos e o volume de fluido reposto, 134
Região polar e apolar de uma molécula de ácido graxo, 69
Regulação das concentrações de cálcio sanguíneo, 198
Relação
　entre a concentração de glicose das soluções (400 ml) e a taxa de esvaziamento gástrico, 144
　entre atividade física, estresse oxidativo, indução da defesa antioxidante e risco de doenças, 188
Reposição hídrica, 131
　absorção intestinal, 144
　aclimatação, 137
　alteração do desempenho, 146
　conteúdo hídrico corporal, 131
　esvaziamento gástrico, 141
　mecanismo
　　de sede, 138
　　de termorregulação e perdas hídricas durante o exercício, 132
　palatabilidade e volume, 145
　reidratação, 140
Representação
　de uma ligação peptídica, 32
　de uma ligação peptídica, 32
　estrutural de um aminoácido, 32

S

Sistema
　de obtenção de energia durante a atividade física, 55
　de transporte de aminoácidos na borda em escova, 38
Sítios de reserva de glicogênio em um homem de 70 kg, em repouso, alimentado com dieta ocidental padrão, 51

Suplementos nutricionais, 109
　carboidratos, 120
　compensadores, 122
　creatina, 118
　lipolíticos, 123
　　cafeína, 125
　　carnitina, 123
　　efedrina, 125
　　fibras, 124
　　piruvato, 124
　suplementação de lipídios na atividade motora, 113
　suplementação de minerais e vitaminas na atividade motora, 114
　　minerais, 114
　　　cálcio, 114
　　　cobre, 116
　　　cromo, 116
　　　ferro, 115
　　　magnésio, 115
　　　zinco, 116
　　vitaminas, 116
　　　ácido ascórbico ou vitamina C, 116
　　　cianocobalamina ou vitamina B12, 116
　　　vitamina A, 116
　　　vitamina D, 117
　　　vitamina E, 118
　suplementação de proteínas e aminoácidos na atividade motora, 110
　tamponantes, 125

T

Taxa de sudorese
　por hora, 133
　relacionada com a temperatura corporal ao final do exercício no estado euidratado (0%), hipoidratado a (3%) (5%) e (7%) do peso corporal, 147
Tocoferóis presentes em alimentos fonte de vitamina E, 183
Transportadores de glicose e suas principais características, 54
Transporte e ação enzimática no enterócito, 38
Turnover de proteínas, 41

Índice Remissivo

U

Unidade motora de contração rápida e fatigável, 11

V

Vias metabólicas utilizadas pela célula muscular durante a atividade motora e respectiva capacidade geradora de ATP expresso em µmol de ATP por kg de músculo úmido por minuto, 4

Visão geral dos órgãos responsáveis pelo sistema digestório, 36

Vitaminas, 155
- hidrossolúveis, 155
  - suplementação e desempenho, 161
  - vitamina B1 – Tiamina, 155
    - estrutura e metabolismo, 155
    - estudos do estado nutricional, 158
    - funções, 155
    - recomendações, alimentos fonte e biodisponibilidade, 157
    - sintomas e causas de deficiência, 157
    - suplementação e desempenho, 158
  - vitamina B12 – Cobalamina, 169
    - estrutura e metabolismo, 169
    - estudos do estado nutricional, 170
    - funções, 169
    - recomendações, alimentos fonte e biodisponibilidade, 169
    - sintomas e causas de deficiência, 170
    - suplementação e desempenho, 172
    - toxicidade e efeitos adversos da suplementação, 170
  - vitamina B2 – Riboflavina, 158
    - estrutura e metabolismo, 158
    - estudos do estado nutricional, 160
    - funções, 158
    - interação com nutrientes, 159
    - recomendações, alimentos fonte e biodisponibilidade, 159
    - sintomas e causas de deficiência, 160
    - toxicidade, 159
  - vitamina B3 – Niacina, 161
    - estrutura e metabolismo, 161
    - funções, 161
    - interação com nutrientes, 161
    - recomendações, alimentos fonte e biodisponibilidade, 161
    - sintomas e causas de deficiência, 162
    - toxicidade, 161
  - vitamina B5 – Ácido pantotênico, 162
    - estrutura e metabolismo, 162
    - estudos do estado nutricional, 164
    - funções, 163
    - recomendações, alimentos fonte e biodisponibilidade, 163
    - sintomas e causas de deficiência, 163
    - suplementação e desempenho, 164
    - toxicidade, 163
  - vitamina B6 – Piridoxina, 164
    - estrutura e metabolismo, 164
    - estudos do estado nutricional, 165
    - funções, 164
    - recomendações, alimentos fonte e biodisponibilidade, 164
    - sintomas e causas de deficiência, 164
    - suplementação e desempenho, 166
    - toxicidade, 164
  - vitamina B9 – Folato, 166
    - estrutura e metabolismo, 166
    - funções, 166
    - recomendações, alimentos fonte e biodisponibilidade, 166
    - sintomas e causas de deficiência, 169
    - suplementação e desempenho, 169
    - toxicidade e efeitos adversos da suplementação, 168
  - vitamina C – Ácido ascórbico, 172
    - estrutura e metabolismo, 172
    - funções, 172
    - recomendações, alimentos fonte e biodisponibilidade, 172
    - sintomas e causas de deficiência, 173
    - suplementação e desempenho, 174
    - toxicidade e efeitos adversos da suplementação, 173
- suplementação com vitaminas antioxidantes e atividade física, 186
- vitaminas lipossolúveis, 174
  - vitamina A – Retinol, 174
    - estrutura e metabolismo, 174
    - estudos do estado nutricional, 176
    - funções, 174

interação com nutrientes, 176
recomendações, biodisponibilidade e alimentos fonte, 175
sintomas e causas de deficiência, 176
suplementação e desempenho, 176
toxicidade, 176
vitamina D – Calciferol, 176
   estrutura e metabolismo, 176
   estudos do estado nutricional, 178
   funções, 177
   recomendações e alimentos fonte, 178
   sintomas e causas de deficiência, 178
   suplementação e desempenho, 179
   toxicidade, 178
vitamina E – Tocoferol, 179
   estrutura e metabolismo, 179
   funções, 180
   recomendações, alimentos fonte e biodisponibilidade, 180
   riscos da suplementação, 181
   sintomas e causas de deficiência, 181
   suplementação e desempenho, 181
   toxicidade e efeitos adversos da suplementação, 181
vitamina K, 183
   estresse oxidativo e exercício, 184
   estrutura e metabolismo, 183
   funções, 183
   recomendações, alimentos fonte e biodisponibilidade, 183
   sintomas e causas de deficiência, 184
   suplementação e desempenho, 184
   toxicidade e efeitos adversos da suplementação, 184
   vitamina K produzida pela microbiota intestinal, 184
Volume
   a ser ingerido para se conseguir taxas determinadas de absorção de CHO a partir de diferentes soluções de CHO, 66
   esvaziado pelo estômago durante exercício submáximo (70% VO2máx) intermitente, 143

X

Xantina, 159

Z

Zinco, 115